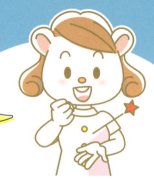

これならわかる！

整形外科の看護ケア

〜疾患のメカニズムから、症状、治療法まで〜

総監修 慶應義塾大学医学部整形外科　教授　**松本守雄**
監修 慶應義塾大学病院整形外科病棟　看護師長　**瀬戸美奈子**

ナツメ社

bone * 骨

骨は体を支え、内臓を守るために、強く弾力性のある構造をしています。また、運動器としてだけでなく、骨髄において血球をつくる造血器として、カルシウム、リン、マグネシウムなどの塩類を基質に蓄える貯蔵庫としての働きも担っています。

看護師が知っておきたい 運動器の機能解剖

骨の構造

骨は外側の緻密な皮質骨と、内側の網目状の海綿骨から成る。皮質骨は大きな力を支え、海綿骨は衝撃を吸収。海綿骨の内側には骨髄腔があり、未分化な細胞が存在する

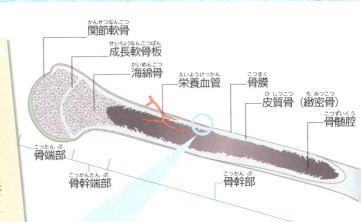

皮質骨の構造

皮質骨の構造単位をオステオンという。オステオンは血管が通るハバース管を中心に骨が同心円状に並ぶ円柱状の構造で、骨芽細胞や破骨細胞をもっている

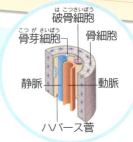

骨のリモデリング（再構築）

破骨細胞が古い骨基質を吸収すると、骨芽細胞が誘導され骨基質成分を分泌し新たな骨基質を形成。骨は一定期間で、形を変えることなく生まれ変わっている

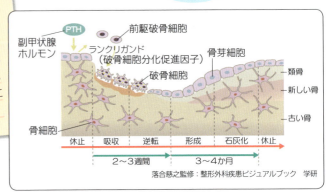

落合慈之監修：整形外科疾患ビジュアルブック　学研

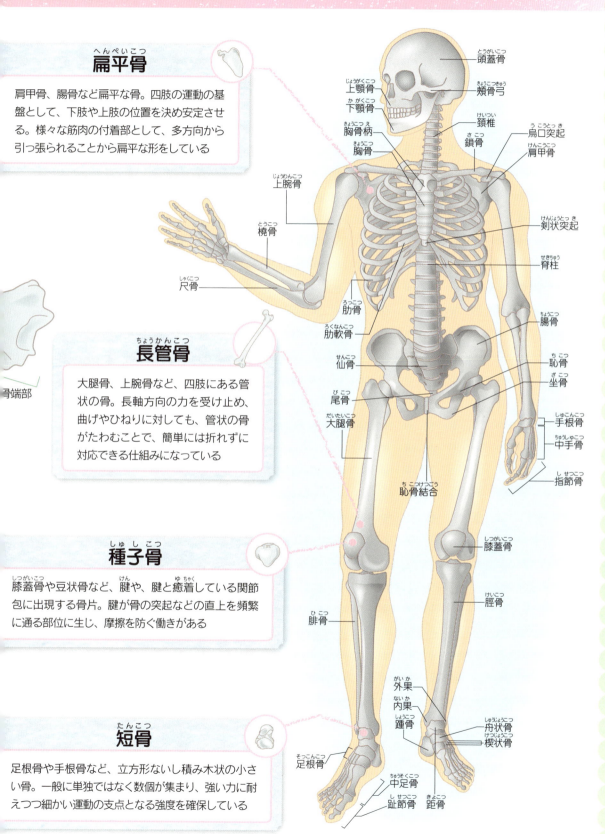

joint * 関節

2つ以上の骨がつながる部分を連結といい、様々な形と仕組みがあります。このうち、可動性のある結合を関節といい、主にその形状によって動き方が異なります。多くの関節は、骨と骨の接合部が関節軟骨で覆われ、また関節全体が結合組織の膜（関節包）に包まれて、その中は湿潤液（滑液）で満たされています。

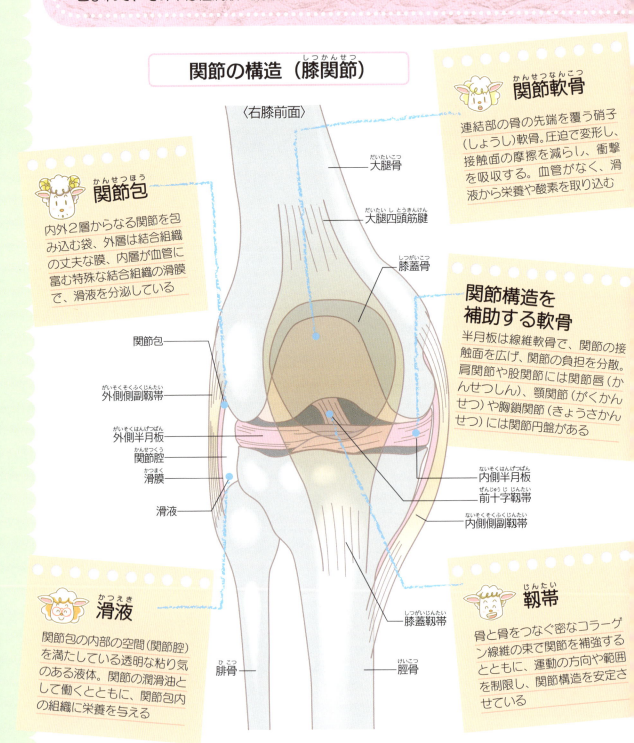

関節の構造（膝関節）

〈右膝前面〉

関節軟骨
連結部の骨の先端を覆う硝子（しょうし）軟骨。圧迫で変形し、接触面の摩擦を減らし、衝撃を吸収する。血管がなく、滑液から栄養や酸素を取り込む

関節包
内外2層からなる関節を包み込む袋、外層は結合組織の丈夫な膜、内層が血管に富む特殊な結合組織の滑膜で、滑液を分泌している

関節構造を補助する軟骨
半月板は線維軟骨で、関節の接触面を広げ、関節の負担を分散。肩関節や股関節には関節唇（かんせつしん）、顎関節（がくかんせつ）や胸鎖関節（きょうさかんせつ）には関節円盤がある

滑液
関節包の内部の空間（関節腔）を満たしている透明な粘り気のある液体。関節の潤滑油として働くとともに、関節包内の組織に栄養を与える

靭帯
骨と骨をつなぐ密なコラーゲン線維の束で関節を補強するとともに、運動の方向や範囲を制限し、関節構造を安定させている

ラベル：大腿骨、大腿四頭筋腱、膝蓋骨、関節包、外側側副靭帯、外側半月板、関節腔、滑膜、滑液、腓骨、膝蓋靭帯、脛骨、内側半月板、前十字靭帯、内側側副靭帯

関節の種類と機能

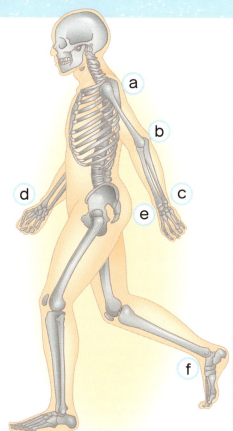

a 球関節

一方の骨の先端が球状で、他方のカップ状のくぼみに入る。2軸性で、最も可動域の広い関節。前後左右の動きだけでなく、ぐるぐると回すこともできる。肩関節、股関節などがこのタイプにはいる

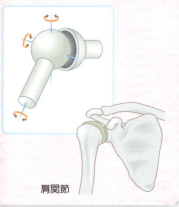

肩関節

b 蝶番関節

一方の骨の凸面が、他方の凹面に入る最もシンプルな構造の関節。曲げる、伸ばすといった一平面上の動きしかできない。ただし、肘や膝はごくわずか捻ることもできる。腕尺関節、指節間関節などがこのタイプにはいる

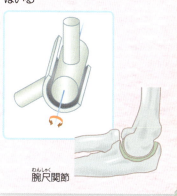

腕尺関節

c 楕円関節

卵形の骨端が楕円形のへこみに入る関節。曲げ伸ばしや左右に振ることはできるが、回転は制限される。橈骨手根関節、顎関節などがこのタイプにはいる

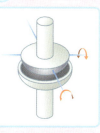

橈骨手根関節

d 車軸関節

一方の骨の突起が、他方の骨のソケットの中で自由に動くか、環状のソケットが突起の周りを回転する。橈尺関節、正中環軸関節などがこのタイプにはいる

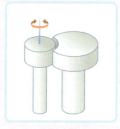

上橈尺関節

e 鞍関節

両方の骨の関節表面に凸部と凹部があり、馬の鞍が合わさったような形。前後左右に動かすことができる。手の親指の付け根だけにある

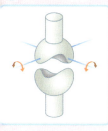

母指の手根中手関節

f 平面関節

どちらの骨も平らで、たがいにずれる動きをする。ただし強い靱帯で覆われているために可動できる範囲は狭くなる。椎間関節、足根中足関節などがこのタイプにはいる

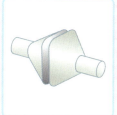

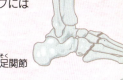

足根中足関節

muscle * 筋肉

筋肉のうち、骨格に付着して動きをもたらす筋肉を骨格筋といいます。骨格筋は関節をまたいで2つ以上の骨に固定され、中枢神経の作用を受けて骨を動かします。筋肉の細胞は直径10〜150μm、長さ数mm〜数cmの巨大多核細胞で、細長い形状により筋線維と呼ばれます。筋線維が集まって筋線維束、筋線維束がまとまって骨格筋となります。

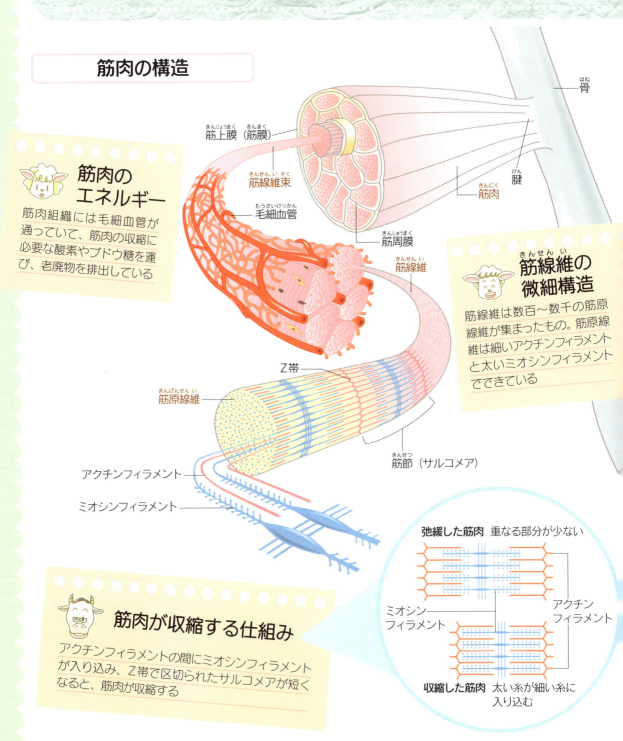

筋肉の構造

筋肉のエネルギー
筋肉組織には毛細血管が通っていて、筋肉の収縮に必要な酸素やブドウ糖を運び、老廃物を排出している

筋線維の微細構造
筋線維は数百〜数千の筋原線維が集まったもの。筋原線維は細いアクチンフィラメントと太いミオシンフィラメントでできている

筋肉が収縮する仕組み
アクチンフィラメントの間にミオシンフィラメントが入り込み、Z帯で区切られたサルコメアが短くなると、筋肉が収縮する

全身の骨格筋と、骨格筋の主な形状

輪筋、括約筋
目、口、肛門など、身体の開閉部分を形づくる筋肉

収束状筋
複数の付着点をもつ筋線維が一点に集約していく筋肉

紡錘状筋（並行筋）
筋の基本形状で、中央が膨らみ、両端が細い。スピードは速いが、力の弱い運動しかできない

多頭筋
筋頭が複数ある紡錘状筋。上腕二頭筋、上腕三頭筋、大腿四頭筋など

多腹筋
筋腹が腱で分かれている紡錘状筋。顎二腹筋、腹直筋など

羽状筋
筋中央に向かって筋線維が斜めに集まる鳥の羽のような筋。運動範囲は小さいが大きな筋力を発揮

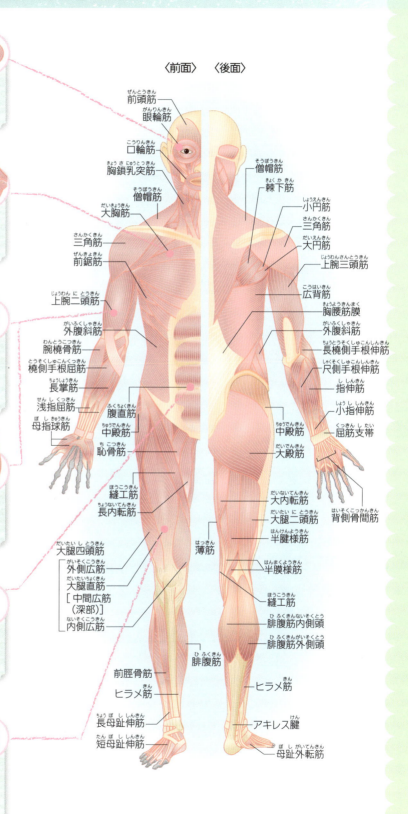

〈前面〉 〈後面〉

前面: 前頭筋、眼輪筋、口輪筋、胸鎖乳突筋、僧帽筋、大胸筋、三角筋、前鋸筋、上腕二頭筋、外腹斜筋、腕橈骨筋、橈側手根屈筋、長掌筋、浅指屈筋、母指球筋、腹直筋、恥骨筋、縫工筋、長内転筋、大腿四頭筋、外側広筋、大腿直筋、[中間広筋（深部）]、内側広筋、腓腹筋、前脛骨筋、ヒラメ筋、長母趾伸筋、短母趾伸筋

後面: 僧帽筋、棘下筋、小円筋、三角筋、大円筋、上腕三頭筋、広背筋、胸腰筋膜、外腹斜筋、長橈側手根伸筋、尺側手根伸筋、指伸筋、小指伸筋、中殿筋、屈筋支帯、大殿筋、大内転筋、大腿二頭筋、背側骨間筋、半腱様筋、薄筋、半膜様筋、縫工筋、腓腹筋内側頭、腓腹筋外側頭、ヒラメ筋、アキレス腱、母趾外転筋

nervous system ＊ 神経系

神経系は、中枢神経と末梢神経に大別されます。脳と脊髄からなる中枢神経は、筋や感覚受容体などの最終器官の制御（出力）を行い、それらからの情報（入力）を受け取り、処理しています。末梢神経は、中枢神経と身体の器官をつなぎ情報交換を可能にする組織で、運動（遠心性）線維、知覚（求心性）線維、交感神経線維があります。

運動（遠心性）線維と知覚（求心性）線維

運動線維は大脳皮質運動野からの刺激を骨格筋などに伝え、知覚線維は皮膚など感覚受容体からの刺激を脊髄神経節に入力する

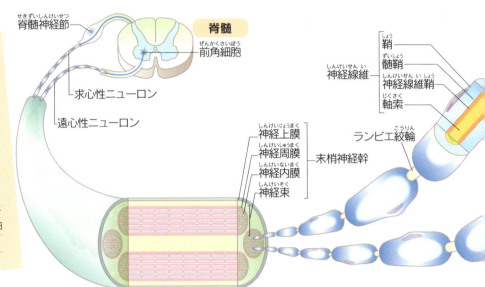

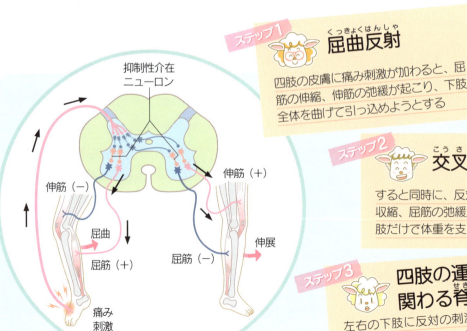

ステップ1　屈曲反射

四肢の皮膚に痛み刺激が加わると、屈筋の伸縮、伸筋の弛緩が起こり、下肢全体を曲げて引っ込めようとする

ステップ2　交叉性伸展反射

すると同時に、反対側の下肢に伸筋の収縮、屈筋の弛緩が起こり、片方の下肢だけで体重を支えようとする

ステップ3　四肢の運動に関わる脊髄反射

左右の下肢に反対の刺激が加わるこの反射により、バランスよく歩行運動が可能になる

中枢神経と末梢神経

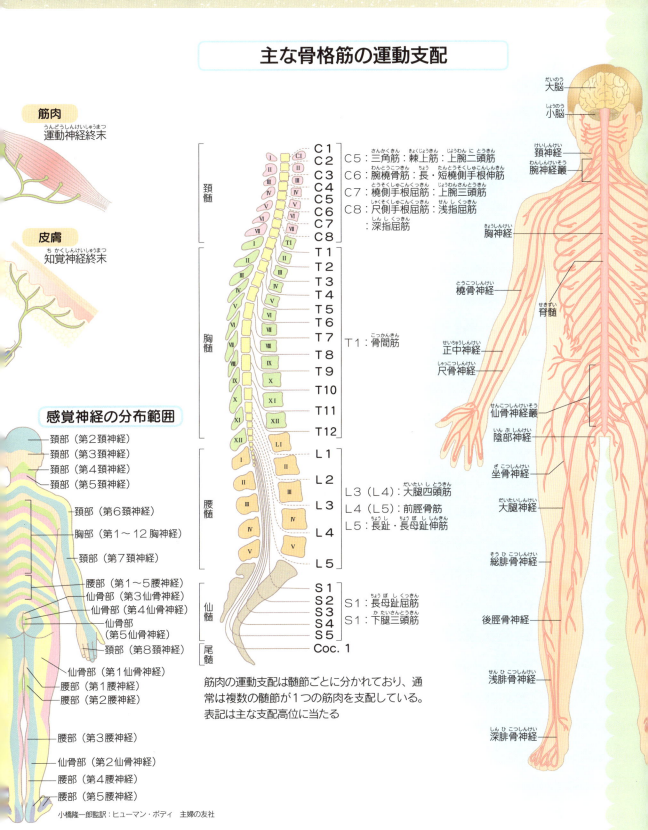

trunk * 体幹

体幹の支柱は脊椎です。上から順に頚椎7、胸椎12、腰椎5の椎骨が、横から見るとゆるやかなS字状に連なり、仙骨、尾骨、そして上半身を支える土台の骨盤につながっています。さらに、脊椎は体幹の支持だけでなく、首や上体を屈曲・伸展、回転させる可動性、体幹や四肢に通じる神経を保護する役割を果たしています。

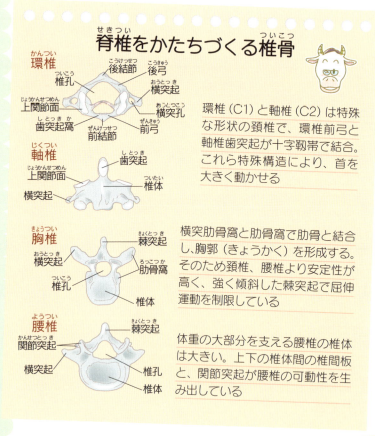

脊椎をかたちづくる椎骨

環椎 — 椎孔、後結節、後弓、上関節面、横突孔、歯突起窩、前結節、前弓

環椎（C1）と軸椎（C2）は特殊な形状の頚椎で、環椎前弓と軸椎歯突起が十字靭帯で結合。これら特殊構造により、首を大きく動かせる

軸椎 — 歯突起、上関節面、横突起、椎体

胸椎 — 棘突起、横突起、肋骨窩、椎孔、椎体

横突肋骨窩と肋骨窩で肋骨と結合し、胸郭（きょうかく）を形成する。そのため頚椎、腰椎より安定性が高く、強く傾斜した棘突起で屈伸運動を制限している

腰椎 — 棘突起、関節突起、横突起、椎孔、椎体

体重の大部分を支える腰椎の椎体は大きい。上下の椎体間の椎間板と、関節突起が腰椎の可動性を生み出している

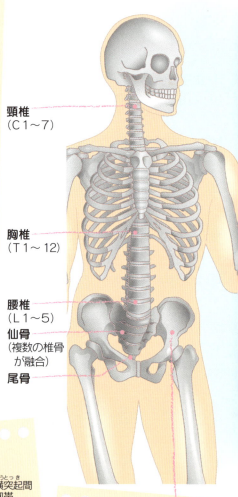

- 頚椎（C1〜7）
- 胸椎（T1〜12）
- 腰椎（L1〜5）
- 仙骨（複数の椎骨が融合）
- 尾骨

椎骨を結合する靭帯

椎体後面の後縦靭帯、椎弓（ついきゅう）間の黄色靭帯はじめ、椎骨はたくさんの靭帯で結合されている。椎孔を上下に連ねた空間が脊柱管（せきちゅうかん）で、中を脊髄や馬尾神経が通っている

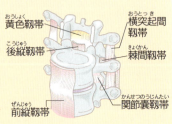

黄色靭帯、横突起間靭帯、後縦靭帯、棘間靭帯、関節嚢靭帯、前縦靭帯

骨盤

骨盤は複数の骨が融合したリング状の骨で、上半身を支える土台となるほか、生殖器や消化器、泌尿器を守る働きをする

体幹の機能

体幹を支える筋肉

背部の深層にある腸肋筋、最長筋、棘筋を総合して脊柱起立筋という。さらに深層の多裂筋、回旋筋、半棘筋などとともに、脊柱の屈曲・伸展、回旋運動に関わっている。また、僧帽筋などの表在筋も頭の重みに耐えながら体を支えている

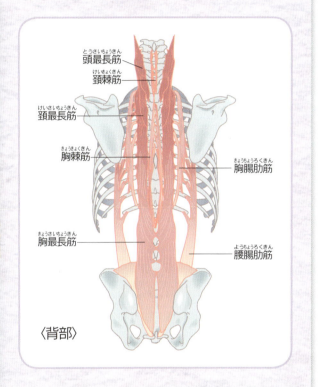

〈背部〉

体幹の関節可動域（ROM）

個々の椎間関節の可動域は小さいが、脊柱全体では大きな可動域をもっている。頚部が最も大きく前屈60度、後屈50度、回旋60度、側屈60度。胸腰部では前屈45度、後屈30度、回旋40度、側屈50度。また、椎間板は屈伸や回旋運動時、ベアリングのボールのように動く

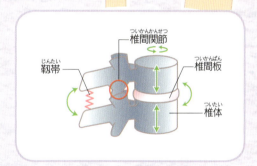

脊髄の保護

脊柱管内には、脳脊髄液が満たされて脊髄が守られている。さらに、骨膜と硬膜の間には、硬膜外腔という脂肪と結合組織がつまった部分があり、クッションの働きをする

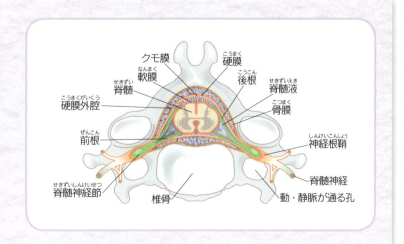

the upper limbs * 上肢

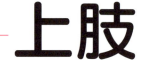

二足歩行により荷重負担から開放された上肢は、大きな腕の動きや繊細な手の動きが可能になりました。運動機能をもつ上腕、前腕、手に、運動を根本で支える肩甲帯を加えて上肢と分類されます。構成する骨は、肩甲帯の肩甲骨と鎖骨、上腕の上腕骨、前腕の橈骨と尺骨、および手の骨（手根骨、中手骨、指骨）です。

肩関節と肩甲帯

鎖骨は胸骨（胸鎖関節）および肩甲骨（肩鎖関節）と接し、胸骨と肩甲骨との距離を保つ役割を果たす。肩甲骨は上腕骨とともに肩関節を形成し、上肢の運動に際して胸郭（きょうかく）の周りを動く。肩関節は人体の関節中最も可動域が大きい

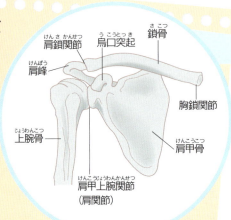

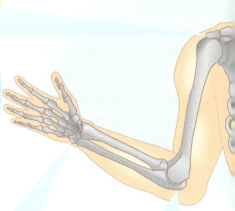

手と手関節

手は、8個の手根骨、5個の中手骨、14個の指骨で成り立ち、指骨は、母指では2個、他は3個で構成。たくさんの関節面があることにより繊細な手の動きが生じる

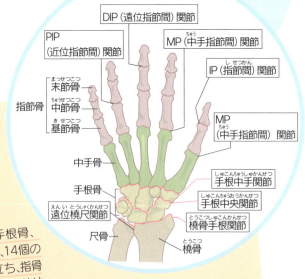

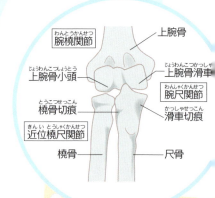

肘関節

上腕骨、橈骨、尺骨が形成する肘関節は、関節包の内側に3つの関節面をもつ複合関節体である。これによって、屈曲・伸展に加えて、前腕のねじれ運動（回旋運動）が可能になる

上肢の機能

上肢を動かす筋肉

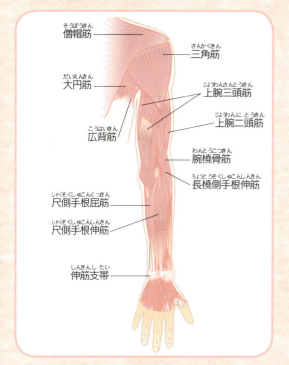

上腕と前腕の筋肉は、前面（手掌側）の屈筋群と後面（手背側）の伸筋群に分けることができ、腕神経叢の枝に支配される。前腕の筋肉は主に上半部にあり、下半部では長い腱となって手根骨や指骨に達する。肩甲帯の筋肉は、肩の運動に関与している

上肢の運動

上肢の運動は、たくさんの関節や筋肉などが一緒に動くことで支えられている。例えば、高い所の物を取ろうとする時、肩関節は挙上し、肘関節は伸展、手関節は軽度に背屈し、手根や指の関節を駆使して物をつまむ。
肩の挙上に際しては、180度挙上時の肩関節（肩甲上腕関節）の可動域は120度で、残り60度は肩甲骨の外転・外旋による

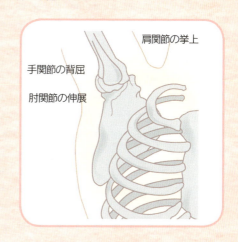

手の筋肉と腱

手の運動には、多数の筋肉や腱が関与している。前腕の筋肉につながり手指に達する外在筋と、起始、停止とも手部にある内在筋がある。腱が密集する手部や足部では、腱の周囲に腱鞘と呼ばれる二重膜があり、滑液によって周囲との摩擦を軽減する役割を果たしている

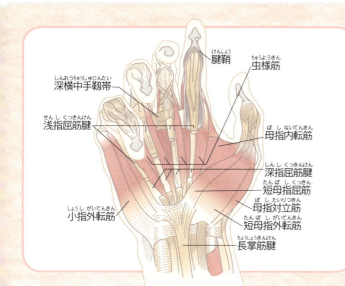

the lower limbs * 下肢

下肢は、大腿、下腿、足、及び元で支える下肢帯（骨盤）から成り立っています。大腿には最大の長管骨である大腿骨があり、両端が股関節、膝関節につながっています。下腿には、脛骨と腓骨、足には足根骨、中足骨、趾節骨があります。骨盤は仙骨、尾骨、寛骨から成り、仙骨の上端が強く前方に突出した岬角は、2足歩行するヒトの特徴です。

股関節と下肢帯

骨盤と大腿骨の間の関節が股関節。ソケットに相当する寛骨臼に、ボールに相当する大腿骨頭がはまり込む形で大きな可動域をもっている。歩行においては、単なる一関節としてだけでなく、下肢と体幹をつなぎ、重心のバランス移動をスムーズに行う中枢を担っている

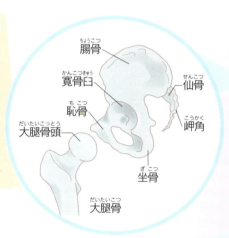

腸骨／寛骨臼／仙骨／恥骨／岬角／大腿骨頭／坐骨／大腿骨

膝関節

人体最大の荷重関節で、歩行において最も大切な役割を担う。大きな可動域と安定性を同時に要求されるが、丸い大腿骨顆部が平坦な脛骨面に接して骨は安定構造をしていない。この関節面の不適合を軟部組織が補っている

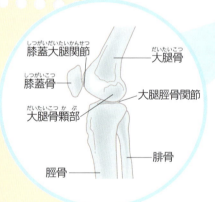

膝蓋大腿関節／大腿骨／膝蓋骨／大腿脛骨関節／大腿骨顆部／脛骨／腓骨

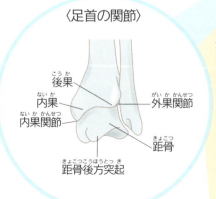

〈足の関節〉距腿関節／ショパール関節／リスフラン関節／中足趾節関節／趾節間関節

〈足首の関節〉後果／内果／外果関節／内果関節／距骨／距骨後方突起

足関節

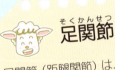

足関節（距腿関節）は、脛骨、腓骨、距骨で構成。腓骨、脛骨が屋根で、そこに距骨が収まり、踵骨が下から支える。足部の関節とともに荷重を地面に伝え、反力を受けながら、歩行時の衝撃の吸収や、重心の微妙な調整を行っている

下肢の機能

股関節を動かす筋肉

股関節を動かす筋肉には、伸展筋の大殿筋、屈曲筋の腸腰筋、外転を行う中殿筋、内転を行う大内転筋などがある。これらにより、屈曲125度、伸展15度、外転45度、内転20度、内旋・外旋各45度の、大きな可動域をもつ

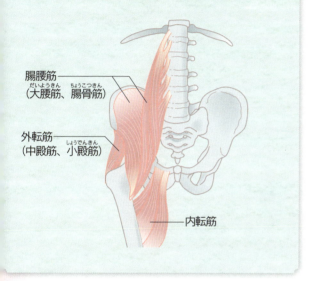

膝を代表する大腿四頭筋

膝の屈伸は、膝周囲の筋肉や腱で行われる。大腿四頭筋は、膝蓋骨、膝蓋腱を経由して脛骨粗面に付着し、膝の伸展を行う。なかでも大腿直筋は股関節と膝関節をまたぐ二関節筋で、股関節の屈曲にも関わり、歩行に大きな影響を与える

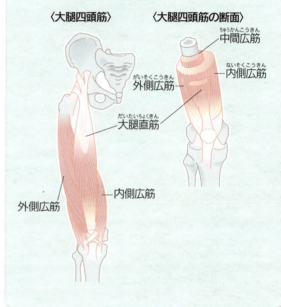

〈大腿四頭筋〉 〈大腿四頭筋の断面〉

下腿背面の筋肉

ふくらはぎの筋肉は、アキレス腱を介して踵骨を引き上げ、歩行における踏み出しに重要な役割を果たす

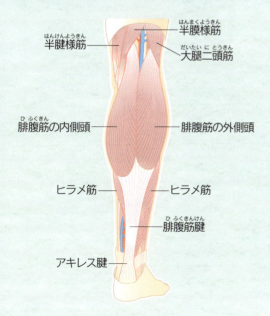

足関節、足部の腱

脚の前後の筋肉から足の先まで長い腱が伸び、足関節や足部の関節の曲げ伸ばしを行っている。下腿後側の腓腹筋とヒラメ筋が一緒になってアキレス腱となる

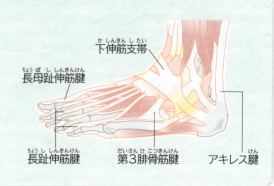

cartilage * 軟骨

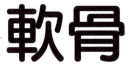

軟骨細胞とそれを取り囲む基質からなる支持器官。基質の主な構成要素はプロテオグリカンとコラーゲンで、弾力性があります。基質の構成要素の割合によって硝子軟骨、線維軟骨、弾性軟骨があり、関節軟骨は硝子軟骨、椎間板や半月板は線維軟骨、耳介や咽頭蓋は弾性軟骨です。軟骨組織には血管、リンパ管、神経などが存在しません。

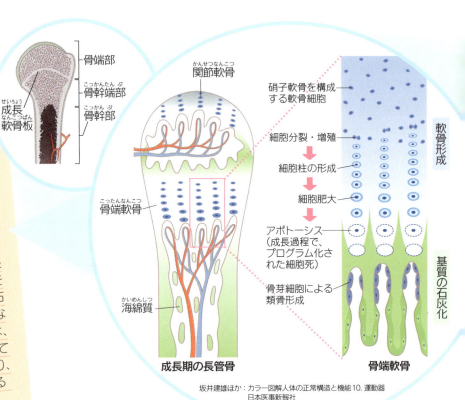

坂井建雄ほか：カラー図解人体の正常構造と機能10. 運動器
日本医事新報社

骨端軟骨

成長期の長管骨には、骨幹部と骨端部の間に成長軟骨板と呼ばれる軟骨層があり、軟骨が増殖、骨化していくことで骨の長さが成長する。成長期を過ぎると、骨端軟骨は石灰化してなくなる。ちなみに、骨の太さの成長は、骨膜から骨芽細胞が出て骨膜内面に骨質をつくり、骨に付加されて太くなる

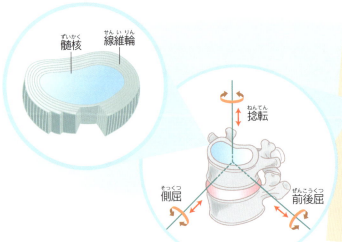

椎間板

椎間板はしなやかさと支持性をあわせもち、脊柱の機能の中心的な役割を果たしている。プロテオグリカンを含むゲル状の髄核を、コラーゲンを多く含む線維軟骨が層になった線維輪がとり囲んでいる。椎間板は、引っ張り力、圧縮力、剪断力など複合した荷重に対応している

はじめに

　整形外科の仕事は、「一人ひとりの患者さんの痛みや麻痺を改善し、いかにADL（日常生活動作）を改善して、もとどおりの日常生活にお帰しすることができるか」だと考えます。

　運動器疾患により身体運動が制限されると、仕事、外出、家事などに支障が生じます。病状が進めば、食事、排泄、入浴といったもっとも基本的な動作さえも自力では困難になります。特に高齢者においては、寝たきりや要介護になる原因のひとつとして、大きな社会問題になっています。運動器疾患は、場合によっては生命予後を左右する疾患といえるのです。

　確かに、整形外科の患者層は、高齢化の一途です。加齢をベースとして生じる疾患や外傷が非常に多くなっています。そして、手術を受ける患者さんの数も右肩上がりで年々増加し、しかも高齢でも手術を受ける患者さんが増えています。

　その背景には、手術技術の進歩、手術の低侵襲化による患者負担の軽減、麻酔科や内科など他科との連携により高血圧や糖尿病など合併疾患があっても手術可能になったこと、高齢でも活動的な生活を送りたいという患者さんが増えたことなどがあります。

　こうした患者さんの心身機能と、生活の活動性向上を得るためには、早期の離床とリハビリテーションが重要です。このため最近では脊柱管狭窄症では約10日、人工股関節全置換術でも約2週間と、入院期間も短くなっています。術後早期に起床して、退院後も基本的な生活動作に取り組んでいただくことがリハビリテーションになるのです。

　高齢になるほど、起立性高血圧や下肢筋力低下などにより転倒のリスクも高まります。それを防ぎながら早期離床を一番身近に援助するナースの役割はますます大切になっています。

　整形外科の疾患は全身の運動器に及び、多種多様です。本著では、今日的な整形外科ケアの専門性の向上に役立てていただくために、運動器の機能と疾患を部位別に網羅しました。整形外科ケアにたずさわられる皆さまや、これから目指そうとする皆さまの実践的ガイドとして資していただければ幸いです。

2012年10月

『ナースのためのやさしくわかる整形外科』のリニューアル版作製に望んで

　初版上梓から、毎年、版を重ねて6年。この間、日本は世界に先駆けて高齢社会に突入し、人類史上例のない、たくさんの方々が80年、90年の人生を全うされる時代を迎えています。長き人生のQOL（生活の質）の土台となる運動器の健康を守る、整形外科の任はますます重く、多用になっています。

　椎間板をはじめとする運動器の再生、痛みのメカニズムの究明、検査・治療技術の開発・進歩、職種や診療科を越えた連携……、整形外科関連の取り組みも日進月歩しています。看護においても、患者さんの苦痛に寄りそいながら、より早く、より質の高い離床を目指す支援がますます求められています。

　今回のリニューアルにあたり、最新情報に即して全編を修正・加筆いたしました。皆様のあるいは知識、あるいは技術、そしてマインドとなり、看護実践の糧としてお役立ていただけるようを願います。

2019年3月

慶應義塾大学 医学部 整形外科教授
松本 守雄

これならわかる！整形外科の看護ケア contents

＊看護師が知っておきたい運動器の機能解剖 … II

骨（ほね）	II	神経系（しんけいけい）	VIII	下肢（かし）	XIV
関節（かんせつ）	IV	体幹（たいかん）	X	軟骨（なんこつ）	XVI
筋肉（きんにく）	VI	上肢（じょうし）	XII		

＊第1章＊ 整形外科疾患の診断とケア … 7

整形外科疾患の診断 …… 8
問診（もんしん） …… 10
身体所見（しんたいしょけん） …… 12
計測とテスト（けいそく） …… 16
 身体の計測……16　関節可動域の測定……18
 筋力テスト……19　神経学的テスト……20
画像検査（がぞうけんさ） …… 22
 単純X線……22
 CT（コンピュータ断層撮影）……24
 MRI（核磁気共鳴断層画像検査）……25
 エコー（超音波検査）……27

造影検査（ぞうえいけんさ） …… 28
 関節造影……28
 脊髄造影（ミエログラフィー）……28
 神経根造影……29　椎間板造影……30
 その他の造影検査……31
骨シンチグラフィー・PET …… 32
 骨シンチグラフィー……32
 PET（Positron Emission Tomography）……33
筋電図検査（きんでんずけんさ） …… 34
その他の検査（けんさ） …… 36

コラム よりよいケアのための
コミュニケーション術（じゅつ） …… 38

＊第2章＊ 外傷性疾患とケア … 39

外傷性疾患（がいしょうせいしっかん） …… 40
 種類と特徴……40　骨折と脱臼……42
 徒手整復……43
外傷に伴なう合併症（がいしょう・とも・がっぺいしょう） …… 44
脊椎骨折・脱臼（せきついこっせつ・だっきゅう） …… 46
股関節脱臼（こかんせつだっきゅう） …… 50

大腿骨近位部骨折（だいたいこつきんいぶこっせつ） …… 52
上腕骨顆上骨折（じょうわんこつかじょうこっせつ） …… 56
橈骨遠位端骨折（とうこつえんいたんこっせつ） …… 58
骨盤骨折（こつばんこっせつ） …… 60

コラム わかってきた
骨折治癒のメカニズム（こっせつちゆ） …… 62

第3章 脊椎・脊髄疾患とケア …… 63

- 脊椎・脊髄と疾患 …… 64
  - 種類と特徴……64　脊椎の観察……66
  - 徒手テスト……67
- 脊柱側弯症 …… 68
- 腰椎椎間板ヘルニア …… 70
- 頚椎症性脊髄症 …… 74
- 腰部脊柱管狭窄症 …… 76
- 感染性脊椎炎 …… 80
- 後縦靱帯骨化症（OPLL）…… 82
- 腰椎分離症・腰椎分離すべり症 …… 84
- 脊髄腫瘍 …… 86
- **コラム**　寝たままできる
  脊柱を支える筋肉の運動 …… 88

第4章 肩甲帯・肩疾患とケア …… 89

- 肩甲帯・肩疾患 …… 90
  - 種類と特徴……90　肩関節の観察……92
  - 徒手テスト……93
- 腱板断裂 …… 94
- 変形性肩関節症 …… 98
- 反復性肩関節脱臼 …… 100
- スポーツによる肩障害 …… 102
- **コラム**　ADLを高める
  肩甲帯と肩関節の運動 …… 104

第5章 肘疾患とケア …… 105

- 肘関節と疾患 …… 106
  - 種類と特徴……106　徒手テスト……107
- 変形性肘関節症 …… 108
- 離断性骨軟骨炎 …… 110
- **コラム**　腕全体をなめらかに
  肘関節・前腕の運動 …… 112

第6章 手関節・手疾患とケア …… 113

- 手関節・手と疾患 …… 114
  - 種類と特徴……114
  - 手関節・手の観察……116
  - 徒手テスト……117
- 手の腱損傷 …… 118
- 三角線維軟骨複合体損傷 …… 122
- Dupuytren拘縮 …… 124
- 手の変形性関節症 …… 126
- **コラム**　手関節・手疾患の
  ポジショニング …… 128

第7章 骨盤・股関節疾患とケア …………… 129

- 骨盤・股関節と疾患 …………… 130
  - 種類と特徴 …… 130
  - 骨盤・股関節の観察 …… 132
  - 徒手テスト …… 133
- 変形性股関節症 …………… 134
- 臼蓋形成不全 …………… 138
- 大腿骨頭壊死症 …………… 140
- 感染性疾患（化膿性股関節炎）…… 142
- **コラム** 寝たまま行う
  股関節の体操 …………… 144

第8章 膝疾患とケア …………… 145

- 膝関節と疾患 …………… 146
  - 種類と特徴 …… 146　膝関節の観察 …… 148
  - 徒手テスト …… 149
- 変形性膝関節症 …………… 150
- 半月板損傷 …………… 154
- 膝靱帯損傷 …………… 156
- 反復性膝蓋骨脱臼 …………… 158
- 離断性骨軟骨炎 …………… 160
- **コラム** 膝を守る
  大腿四頭筋訓練 …………… 162

第9章 足関節・足疾患とケア …………… 163

- 足関節・足疾患 …………… 164
  - 種類と特徴 …… 164
  - 足関節・足部の観察 …… 166
  - 徒手テスト …… 167
- 変形性足関節症 …………… 168
- 先天性内反足 …………… 172
- 糖尿病足病変 …………… 174
- 外反母趾 …………… 176
- アキレス腱断裂 …………… 178
- **コラム** 歩くを健やかにする
  足の体操 …………… 180

第10章 神経・筋疾患とケア …………… 181

- 神経・筋疾患 …………… 182
- 手根管症候群 …………… 184
- 肘部管症候群 …………… 188
- 足根管症候群 …………… 192
- 梨状筋症候群 …………… 194
- 胸郭出口症候群 …………… 196
- 総腓骨神経麻痺 …………… 198
- **コラム** 高齢者のケアに直結！
  フレイル …………… 200

第11章 循環障害・脈管疾患とケア ……… 201

- 循環障害・脈管疾患 …………… 202
- 閉塞性動脈硬化症 ………………… 204
- 深部静脈血栓症・血栓性静脈炎 … 206
- コラム　正しく着用　弾性ストッキング ………………… 208

第12章 退行性・代謝性疾患とケア ……… 209

- 退行性・代謝性疾患 …………… 210
  - 種類と特徴……210　骨密度測定……212
- 骨粗鬆症 …………………………… 214
- くる病・骨軟化症 ………………… 218
- 痛風 ………………………………… 220
- 偽痛風 ……………………………… 222
- 透析関節症 ………………………… 224
- ロコモティブシンドローム（運動器症候群） ……………… 226

第13章 整形外科的感染症とケア ………… 229

- 整形外科的感染症 ……………… 230
- 軟部組織感染症 ………………… 232
- 化膿性骨髄炎 …………………… 234
- 関節炎（化膿性・結核性） ……… 236
- コラム　看護師も担い手　インフォームド・コンセント … 238

第14章 リウマチ性疾患・類縁疾患とケア … 239

- リウマチ性疾患・類縁疾患 …… 240
- 関節リウマチ …………………… 242
- 血清反応陰性脊椎関節症 ……… 246
- コラム　関節リウマチの　生物学的製剤 ………………… 248

第15章 骨・軟部腫瘍、腫瘍類似疾患とケア … 249

- 骨・軟部腫瘍、腫瘍類似疾患 … 250
- 良性骨腫瘍 ……………………… 252
- 骨腫瘍類似疾患・腫瘍類似疾患 … 254
- 悪性骨腫瘍 ……………………… 256
- 転移性骨腫瘍 …………………… 258
- 良性軟部腫瘍・悪性軟部腫瘍 … 260
- コラム　整形外科でも活躍する　分子標的薬 ………………… 262

第16章 小児の整形外科疾患とケア ……… 263

- 小児の整形外科疾患 …… 264
- 先天性股関節脱臼 …… 266
- ペルテス病 …… 268
- 大腿骨頭すべり症 …… 270
- 斜頚 …… 272
- コラム　赤ちゃんの観察ポイント（股関節脱臼の場合）… 274

第17章 周術期のケア ……… 275

- 人工股関節全置換術とケア …… 276
    - 人工股関節全置換術の大要 …… 276
    - 全身状態の観察 …… 277
    - クリティカルパス …… 278
    - 術前オリエンテーション …… 278
    - リハビリテーション指導 …… 279
    - トランスファー練習 …… 281
    - 術後ケア …… 282
    - 退院に向けての指導 …… 282
- 体位変換と良肢位の保持 …… 284
- 術後の疼痛アセスメント …… 286
- 創部ドレーンの管理 …… 288
- コラム　整形外科での自己血輸血 …… 290

第18章 整形外科特有のケア ……… 291

- 固定法 …… 292
    - 包帯固定 …… 292　副子固定 …… 294
    - ギプス固定（四肢）…… 294
    - ギプス固定（体幹）…… 296
- 装具装着とケア …… 298
    - コルセット …… 298　頚椎カラー …… 299
    - 四肢の装具 …… 300
- 牽引療法 …… 302
- 歩行補助具（杖）…… 306
    - 松葉杖 …… 306　T字杖 …… 307
- 整形外科の薬 …… 308
- 神経ブロック …… 314
- コラム　日常生活をサポートする自助具 …… 316

資料　主な関節可動域（ROM）…… 317

ヒツジの看護師トリオと一緒にケアのコツを確認しよう！

ポイントヒツジ
最低限おさえておきたい
ケアのコツをアドバイス

観察ヒツジ
ケアに役立つ患者さんの
観察ポイントなどを説明

うんちくヒツジ
疫学や用語解説など疾患
理解が深まる知識を提供

各ページの左側に、3匹のヒツジからのメッセージが入っています。

第1章
整形外科疾患の診断とケア

運動器を扱う整形外科は、骨、関節、筋肉、神経、靱帯、腱など広範な部位が対象です。原因も、先天性疾患、外傷、退行性疾患と多様で、診断法が大きく異なります。ほとんどの患者が痛みや可動域制限を抱えていますから、必要な診断の流れをしっかり把握したうえで、患者の不安を和らげながらスムーズに誘導していくことが大切です。

整形外科疾患の診断

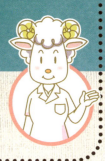

整形外科疾患の部位は多岐にわたり、急性期から慢性期まで様々な病態を扱います。患者一人ひとりに適切な治療を行うために、まず大切なのは的確な診断です。問診から診断までの一連の流れと、それぞれのポイントを確認しましょう。

✽ 問診から診断までの流れ

痛みなどの苦痛と、「どんな病気？」「治るかしら？」という不安を抱えて、患者さんは病院に来ています。そんな患者さんに、自分はどんなナースにみえているか客観的に省みてみましょう。
　速すぎる口調や通り一遍の質問は、業務的で冷たい印象を与えます。特に説明は、わかりやすい言葉、聞き取りやすい速度で行いましょう。清潔なみだしなみ、信頼できる態度も重要です。

看護記録にも、SOAP方式が広く使われています。

　診断では、現在、一般的にSOAP方式が広く用いられています。これは、主観的情報と客観的情報を偏ることなく把握したうえで診断し、治療を進める方法で、医師の診療録もこれに則って記録されます。

　まず、患者の主観的情報を把握するために、問診でコミュニケーションを図りながら自覚症状や、症状によって生じている日常生活の支障などを確認していきます。近年、患者中心の医療という考え方から、とかく医師が知りたいことだけを聞く形式になりがちな「問診」から、心理社会的側面も含めた患者の抱える問題を聞き取り、患者と医師の信頼関係を築く「医療面接」を行おうということも提唱されています。

　続いて、視診と触診により身体所見を観察し、客観的情報を集めます。これを基に、必要に応じて身体の計測、関節可動域の測定、筋力テスト、神経学的テストなどを行い、画像検査などの検査によって可能性のある疾患を絞り込んで診断に至ります。

　この流れをスムーズに運び、的確な診断を導くためには、患者、医師、ナースの信頼関係を築くことが大切です。思いやりをもって、やさしく温かく接することが基本となります。また、整形外科には、あらゆる年齢層の患者が受診するため、それぞれの患者に即した対応も求められます。例えば、小児なら、その年齢で理解できる言葉を選び、耳の遠い高齢者なら、聞き取れる声でゆっくり話すなどの配慮が必要です。

◆ SOAP方式 ◆

S （subjective）	患者の主訴や訴えなどの主観的情報
O （objective）	身体所見や検査所見などの客観的情報
A （assessment）	把握した主観的情報と客観的情報に基づく評価、分析、診断
P （plan）	A（assessment）に基づく治療方針や追加検査の計画

◆問診から診断までの流れ◆

ナースの対応

問診票のチェック ……   患者が記入した問診票をチェックします。

↓

問診 ……   診察室で医師に落ち着いて症状を説明できるよう、患者が話しやすい環境づくりを心がけます。

↓

身体所見（視診・触診） ……   診察の介助をします。

↓

計測・テスト
（身体・可動域の計測、筋力テスト、神経学的テストなど） ……   計測・テストを実施、またはサポートします。

↓

検査
（画像検査、造影検査、シンチグラフィー、関節鏡検査など） ……   わかりやすく検査の説明を行い、スムーズに検査が実施できるよう、サポートします。

↓

診断

↓

治療 ……   治療について、必要に応じて患者の不安を軽減させる説明を加えます。

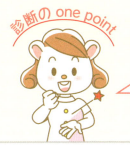

診断の one point

症状を的確に把握し、診断へと導くためには、コミュニケーション力と観察力が求められます。

問診
もんしん

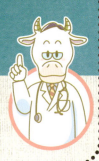

コミュニケーションを図りながら、自覚症状をはじめ患者の主観的な情報を受け取ります。傾聴することで、疾患がある程度推測できるとともに、患者と医療スタッフの信頼関係を築く重要な第一歩でもあります。

✳ 必要な問診事項

> 痛みやしびれなど、症状によって日常生活動作にどのような支障が生じているか、把握することが重要です。

> 症状を把握するうえで、待合室や診察室での患者さんの歩行や姿勢、表情などを、観察することも大切です。

まずは、受診動機につながる主訴（しゅそ）を把握します。整形外科では、痛みを訴えて来院する場合が圧倒的に多く、それ以外にも、しびれや麻痺（まひ）の訴えも多くみられます。

また、整形外科疾患の発症には、様々な原因が関与しているため、年齢、職業、ライフスタイルなどの基本的な情報、既往歴（きおうれき）、家族歴などの確認も必要です。整形外科疾患には、持病などの基礎疾患が誘因となったり、合併症として起こるもの、家族内で発生する確率の高い疾患もいろいろあります。

◆痛みの訴えを把握するポイント◆

項目	ポイント
痛みの部位	患者本人に痛みのある部位を示してもらう
痛みの性質・程度（強さ）	ジンジンする痛み、ズキズキする痛み、刺すような痛み、など具体的に把握する
痛みの持続時間	どのような痛みが、どれくらい続いているかを確認する。夜間痛や安静時痛などの有無も把握する
痛みの誘因	立ち上がる時に痛む、歩き始めに痛いなど、痛みが現れるきっかけを把握する
痛みの経過	「最初は激痛だったが、時間が経って鈍痛に変わってきた」「徐々に痛みが強まっている」「常に痛い」など、痛みの程度の変化や有無を把握する
ADL障害の有無	痛みによるADL障害を生じているかどうか、どんな動作で支障が出るかを詳しく把握する

【しびれ】
- 「ビリビリする」「ジンジンする」などしびれの感覚を確認する
- 「力が入らない」など手足の脱力感の有無を確認する
- 筋肉のこわばりの有無を確認する

【麻痺】
- 動かせない部位、動かしにくい部位、力が入らない部位を確認する

> しびれの内容を把握することは、原因を鑑別するために重要です。「触った感覚がない」「温度がわからない」など触覚の異常も聞きもらさないように。

◆基本的な問診事項◆

項　目	ポイント
年齢・性別	疾患によっては好発年齢や性別があるため、診断の手がかりになる
身長・体重	疾患の誘因となる肥満や低身長などの有無を把握
職業歴	重量物を持つ、農作業、潜水作業、デスクワークなど、仕事内容が原因となる疾患がある
スポーツ歴	スポーツによる外傷、障害がある
受傷日時・受傷機転（外傷）	外力の大きさや方向、受傷時の肢位（転倒方向など）によって、損傷部位や損傷形態が異なる
生活環境	疾患の発症や進行に関わるので、階段昇降の有無、生活スタイル（洋式・和式）などを確認
家族構成	治療を支援してくれる身の回りの人の有無が、治療法の選択に関わる場合もある
嗜好（喫煙、飲酒）	喫煙者や多量飲酒者に発症しやすい疾患がある
月経歴（女性）	女性ホルモンが影響する疾患があるため、月経周期や量は順調か、初経年齢、閉経年齢を確認
妊娠・分娩歴、授乳歴（女性）	妊娠・出産が誘因となる疾患がある

【既往歴で確認すること】
- 骨折の既往（部位、要因、治療内容）
- 糖尿病、高血圧、脂質異常症、甲状腺疾患、肝・腎疾患などの既往
- 薬剤使用歴（ステロイド薬、免疫抑制薬、抗凝固薬など）
- 手術歴（胃切除、腫瘍切除など）

【家族歴で確認すること】
- 家族の健康状態、死亡原因
- 体型、身体的特徴（低身長など）
- 糖尿病、高血圧、脂質異常症、高尿酸血症・痛風などの有無
- 先天異常、骨系統疾患、遺伝性筋疾患、腫瘍などの有無
- 関節リウマチ、股関節疾患（先天性股関節脱臼など）、骨粗鬆症などの有無

> 利き手を受傷している場合や、痛みなどの症状がある場合は、患者さん本人では問診票への記入が困難です。家族や付き添いがいない場合には、患者さんから聞き取りながら代わりに記入していきます。

> 痛みなど症状が強い患者さんは、待合室から診察室への移動に介助が必要です。また問診中にイスに座っているのがつらい場合には、診察台に横になってもらうなどの配慮をします。

> 骨系統疾患とは、骨、軟骨、靱帯など骨格を形成する組織の成長・発達の過程で、骨格の形成や構造に異常をきたす疾患の総称です。軟骨無形成症や骨形成不全症などが代表的な疾患です。

ここポイント！

問診時の看護師の対応のポイントは、
❶患者さんが**話しやすい雰囲気をつくる**　❷**専門用語やまぎらわしい言葉は使わない**

子どもや**高齢者**は、本人が症状を的確に表現できない場合もあります。そんな場合は、家族や付き添いからの情報収集が必要です。しかし家族や付き添いが、必ずしも的確に把握していない場合には状況を丁寧に観察しましょう。**虐待**を受けている場合もあることを念頭におき、状況を把握することが必要になります。そのような場合は、家族や付き添いに退室してもらい、患者さんと、ゆっくりと話を聞く態度で向き合うことが大切です。

身体所見

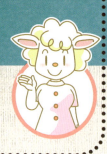

症状を確実に把握するためには、問診で得た情報をもとに、視診・触診を行い、客観的な身体情報を得る必要があります。診察室に入室する時の動作や表情を観察することも、診察の参考になります。

✽ 視診

視診では、体型、姿勢、肢位、変形、歩行状態などを観察します。同時に、訴えのある部位の皮膚の色、腫脹・腫瘤、創・瘢痕などを確認します。異常の有無だけではなく、左右差やバランスを観察することも大切です。

【体型の異常】

体型の特徴が疾患の誘因となる場合があります。例えば、肥満体型の中高年の女性の膝痛では変形性膝関節症、やせ型の中高年女性の背部痛では骨粗鬆症による圧迫骨折、低身長では軟骨無形成症などの骨系統疾患が疑われます。

【姿勢の異常】

不良姿勢（腰椎前弯、胸椎後弯、骨盤前傾）、側弯症、加齢による変形（円背、亀背）などの有無を確認します。

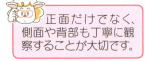

正面だけでなく、側面や背部も丁寧に観察することが大切です。

【四肢の変形】

左右を比較し、四肢の長さや、内反足・外反足、O脚・X脚、手指・足趾などの変形の有無を確認します。また、患肢の肥大や筋萎縮の有無も十分に観察します。

関節の脱臼では四肢が短くなります。また、骨折の治癒後に変形が残り、脚長差を生じる場合などがあります。

⇒変形性膝関節症
　150ページ
⇒骨粗鬆症
　214ページ
⇒圧迫骨折
　46、215ページ
⇒軟骨無形成症
　265ページ

【異常歩行】

筋肉や神経の麻

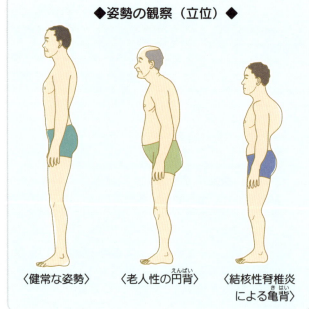

◆姿勢の観察（立位）◆

〈健常な姿勢〉　〈老人性の円背〉　〈結核性脊椎炎による亀背〉

痺、脱臼などがあると、跛行（片側、あるいは両側の下肢をひきずるように歩く）などの異常歩行がみられます。歩行状態では主に、**歩き方**（足の上げ方・運び方、着地、手の振り方など）、**歩行の安定性**（よろけ、つまずきが生じないかなど）、**歩行の協調性**（直線上の歩行やつぎ足歩行が可能かなど）を観察します。

> 疾患の特定や病態の把握のために、歩行状態を確認することは大変重要です。

◆異常歩行の種類と特徴◆

種類	特徴
間欠跛行 （かんけつはこう）	歩行開始後しばらくすると下肢に痛みやしびれ、脱力感が生じ、歩行困難となるが、休憩すると症状が軽快し、再び歩行可能となる。これらの歩行と休憩を繰り返す状態
逃避性跛行 （とうひせいはこう）	痛みを避けるために生じる歩行。患肢をゆっくりと着地させ、立脚位を短くして、荷重を避けようとする歩行
軟性墜下性跛行 （なんせいついかせいはこう）	股関節脱臼などで荷重時に大腿骨頭が殿筋内に位置する場合や、変形性股関節症などで中殿筋の筋力低下によって生じる歩行。健側の骨盤が下がって体幹が傾き、脚長差が生じて跛行がみられる
硬性墜下性跛行 （こうせいついかせいはこう）	下肢の脚長差（3cm以上）により短縮側の骨盤を下降させる歩行
痙性片麻痺歩行 （けいせいへんまひほこう）	脳血管障害などによる片麻痺がある場合にみられる歩行。尖足、振り出し不良による骨盤の後傾、麻痺側の下肢が伸展位で外側に股関節を中心に半円をえがくように歩くなどがみられる
痙性対麻痺歩行 （けいせいついまひほこう）	痙性脊髄麻痺などの対麻痺がある場合にみられる歩行。股関節を過剰に内転させた状態で、左右交互が不良となり、はさみ脚歩行になる
失調性歩行 （しっちょうせいほこう）	主に小脳の障害による運動機能の低下で生じる歩行。左右を下肢の両側に開き、酩酊状態のように一歩一歩がランダムで、上体を前後左右に揺らしながら歩く

> 異常歩行には様々な種類があります。
> 大腿四頭筋の筋力が低下した場合では、歩行の際に膝くずれを避けるため、太腿に手をあてて後方に押し、膝関節をかばう歩行がみられます。

間欠跛行

歩き始める

痛み、しびれなどで歩けなくなる

この状態を繰り返す

休む

皮膚の異常では、異常発毛が生じる場合もあります。本来は細くて軟らかい体毛が、太く濃くなるもので、脊椎破裂では腰殿部にみられます。

⇒軟部腫瘍
　250ページ

【皮膚の異常】

発赤がある場合は強い炎症、チアノーゼや蒼白がある場合は血行障害を疑います。また、打撲による皮下出血などの変化がみられます。

【腫脹】

腫脹は外力が加わった部位や軟部腫瘍、炎症などで生じ、熱感や発赤、痛みを伴うことが多いです。広がりも観察します。

【腫瘤】

腫瘤は視診だけでなく、触診でも十分な確認が必要で、大きさ、硬さ、周囲との癒着、圧痛などを観察します。

【創・瘢痕】

創は、開放骨折や褥瘡など、皮膚や筋肉の損傷によって生じます。時間の経過や、周囲の汚れ、分泌物、臭いの有無などを確認します。

瘢痕は、外傷や熱傷の治癒後などに形成される場合があり、痒みだけでなく、関節運動の妨げとなり、屈曲変形を生じることもあります。

✲ 触診 ✲

視診で異常部位の見当がある程度ついたところで、訴えのある部位、関節などに直接触れて、痛みの有無や程度、皮膚温、筋・腱の状態などを把握します。骨や関節の状態も、あわせて確認します。

健側から触診を行い、続いて患側を行います。また、患側を触る際には、痛みがない部位から痛みのある部位へと進めていきます。

【圧痛・叩打痛・介達痛】

圧痛は、局所を指で押した時に感じる痛みで、その部位に異常があることを示します。関節の病変部位や骨折の部位の特定に役立ちます。

叩打痛は、局所を叩打した時の振動によって起こる痛み。打撲や骨折を生じている部位を軽く叩打すると痛みが起こり、四肢の骨折では遠位で叩打しても骨折部位に痛みを訴えます。

また、痛みの部位から離れた部位に力を加えた時に生じる介達痛も診断に有効です。

触診では、触っただけで強い痛みが生じることもあるため、慎重に行うことが大切です。また、冷たい手で触れないよう、冬場などは少し手を温めてから触るといった配慮をしましょう。

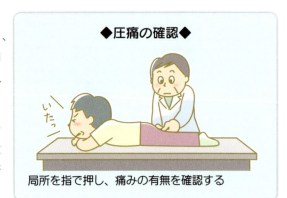

◆圧痛の確認◆

局所を指で押し、痛みの有無を確認する

【皮膚温】

熱感や冷感の有無を調べます。両側を交互に触知し、比較すると差が確認できます。局所に熱感を認める場合は炎症や腫瘍、冷感がある場合は麻痺や血行障害の疑いがあります。乾燥や湿潤、発汗の状態も十分観察します。

【筋肉・腱の緊張度】

筋肉と腱の緊張度を触知。正常な筋肉では、完全に弛緩させた安静時の状態でも、軽度の緊張がみられ、筋肉を他動的に動かすと一定の抵抗を認めます。また、患者が筋肉に力を入れると腱の走行を触知できますが、腱断裂ではこの腱の緊張が消失します。

【骨】

骨の形状が正常であるかどうか、彎曲、肥厚、隆起、欠損、連続性、圧痛などの有無を調べます。

【関節】

アライメント（体幹・四肢の体軸や関節の位置関係）や関節面の位置が正常かどうか、腫脹、関節液の貯留、圧痛の有無を調べます。また、関節を動かすと、異常音が現れることもあるので、触診とあわせて関節の聴診を行います。

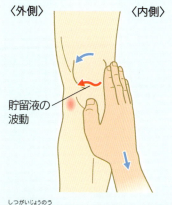

◆膝関節液貯留の触診◆
関節液の量が少量の場合に行う診断方法で、膝蓋骨内下方にごくわずかに貯留した関節液も触知できる

〈外側〉　〈内側〉

貯留液の波動

膝蓋上囊を越えて内側から外側に圧迫を加える

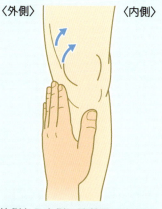

〈外側〉　〈内側〉

外側から内側に膝蓋骨の上をこするように圧迫を加える

> 新鮮骨折では局所の骨が連続性を絶たれて、可動性に異常がみられます。

> 関節部に生じている腫脹は、関節液や血液が貯留している場合があります。腫脹している部分を手掌と指で圧迫し液の移動を触知できれば、液の貯留が認められます。

ここポイント！

　正確な診断のために、**診察衣の着用**や、**脱衣**で視診・触診を行う場合もあります。着替えの際には、プライバシーに配慮してカーテンを閉めるなど注意を払います。
　また、疾患部位や症状によっては、ADL能力の把握のために脱衣動作を観察する必要があることもあります。患者さんに十分に説明したうえで、プライバシーへの配慮も忘れずに行いましょう。

第1章　整形外科疾患の診断とケア

計測とテスト

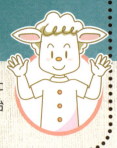

疾患の部位や症状の程度を詳しく評価するために、計器を用いて実際に測ったり、徒手で筋肉、腱、靱帯、神経の機能を調べたりします。計測やテストは、治療による運動機能などの回復の評価にも有用です。

✱ 身体の計測 ✱

巻き尺を用いて四肢の長さや周囲径を測り、左右を比較することで疾患や障害の程度を把握します。また、診断時だけでなく、定期的に計測して記録すると、疾患の経過や治療効果の評価に役立ちます。

【四肢長の計測】

骨の突出した部分などを指で確認しながら、規定部位間の長さを計測します。特に、脚長差（下肢長の左右差）は障害や疾患と密接に関係している場合が多く大切です。変形性膝関節症や関節リウマチなどで関節破壊が起こっている場合、骨折の変形治癒がある場合などに顕著な左右差が認められます。また、小児は、骨折や炎症などの影響で、骨の短縮や過成長が起こることもあります。

【四肢周径の計測】

上腕、前腕、大腿、下腿の最も太い部分を計測し、筋力や筋萎縮の評価に用います。視覚的に気づかなかった左右差も、計測すると明確になります。

 下肢長は仰臥位、他は立位または坐位で計ります。必ず左右両側を同じ条件で計測し、比較することが大切です。

⇒変形性膝関節症
　150 ページ
⇒関節リウマチ
　242 ページ

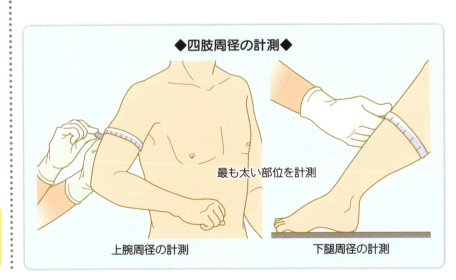

◆四肢周径の計測◆

上腕周径の計測　　最も太い部位を計測　　下腿周径の計測

◆身体の主な計測部位◆

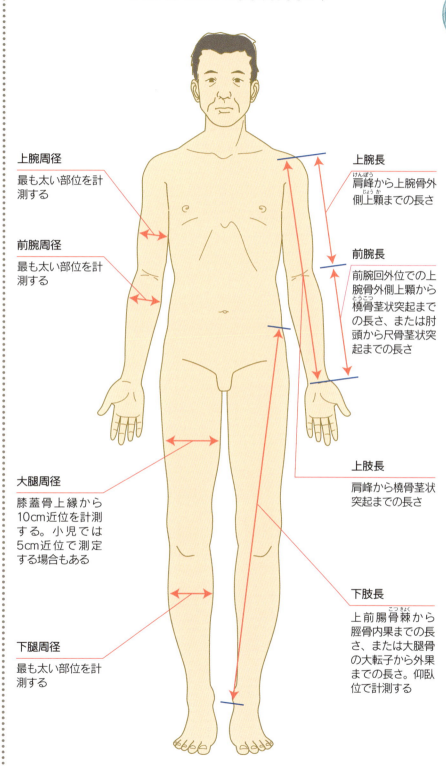

正確なデータを得るために、必要に応じて脱衣してもらって測定部位を直接、測定します。
患者さんの年齢や障害に応じて適宜サポートし、転倒や転落にも十分注意しましょう。

患者さんが緊張すると、筋肉も緊張して正しい値が測定できません。
力を抜くように声掛けをするとともに、リラックスできる雰囲気づくりを心がけます。

上腕周径
最も太い部位を計測する

前腕周径
最も太い部位を計測する

大腿周径
膝蓋骨上縁から10cm近位を計測する。小児では5cm近位で測定する場合もある

下腿周径
最も太い部位を計測する

上腕長
肩峰（けんぽう）から上腕骨外側上顆（じょうか）までの長さ

前腕長
前腕回外位での上腕骨外側上顆から橈骨（とうこつ）茎状突起までの長さ、または肘頭から尺骨茎状突起までの長さ

上肢長
肩峰から橈骨茎状突起までの長さ

下肢長
上前腸骨棘（こつきょく）から脛骨内果までの長さ、または大腿骨の大転子から外果までの長さ。仰臥位で計測する

✱ 関節可動域の測定

関節が動く範囲を関節可動域（ROM：range of motion）といいます。視診、触診で関節可動域の制限が認められた場合は、日常生活動作の障害を正確に評価するため、角度計を使用して関節の最大可動域を測定します。測定法や良肢位の参考値は、関節可動域合同委員（日本整形外科学会・日本リハビリテーション医学会）により詳細に定められています。

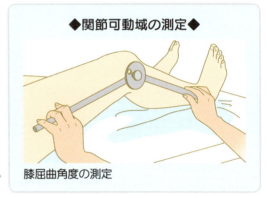

◆関節可動域の測定◆

膝屈曲角度の測定

測定時に観察するポイントは、❶左右差の有無、❷参考値と比べた場合の可動域制限の程度、❸動きに伴って痛みを生じるか、です。

> 測定時は関節の動きを妨げないためにも、必要に応じて脱衣してもらいます。
> 痛みが出現した場合は無理をせず、その時点で測定を中止します。

◆関節可動域の測定方法◆

自動的運動範囲（患者自身が自分の力で関節を動かせる範囲）と他動的運動範囲（外力を加えて関節を動かせる範囲）を測定します。
❶測定部位がよく見えるように、関節を十分露出する
❷筋肉の緊張をとり、測定部位に応じた姿勢をとらせる
❸基本軸と移動軸を確認し、角度計の0度を基本軸に合わせ、ゆっくりと測定部位を動かし、移動軸との角度を測定する

◆各関節の良肢位（機能肢位）◆

手関節	背屈10～20度
肘関節	屈曲90度、前腕は回内・回外中間位（0度）
肩関節	屈曲30度、内旋20～30度、外転20～40度
股関節	屈曲10～15度、外旋0～10度、外転0～10度
膝関節	屈曲10～15度
足関節	背屈・底屈0度

⇒関節可動域
317ページ

筋力テスト

【握力】

上肢の筋力低下のレベルを把握するため、握力を調べます。患者と検者が握手して確認する方法、患者に検者の指を握ってもらい指を抜いてみる方法があります。握力計を用いる場合もあります。

【徒手筋力テスト】

徒手筋力テスト（MMT：manual muscle testing）は、上肢と下肢の筋力の状態を簡易に評価することができる検査で、筋力を0～5の6段階で評価します。

主な関節の屈曲・伸展・外転・内転の状態を調べ、骨や関節、筋肉などの疾患の発見や評価に用います。

また、その筋肉を支配する脊髄神経や末梢神経に障害がある場合も筋力低下をきたすため、神経障害の有無、起こっている部位を調べる検査としても行われています。

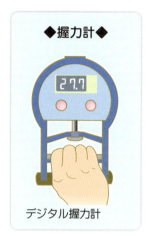

◆握力計◆

デジタル握力計

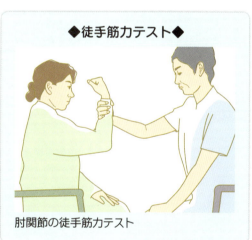

◆徒手筋力テスト◆

肘関節の徒手筋力テスト

> 下肢の筋力低下を簡便に調べる検査としては、❶片側の下肢で安定した状態で立っていられるか、❷つま先立ちで歩けるか、❸踵立ちで歩けるか、などが行われます。

> 神経障害の部位や程度をみるためには、神経の支配領域を知っておくことが必要です。

> 疾患や障害部位の診断に疼痛誘発テストが行われます。徒手的にストレスを加えたり、症状を再現する動作を行ってもらい、痛みやしびれを生じるかどうか、不安定性を調べるなど、様々なテストがあります。

⇒神経の支配領域 Ⅷページ

◆徒手筋力テストの判定基準◆

5	(normal)	強い徒手抵抗を加えても、重力に対抗して正常な関節可動域内を完全に動かせる
4	(good)	ある程度の徒手抵抗を加えても、重力に対抗して正常な関節可動域内を完全に動かせる
3	(fair)	重力の抵抗だけに対して、正常な関節可動域内を完全に動かせるが、徒手抵抗が加わると関節が全く動かせない
2	(poor)	重力を除けば、正常な関節可動域内を完全に動かせる
1	(trace)	筋の収縮がわずかに認められるが、関節運動は起こらない
0	(zero)	筋の収縮が全く認められない

✴ 神経学的テスト

神経学的テストは、脊髄や末梢神経に生じる感覚障害や運動障害の部位を明確にし、その障害の程度を把握するために行います。また、治療による回復の程度を評価する際にも役立ちます。

【感覚障害】

感覚には、表在感覚（触覚、痛覚、温度覚）、深部感覚（位置覚、深部痛覚、振動覚）、複合感覚があります。いろいろな道具を使って、それぞれの感覚の障害の有無や程度、範囲を調べます。

> 感覚とは刺激によって瞬時に引き起こされる意識内容のことです。

◆感覚障害を調べる主なテスト◆

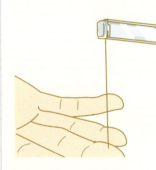

触覚検査
モノフィラメント（化学繊維の単繊維）の先を皮膚に接触させ、感じるかどうかを調べる。同様に、軟らかい毛筆の先も使われる

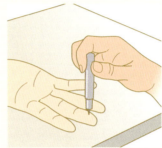

痛覚検査
針（安全ピンなど）の先で皮膚を軽く刺激し、痛みを感じる程度を調べる

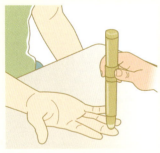

温度覚検査
湯（40～50℃）と冷水（5～10℃）を別々に入れた試験管を皮膚に当て、温かく感じるか、冷たく感じるかを調べる

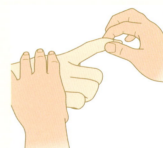

関節位置覚検査
目をつぶった状態で、母指と示指で患者の指の側面を挟み、どこを挟まれていると感じるか調べる

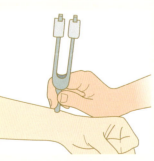

振動覚検査
振動させた音叉を当て、振動を感じる程度を調べる

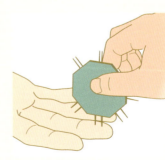

2点識別検査
テスターを用いて皮膚の2点を同時に刺激して、2点に感じるか1点に感じるかを調べる。2点の距離をどの程度に感じるかも調べる

> 打腱器で腱を叩く際には、強さに十分注意しましょう。

【反射】

反射では、障害が脊髄と末梢神経のどちらに由来するか、脊髄のどこに病変が存在するかなどを調べます。反射の測定法には、**腱反射**、**表在反射**、**病的反射**があります。

◆腱反射◆

打腱器を用いて腱を叩打し、その刺激で瞬間的に筋肉が収縮するかどうかを調べる。検査する筋腱をやや伸展させた状態で、近位から遠位に向かって進める

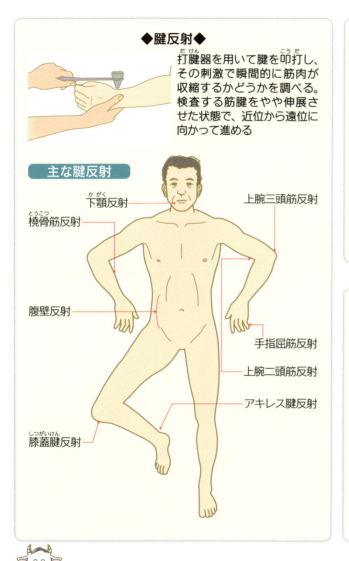

主な腱反射

- 下顎反射
- 橈骨筋反射
- 腹壁反射
- 膝蓋腱反射
- 上腕三頭筋反射
- 手指屈筋反射
- 上腕二頭筋反射
- アキレス腱反射

◆表在反射◆

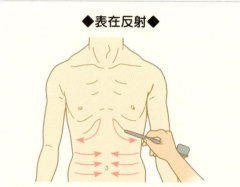

皮膚や粘膜に刺激を与えて、筋肉に反射的に収縮が生じるかどうかを調べる。角膜反射、腹壁反射、球海綿体筋反射、肛門反射などがある

◆病的反射◆

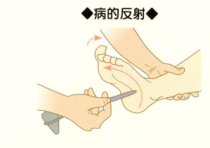

バビンスキー反射では、足底を踵からつま先に向かってこすり、母趾が背屈するかどうかを調べる。この反射は通常は起きず、みられる場合は、脊髄と脳を結ぶ神経伝導路（錐体路）に障害が生じている可能性がある

ここポイント！

計測・テストは、**患者さんの協力**がなければ、正しい結果を得ることができません。これから行う**内容を患者さんに簡潔にわかりやすく説明**し、診断のために必要なことを患者さんに十分に理解してもらいましょう。

画像検査

整形外科で扱う主な画像検査には、単純X線、CT、MRIがあります。まずは単純X線撮影によって病変部位を特定し、必要があればCTやMRIを行うのが一般的です。また、エコー（超音波検査）が用いられる場合もあります。

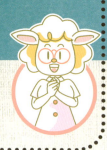

❋ 単純X線

単純X線は、迅速に撮影でき、病変の全体像を把握しやすく、骨・関節疾患の画像検査で最も一般的に行われる検査です。

X線は、波長の短い電磁波の一種で、その透過性を利用して生体内の情報を得ます。X線を生体に照射すると、生体内でX線が減弱・吸収され、骨を白い可視像として映し出します。画像の解像度が高いため、骨の細かな病変を抽出することができます。

通常、X線撮影は、正面、側面の2方向から撮影します。また、頸椎では、立位または座位で、7方向（正面、側面、右斜位、左斜位、前屈位、後屈位、開口位）、腰椎では、臥

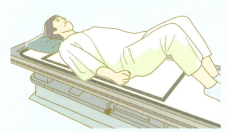

◆腰椎の単純X線撮影◆

臥位で腰椎正面に側面、右・左斜位、前屈・後屈位を加えた6方向での撮影が一般的

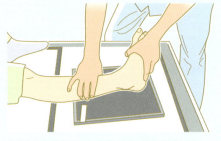

◆足関節のストレス撮影◆

患側の足関節に力を加えながら撮影する

位で6方向（正面、側面、右斜位、左斜位、前屈位、後屈位）が一般的に行われています。

さらに、膝関節や足関節などでは、負荷を加えて撮影するストレス撮影も行われます。これは、屈曲、内反、外反、引き出しなどのストレスを関節に加えて撮影するものです。関節裂隙の様子がより鮮明にわかる、左右を比較することで骨のずれなどが確認できるなど、関節の動揺性や

従来、単純X線は通常の写真と同様にフィルム上に撮影・現像した画像として見ることができるアナログ撮影が一般でした。最近はX線フィルムの代わりにX線センサーを使って情報を処理するデジタル撮影が主流になってきています。現像の必要がなく、速やかにモニターで画像を確認できます。

不安定性、関節周囲の靱帯損傷の有無や程度などの判断に活用されています。

【単純X線が適している病変】

- 骨折は、部位、形態、変形、転位の有無を評価。発生のきっかけや骨折周囲の骨の状態と合わせて、外傷性骨折かそれ以外の骨折（病的骨折、疲労骨折、脆弱性骨折）などが判断できる
- 関節・脊椎疾患は、配列の変化（脱臼、亜脱臼の有無など）、骨破壊、関節裂隙を評価
- 先天性骨疾患・代謝性骨疾患は、骨密度（骨粗鬆症の有無など）、骨形態、骨年齢（骨の成熟の程度を表す指標）を評価
- 骨腫瘍は、辺縁が不鮮明な骨破壊や骨膜反応の有無、骨破壊のパターンを評価し、良性、悪性を鑑別する

【単純X線の注意事項】

- X線による被ばく線量を考慮する。（患者が不安や心配を抱いている場合は、検査の目的や必要性を十分に説明する）
- 女性患者には、撮影部位や年齢に関係なく、必ず事前に妊娠の有無を確認する
- 四肢の関節の撮影においては、より明確に診断するために、健側も撮影して比較することがある

> 転位の少ない骨折や初期の疲労骨折は、単純X線像では見逃されやすいため、MRIやCTが有用です。

> 単純X線像では靱帯や半月板、関節軟骨などの軟部組織、筋肉や腱、骨髄そのものをみることはできません。骨の配列や、関節裂隙の状態をみて判断します。

> 骨端線が閉鎖していない成長期の小児は、骨端線や成長軟骨板の異常所見を発見するために、必ず健側も撮影して比較します。

⇒外傷性骨折
　40ページ
⇒骨粗鬆症
　214ページ
⇒骨腫瘍
　252、256、258ページ

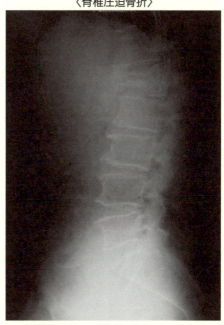

◆単純X線像◆
〈脊椎圧迫骨折〉
第1腰椎に圧潰がみられる

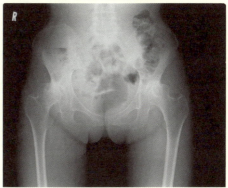

〈変形性股関節症〉
右側の股関節に関節裂隙の狭小化、軟骨下骨の骨硬化像、また骨棘、骨囊胞がみられる

✷ CT（コンピュータ断層撮影）

CTの検査装置は、X線の発生装置と検出器が組み込まれたドーナツ型の装置と、患者の乗る検査台で構成されます。ドーナツ型の装置が体の周りを回転し、様々な方向からX線を照射します。

撮影した画像をコンピュータで再構成し、単純X線撮影では抽出できない骨内部の異常や、解剖学的に複雑な部位に発生した微細病変などをリアルに再現します。さらに、3D-CTによって立体画像（3D画像）を作成することもできます。

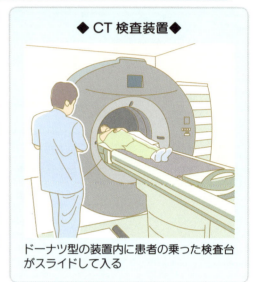

◆ CT検査装置 ◆

ドーナツ型の装置内に患者の乗った検査台がスライドして入る

🐑 撮影時間は部位によって異なりますが、約5～15分程度です。

🐑 造影剤を投与し、造影剤の分布から病巣を特定する造影CT検査を行うこともできます。

🐑 CTはX線検査であるため、軟部組織そのものの変化はわかりにくいです。

⇒ CTの撮影方向　26ページ

【CTが適している病変】
- 単純X線ではわかりにくい関節内骨折や微小な骨折
- 単純X線では脊椎、骨盤、肋骨など、肺などの臓器と重なって観察しづらい部位の病変が観察できる

【CTの注意事項】
- 放射線被曝量の多い検査であるため、患者に事前に説明する

◆ CT像（脛骨近位部の関節内骨折）◆

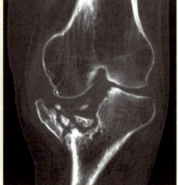
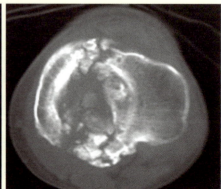

〈矢状断像〉　〈冠状断像〉　〈横断像〉

- 女性患者は、撮影部位や年齢に関係なく、必ず事前に妊娠の有無を確認する
- MRIに比べると、検査時間も短く、機器による圧迫感も少ないが、恐怖感を感じる患者もいるため、事前に閉所恐怖症の有無を確認する
- 胸部や腹部、骨盤内の撮影時には、検査前の1食は欠食を指示する

＊ MRI（核磁気共鳴断層画像検査）

磁気を利用して人体に磁場をかけて体内を縦横に撮影し、病巣を観察する検査です。磁石の埋め込まれたトンネル型の装置に、仰向けの状態で患者が入ります。

人体のあらゆる断層を撮影でき、CTより軟骨、筋肉、靱帯などの軟部組織のコントラストを際立たせる機能に優れています。MRI画像では、白と黒のコントラストが異なるT1強調像とT2強調像の2種類の画像で病巣を観察します。

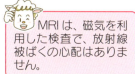

◆ MRI 検査装置 ◆

磁石の埋め込まれたトンネル型の装置に入る

【MRIが適している病変】
- 軟骨（半月板を含む）、軟部組織（靱帯や腱、筋肉、神経など）の損傷の判定
- 関節内骨折、感染症、骨腫瘍、軟部腫瘤の評価・診断
- 脊椎・脊髄疾患では、椎間板ヘルニア、脊柱管狭窄症、破壊性脊椎関節症、外傷などの評価

【MRIの注意事項】
- CTなど他の検査法と比べて撮影時間が長い。不快感につながりやすい断続音のする狭い場所にとどまって行うので、十分な説明を行うとともに閉所恐怖症の有無を事前に確認する

◆ T1強調像とT2強調像の信号 ◆

	T1強調像	T2強調像
白色	脂肪	脂肪、水
黒色	水、骨	骨

> MRIは、磁気を利用した検査で、放射線被ばくの心配はありません。

> MRIは膝に生じた靱帯損傷や半月板損傷では、90％以上の高い診断率です。

> 疼痛などで長時間の臥床が困難な患者には、事前に鎮痛薬の服用を考慮します。検査中に動いてしまう可能性がある小児は、麻酔を使用することもあります。

⇒軟骨・軟部組織
　Ⅱ、Ⅳ、ⅩⅥページ
⇒感染症
　230ページ
⇒骨腫瘍
　252、256、258ページ
⇒軟部腫瘤
　260ページ
⇒腰椎椎間板ヘルニア
　70ページ
⇒脊柱管狭窄症
　76ページ

- 心臓ペースメーカー、血管クリップなど体内に金属が入っている患者には使用できない。事前に問診で十分に確認する。整形外科手術後でチタン以外の金属を使用している場合も注意
- 刺青のある患者、アイシャドーなどの一部の化粧品、カラーコンタクト使用の患者などでは検査ができない場合もある。事前に確認する
- ベルト、時計、鍵、ヘアピン、ネックレスなどの金属や磁気カードは検査室に持ち込まないよう指示する。医療従事者も持ち込み不可

> MRIは非常に強い磁力を使用するため、心臓ペースメーカー、ICD、血管クリップなど、体内に金属の入っている患者さんは、検査を受けられません。しかし、最近は、条件付きMRI対応のペースメーカーやICDもあり、事前の確認が重要です。

> 輸液ポンプ等の医療機器も、検査室入室時は外す必要があります。

⇒大腿骨頭壊死症 140ページ
⇒馬尾腫瘍 86ページ

◆ CT、MRIの撮影方向（スライス方向）◆

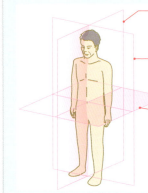

〈矢状断〉体を左右2つに分けるように切る方法
〈冠状断〉体を前後2つに分けるように切る方法
〈横断（水平断、軸位）〉体を上下2つに分けるように切る方法で、体の軸に対して直角に交わる平面

CT、MRIの撮影方向（スライス方向）には、横断、矢状断、冠状断の3方向がある。多方向からの撮影によって、立体的な情報を得ることができる

◆ MRI像 ◆

〈大腿骨頭壊死症〉

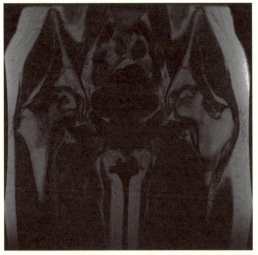

冠状断T2強調像。右大腿骨頭近位に低信号域が認められる

〈馬尾腫瘍〉

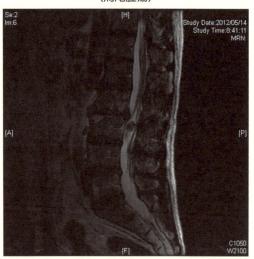

矢状断T2強調像。硬膜嚢内に円形の腫瘍像が認められる

エコー（超音波検査）

エコーは、人間の耳には聞こえない高い振動数をもつ超音波の性質を利用した検査です。皮膚の上から機器を当て、体内から反射してくる音波を画像として表示します。

診察する部位の皮膚に専用のゼリーまたはクリームを塗り、装置をあて超音波を発信し、モニターで画像を観察します。他の検査と比べて低侵襲で、検査機器が小型のため外来診療室やベッドサイドなどでも行えます。

エコーは骨に囲まれた硬い部位の抽出は困難なため、整形外科では主に筋肉、腱、関節包などの軟部組織の診断に有用ですが、補助的な診断として用いられることが一般的です。

【エコーが適している病変】
- 腱板断裂、関節唇損傷などの肩関節疾患
- 小児の先天性股関節脱臼、単純股関節炎などの股関節疾患
- 血腫、筋断裂など軟部の外傷
- ガングリオンなどの軟部腫瘤

【エコーの注意事項】
- 皮膚にゼリーまたはクリームを塗る時に冷たく感じるので、塗る前に患者に説明し、不快感を与えないようにする。検査後は、おしぼりなどで十分にふき取る

> エコーは人体に害のない検査で、産婦人科では胎児の検査に用いられています。検査時間も短く、乳幼児や重症患者でも、容易に検査が可能です。

> 近年では、関節リウマチの診断に超音波検査が積極的に用いられるようになってきました。

> 通院で定期的にエコーを行う患者さんには、検査部位（肩関節など）を出しやすい服装で来院するよう説明しましょう。

⇒腱板断裂　94ページ
⇒先天性股関節脱臼　266ページ
⇒軟部腫瘤　260ページ

ここポイント！

患者さんは、どのような検査が行われるのか、痛くないかなど、様々な不安をもっている場合があります。**検査の目的と手順などを、わかりやすく具体的に、事前に十分に説明しましょう。**

疾患部位によっては患者さんが一人で歩くことができない場合もあり、**撮影室への出入り、撮影台への移動の際には介助が必要です。**検査の流れをシミュレーションし、検査技師などと連携して、スムーズに介助できるようにしましょう。

造影検査

　関節腔、脊髄腔、椎間板、血管などは、単純X線像では十分に病変を確認できないことがあります。これらの部位をX線像で明らかにするために、各部位に適した造影剤を注入してX線撮影を行うのが造影検査です。

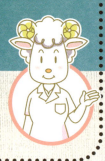

✳ 関節造影

　関節造影は、四肢の関節疾患に対して行われます。単純X線撮影では得られない関節腔の形、関節内の軟骨、軟部組織の病変、滑膜、関節遊離体などの情報を得ることができます。膝・股・肩・肘・手・足関節など、あらゆる関節内の病変が適応です。

　通常はX線透視室で行い、部位にもよりますが、検査台の上に仰臥位で行います。まず、検査を行う関節の穿刺部位を消毒。X線透視下で造影剤を針で関節腔内に注入。関節運動をゆっくりと行いながら造影剤をいきわたらせた後、X線撮影を行います。

　陽性造影法（水溶性ヨード造影剤など造影剤のみを注入）、二重造影法（造影剤と空気を混ぜて注入）などがあり、部位や目的に応じて使い分けます。

【関節造影の注意事項】
- 事前にヨードアレルギーに対する問診を行う
- 使用する器具には徹底的な消毒を行い、感染を防ぐ
- 血管や神経の損傷に注意する
- 感染予防のために、検査当日の入浴・シャワーは避けるよう指示する
- 検査後の抗菌薬の服用について説明する
- 検査後はヨードアレルギーや検査部位の腫れや痛みなど合併症の出現に注意する。異変があった場合は、速やかに病院へ連絡するよう説明する

> 関節造影は古くから関節疾患に対する補助的診断として用いられてきました。近年ではMRIや関節鏡の普及により減少傾向にあります。ただし、MRI撮影が難しい小児や、MRIでも正確な評価が難しい疾患には有効な場合もあります。

> 感染などの合併症を起こす可能性もあるため、検査にあたっては十分な清潔操作が重要です。

⇒感染
　230ページ

✳ 脊髄造影（ミエログラフィー）

　主に脊椎・脊髄疾患に対して行われる造影検査です。脊柱管の圧迫や狭窄部位、腫瘍などの病変を確認するために行います。

　X線透視室で、患者は検査台で基本的に側臥位、必要に応じて屈曲位

や立位で撮影します。針刺入部位を中心とした広範囲を消毒し、針で穿刺して、髄液圧の測定と採取を行います。

続いて、X線透視下でクモ膜下腔に脊髄用水溶液ヨード造影剤を注入し、様々な角度からX線撮影を行い、造影剤の流れを観察します。狭窄や腫瘍などで閉塞部位があると、流れに滞りがみられます。

【脊髄造影の注意事項】
- 事前にヨードアレルギーに対する問診を行う
- 検査前の1食は欠食の指示をする
- 検査後、ヨードアレルギーや低髄液圧症候群（頭痛・頚部痛や気分不良など）、まれに髄膜炎や血腫などの合併症が起こる可能性があることを事前に説明する。検査後はこれらの合併症の出現に十分注意する
- 造影剤の頭蓋内への流入を防ぐために、検査後8時間程度、軽度頭部挙上（15度程度）で、ベッドで安静にする
- 検査翌日に針刺部の観察を行い、異常がなければ入浴を許可する
- 検査後に痙攣が生じた場合は、ジアゼパム（鎮痛薬・抗不安薬）の投与が必要になる

> 脊髄腔の穿刺には、細心の注意を払います。感染などによる致命的な合併症を起こす危険性もあるため、無菌操作を徹底しなければなりません。

> 通常は入院検査として行います。検査後、造影剤の排出促進や低髄液圧症候群の予防のため、水分摂取を促します。
> 低髄液圧症候群が出現した場合は速やかにベッドをフラットにして頭部を下げます。

⇒腰部脊柱管狭窄症 76ページ

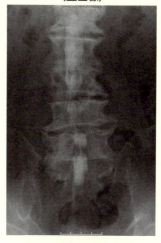

◆脊髄造影像◆
〈正面像〉

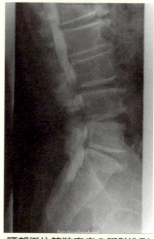

〈側面像〉

腰部脊柱管狭窄症の脊髄造影所見。狭窄部位で造影剤の描出が不良

✳ 神経根造影

障害されている神経根を同定し、神経の走行を評価する検査法で、頚椎、腰椎の神経根に行われます。

X線透視検査台を用い、側臥位か半伏臥位で行います。まず、感染を防ぐために皮膚を消毒した後、局所麻酔を行い、X線透視下で確認しなが

🐑 造影剤の注入に合わせて、腰や下肢に重だるさや、疼痛が出現することがあります。これは、検査の重要な結果の1つであること、痛みの部位や程度を「いつもの痛み」と比較し、検査後に伝えてほしいことを、事前に患者さんに説明しておきます。

🐑 検査後はトイレなどへの歩行は可能ですが、患側の下肢にしびれや脱力を生じることがあります。安全のため、車イスの使用や歩行の介助が必要な場合もあります。検査翌日に針の刺入部を観察して、異常がなければ入浴を許可します。

ら針先を神経根に進め、造影剤を注入。X線撮影を行います。針先が神経根に達すると、殿部から足先に放散痛が走ります。あわせて、局所麻酔薬やステロイド薬を用いて、神経根ブロックを行うこともあります。

【神経根造影の注意事項】
- ヨード造影剤を使用する場合は、ヨードアレルギーに対する問診を行う
- 検査前の1食は欠食の指示をする
- 使用する器具には徹底的な消毒を行い、感染を防ぐ
- 検査後は造影剤による副作用の出現や全身状態に注意する

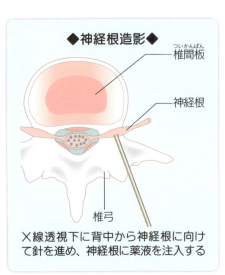

◆神経根造影◆
椎間板
神経根
椎弓

X線透視下に背中から神経根に向けて針を進め、神経根に薬液を注入する

✳ 椎間板造影（ディスコグラフィー） ✳

椎間板ヘルニアなど、椎間板障害が疑われる時に行われる検査法です。椎間板に造影剤を注入し、その変性の度合いやヘルニアの部位などを診断します。MRIの普及につれ実施件数は減りましたが、MRIでは診断の難しい外側ヘルニアや椎間板性の疼痛などの診断に有用です。

頸椎は仰臥位、腰椎は側臥位か半伏臥位で行うのが一般的です。皮膚を消毒し、局所麻酔して、X線透視下で確認しながら針先を進めます。椎間板の中央に達したら造影剤を注入し、X

⇒腰椎椎間板ヘルニア 70ページ

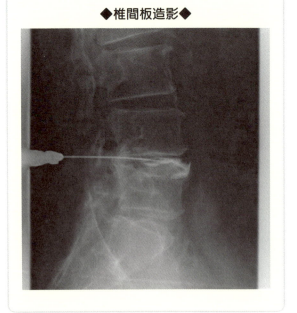

◆椎間板造影◆

線やCTの撮影を行います。

【椎間板造影の注意事項】
- ヨード造影剤を使用する場合は、ヨードアレルギーに対する問診を行う
- 検査前の1食は欠食の指示をする
- 使用する器具には徹底的な消毒を行い、感染を防ぐ
- 検査後は造影剤による副作用の出現や全身状態に注意する

＊ その他の造影検査

【血管造影】

血行障害の部位や病変の程度などを調べる造影検査です。血管の中にカテーテルを入れて、Ｘ線透視下で目的の部位まで進め、ヨード造影剤を注入し、Ｘ線撮影を行います。

動脈造影は、四肢や骨盤の外傷における動脈損傷の診断、腫瘍の広がりと悪性度の診断や治療効果の判定に用いられます。静脈造影は、術後の下肢の深部静脈血栓症を調べるためなどに行います。

【瘻孔造影】

瘻孔（筋間、関節内や骨膜下の膿が皮膚に達して、排膿を生じたところ）からヨード造影剤を注入し、Ｘ線撮影を行い、腫瘍の全体像を確認するために行う検査です。結核性病変や慢性化膿性骨髄炎の病巣の位置や広がりを確認し、治療の参考にします。

【リンパ管造影】

悪性腫瘍のリンパ節転移などを調べるために行われる検査です。また関節リウマチなどで、リンパ浮腫が生じた場合に深部静脈血栓症の鑑別検査として行われることもあります。

⇒深部静脈血栓症 206ページ
⇒関節炎（化膿性・結核性）236ページ
⇒化膿性骨髄炎 234ページ
⇒関節リウマチ 242ページ

ここポイント！

検査に際しては、**検査の目的と方法**を十分に説明します。特にヨード造影剤を使用する場合は、事前に**ヨードアレルギーの有無を十分に確認**することが重要です。

ヨードアレルギーには、検査後早期に起こる**即時型アレルギー**と、検査後数時間から数日経過して起こる**遅発型アレルギー**があります。症状は、**皮膚の赤み**、**かゆみ**、**蕁麻疹**などの程度の軽いものから、**急性呼吸不全**や**心不全**などのショック症状により命に危険を及ぼす重篤なものまであります。

骨シンチグラフィー・PET

骨シンチグラフィーは、放射性同位元素（RI：ラジオアイソトープ）を含んだ薬剤を体内に投与して、放出される放射線を検出し、その分布を画像化する検査です。全身の骨の状態や悪性腫瘍の広がりなどを調べます。

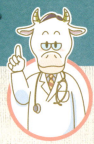

✱ 骨シンチグラフィー ✱

> CTやMRIなどに比べて、骨シンチグラフィーは全身を一度に検査することができます。特に転移性骨腫瘍の全身検索に有用です。

骨シンチグラフィーは、テクネシウムを含んだ放射性薬剤を使い、テクネシウムが骨病変やその周囲組織の骨組織など組織活性の高い部分に多く集積する性質を利用した検査です。

骨の代謝状況（骨吸収と骨形成）を調べ、全身性の骨代謝疾患、骨髄炎、疲労骨折、骨腫瘍の広がり、骨壊死の早期予測、悪性腫瘍の転移の有無などを評価します。単純Ｘ線撮影では検知できない早期でも、骨シンチグラフィーによって検知することが可能です。

検査手順は、放射性薬剤を静脈注射し、15分後（早期像）と３時間後（後期像）の２回、シンチカメラで撮像します。早期像と後期像を比較することで、腫瘍の活動性や良性・悪性の鑑別を行います。

> 特に検査当日の食事制限は必要ありません。

> 撮影中は身体を動かさないこと、カメラが目の前まで近づくが触れることはないので心配ないこと、ナースや技師がついているので何かあったら動かずに声をかけてほしいことなどを伝え、患者さんの不安を取り除きましょう。
>
> ⇒骨腫瘍
> 　252、256、258ページ

【骨シンチグラフィーの注意事項】
- Ｘ線検査に比べて放射線被曝はほとんどないが、女性患者は妊娠の有無を確認する
- 検査室でベッド上仰臥位で行い、完全な閉所ではないが、検査時間が長いので、事前に閉所恐怖症の有

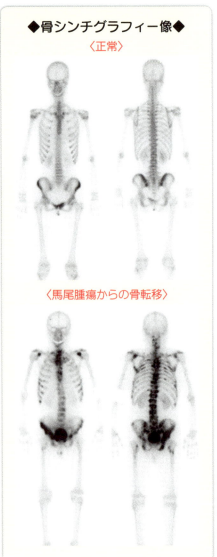

◆骨シンチグラフィー像◆
〈正常〉

〈馬尾腫瘍からの骨転移〉

- 無を確認する
- 注射から後期像の撮影まで3時間程度、撮影自体にも30分～1時間程度かかることを事前に説明しておく
- 膀胱に尿がたまっていると正確に診断できないため、検査の直前に排尿を済ませる
- 撮影前に、アクセサリー、ヘアピン、ベルト、金属製のボタン、装飾が付いた衣類など、金属類は外す

PET（Positron Emission Tomography）

> PET検査で薬剤から放出される放射線の量は、人体に影響のない程度の量（およそ一年間に自然界から受ける量と同等）です。

PETとは、Positron Emission Tomography（陽電子放射断層撮影）の略で、ポジトロン（陽電子）を放出するアイソトープ（放射性同位元素）をブドウ糖に合成した薬剤を注射し、その体内分布を特殊なカメラで撮影し画像化する新しい検査法で、腫瘍性疾患の検査に用いられます。ブドウ糖は正常な細胞に比べ、がん細胞に活発に取り込まれるため、がんの発見だけでなく、悪性度の診断や治療効果の判定にも有用性が高い検査です。

また、PETとCTが一体となったPET-CT装置では、薬剤の取り込まれた部位をさらに高精度に特定することが可能になっています。

> 撮影に要する時間は20分程度で、検査中は体を動かさないよう患者さんにお願いします。

【PETの注意事項】
- 検査前に5時間以上の絶食（糖分を含んだ飲み物も不可）が必要です
- 薬剤を静脈注射した後、全身に分布するまで約1時間、ソファー等で安静にします
- 撮影直前には、余分な薬剤を排泄するため排尿をします

⇒悪性軟部腫瘍 260ページ

ここポイント！

骨シンチグラフィーやPETでは、放射性薬剤を体内に注入するため、被ばくへの強い不安をもつ患者も少なくありません。しかし、**検査で使用する放射性薬剤は極めて微量で、人体に影響を及ぼしません**。事前に患者に十分な説明をし、不安を取り除くことが大切です。

骨シンチグラフィーは、それだけでは確定診断が難しいことが多いため、血液検査や単純X線、CT、MRIなど他の検査の結果とあわせて、総合的に診断を行います。

筋電図検査

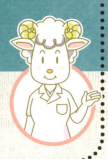

筋電図検査は、筋肉が収縮する時の活動電位の変化を測定する検査です。主に針筋電図検査と神経伝導速度検査が行われ、運動機能障害の診断などに利用されます。

＊ 針筋電図検査

筋電図検査は、筋肉の活動性を調べる検査です。筋力の低下や筋萎縮が、筋肉そのものの障害、筋疾患なのか、神経からの刺激が筋肉にうまく伝わらないために起こる神経疾患なのかを判定します。臨床診断の補助に用いられるほか、疾患によっ

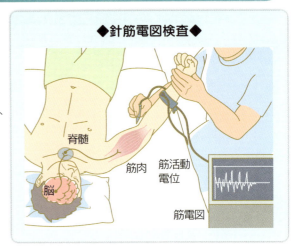

◆針筋電図検査◆

ては障害の有無や部位の特定に威力を発揮します。異常を示す筋肉が限局している場合には、その分布により末梢神経が原因か脊髄が原因かなどをある程度推定することもできます。

　針筋電図検査は、障害がみられる四肢の筋肉に小さな針を刺し、安静時と随意収縮時（筋肉に力を入れた状態）の活動電位を記録。モニターに映し出される波形や持続時間から、筋力低下などの原因を読み取ります。正常な筋肉では、安静時には活動電位は発生しませんが、筋肉や神経に異常があると様々な異常電位を示します。また、随意運動時の活動電位にも様々な異常がみられます。

　また、表面筋電図検査は、四肢や顔面などが勝手に動く不随意運動がみられる場合に用いられます。針電極や電気刺激を用いない検査なので、痛みを伴いません。

【針筋電図検査の注意事項】

● 筋肉に直接針を刺すため、痛みを伴うことを事前に十分説明するとともに、診断上必要な検査であることを理解してもらい、協力を得る

> 検査に伴う食事制限や入浴の制限は特にありません。検査中は患者さんが緊張しないよう配慮します。検査時間は、30〜120分程度かかります。毛布や室温調整を行い保温に注意しましょう。

- 検査で針を刺した後、出血はほとんどないが、血友病、抗血小板薬や抗凝固薬の服用など出血傾向がある患者では、医師との十分な相談が必要。事前にこれらの有無を問診で確認する

神経伝導速度検査

神経伝導速度検査は、神経に体表から電気刺激を加え、支配筋に応答収縮が起こるかどうかを、視診または触診で確認する検査です。末梢神経障害の部位や程度の診断に有用です。特に、手根管症候群や肘部管症候群などの絞扼性神経障害の診断に広く用いられます。

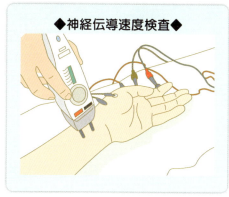
◆神経伝導速度検査◆

皮膚の上から末梢神経の同一神経上離れた2か所に電気刺激を与えて、2点間の距離、伝導にかかった時間、波形から伝導速度などを算出します。また、波形の出やすさ、大きさ、形から神経の状態を判定します。神経伝導速度が遅い場合は、どの神経の、どの部位に障害が起きているかが特定できます。

検査の種類は大きく2つに分けられ、運動神経を刺激して筋肉で誘発される波形を測定する運動神経伝導検査と、感覚神経自体の電位の波形を測定する感覚神経伝導検査があります。

> 神経伝導速度検査は、患側だけでなく健側も測定して比較することが大切です。また、神経に異常がみられる場合には、より強い刺激を加えて観察するため、検査に時間を要します。

⇒手根管症候群 184ページ
⇒肘部管症候群 188ページ
⇒絞扼性神経障害 182ページ

ここポイント！

　神経を電気で刺激するため、多少の痛みを生じることを事前に患者さんに十分説明し、診断上必要な検査であることを理解してもらい、協力を得ます。
　検査中は、なるべく力を抜いて同じ姿勢をとっているほうが、刺激の回数が少ない検査ができることを伝えましょう。
　検査時間は30分～2時間程度かかります。痛みやしびれなどの症状が強い患者さんは、事前にその旨を検者に伝え、検査中の対応に配慮できるようにしましょう。
　障害部位によっては、**歩行**や**体位の変換**などが**困難**な場合もあります。検査がスムーズに実施できるよう、**検査室や検査台（ベッド）への移動**など、**患者さんの症状に応じて介助**しましょう。
　いずれの検査も、心臓ペースメーカーを使用している人の場合、特に注意が必要となります。検査前にあらかじめ確認しておきましょう。

その他の検査

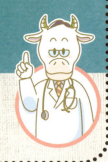

整形外科では、関節内を調べるために開発された内視鏡を駆使する関節鏡検査をはじめ、疾患にあわせて様々な検査が行われています。それぞれの検査の特性や具体的な方法、注意事項などを理解しておくことが大切です。

✽ 関節鏡検査

関節内を直接観察できることが、関節鏡検査の最大の強みです。麻酔下に関節の周囲に数か所小さな穴をあけ、関節内に生理食塩水を入れたうえで、細い筒状の光ファイバーを使った内視鏡を挿入します。先端のカメラから送られてくる**滑膜、関節軟骨、半月板**などの疾患や損傷**状態**などの情報を、接続したテレビモニターで観察します。関

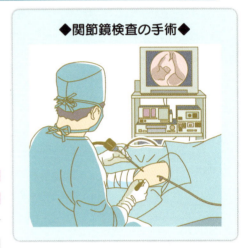

◆関節鏡検査の手術◆

節鏡のレンズ部は組織に近接できる、様々な角度から観察できるなどのメリットがあり、ルーペのように拡大してみることもできます。

また、関節鏡は手術にも利用され、**関節鏡視下手術**と呼ばれます。関節鏡とは別の部位から特殊な手術機器を挿入し、テレビモニターで確認しながら操作を行います。

近年は関節鏡視下手術の技術が発達し、従来の手術法に比べて**手術創が小さい**、**入院期間が短い**、**早期の社会復帰が可能**など患者への負担が軽減できる低侵襲手術として多く行われるようになってきました。特に、半月板切除術・縫合術や靱帯再建術など、膝関節で最も多く実施されています。

【関節鏡検査の注意事項】
- **検査の方法や目的**を十分に説明する
- 検査・手術は完全な無菌下で行う必要があるため、使用する器具などの**衛生管理**を徹底する
- 検査中は、関節内を生理食塩水で満たすため、検査後、**皮下水腫**の状

> 関節鏡の直径は、関節に応じたサイズのものを使用します。

> 関節鏡視下手術は、導入当初は主に膝関節で行われましたが、現在は、肩・股・手・肘・足関節などにも適応範囲が広がっています。

⇒滑膜
　150、242ページ
⇒関節軟骨
　Ⅱ、Ⅳ、XVIページ
⇒半月板
　146ページ
⇒半月板切除術・縫合術
　155ページ

態となることが多い。数時間で腫れは引くが、痛みの原因となるため、患肢を挙上する

整形外科で行われるその他の検査

【関節液検査】
　関節液は、関節腔を満たしている液体で、滑膜で産生され、関節の湿潤と関節軟骨への栄養補給を担っています。正常な関節液は無色または黄色透明で、粘稠度が高く、主な成分は血液の血漿成分とヒアルロン酸です。

　関節液の透明度、混濁度、色調、粘度などを観察し、成分を調べることによって、関節内の炎症出血、骨折、損傷などの可能性を調べることができます。関節液は、関節穿刺を行って採取します。

【血液検査・尿検査】
　血液検査や尿検査では、骨形成や骨吸収がどの程度行われているかなどを評価することができます。整形外科疾患では主に、炎症性疾患、腫瘍性疾患、代謝性疾患、内分泌疾患などに用いられます。

【細菌検査】
　開放性の損傷（創）や骨・関節感染症の疑いがある場合は、分泌液や穿刺液（関節液、脊髄液など）の細菌検査を行います。ガス壊疽などの特殊な感染症や、結核による感染性疾患が疑われる場合には菌の特定や、治療に使用する抗菌薬の決定に有用です。

【生検】
　診断の確定や治療法の決定のために、病変部を採取し、病理組織や免疫病理組織を観察する検査です。骨・軟部腫瘍、炎症、代謝性疾患、神経疾患、筋炎など多くの整形外科疾患に用いられています。

> 関節液検査では、関節穿刺が原因となって化膿性関節炎などを生じることがあるため、無菌的に行うことが極めて重要です。器具の消毒や取り扱い、患者さんの皮膚の消毒に十分注意しましょう。

⇒骨形成・骨吸収
　11ページ
⇒感染性疾患
　230ページ
⇒骨・軟部腫瘍
　250ページ
⇒代謝性疾患
　210ページ
⇒神経疾患
　182ページ
⇒ガス壊疽
　231、232ページ

ここポイント！

　いずれの検査においても、患者さんへ**検査の目的や方法を十分に説明**することが大切です。そのためには、ナース自身が検査についての知識をもち、理解を深めておきましょう。
　検査のケアのポイントは、
❶検査で使用する器具の**衛生管理、清潔操作**を徹底する
❷痛みで歩行困難などを生じている患者さんは**介助**し、検査がスムーズに実施できるよう配慮する
❸検査によっては、検査中、検査後に**異変や合併症の出現**に注意し、十分観察する
❹検査後は、穿刺部位を入浴などで不潔にしないよう、患者さんに指導が必要です。

よりよいケアのための コミュニケーション術

　よりよい関係づくりの基本はコミュニケーションです。痛みや困難を抱えた患者さんに、ケアのプロとして、医療従事者として寄り添うコミュニケーション術を考えましょう。
　コミュニケーションに関する研究で知られるアメリカの心理学者アルバート・メラビアン（Albert Mehrabian）によると、2者間のコミュニケーションにおいて、文字で表すことのできる言葉そのものから伝わるメッセージは、わずか7％。38％は声の高低や抑揚、ピッチなどの準言語、55％は顔の表情や手振り、身振りなどによって伝えられるといいます。話している患者さんをよく観察するとともに、ナース自身も常に真摯な態度で接することがまず大切です。

◆ 声かけのテクニック

1 開かれた質問
「どうなさいましたか？」
「どんな症状でお困りですか？」など
患者さんが自由に話すことのできる質問。患者さんは、抱いている様々な疑問や悩みを話しやすく、コミュニケーションが展開しやすい。

2 閉じられた質問
「痛いですか？」「動きにくいですか？」など
「はい」か「いいえ」で答える質問。1つの質問で、1つの答えしか得られず、コミュニケーションが展開しにくい。

3 焦点をしぼった質問
「どんな時に痛みますか？」
「どういう動作がしにくいですか？」など
特定のテーマについて、患者さんが自由に話すことができる質問。分野を特定してコミュニケーションが展開しやすい。

4 誘導的な質問
「かなり前から時々痛んだと思いますが？」
「運動時痛やロッキングがあるのではありませんか？」など
記憶が曖昧だったり、言葉が難解だったりして、患者さんが思わず肯定してしまうような質問。誤った情報を受け取りやすい。

■ 2者間のコミュニケーションにおける　メッセージの割合

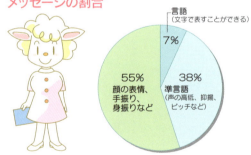

言語（文字で表すことができる） 7％
準言語（声の高低、抑揚、ピッチなど） 38％
顔の表情、手振り、身振りなど 55％

◆ 受け答えのテクニック

1 要約
「つまり、……ということですか」
「今までのお話をまとめると……ということでしょうか」など
患者の話の要点をまとめ、自分の理解が正しいかたずねることで、内容を明確にし、お互いの誤解を防ぐことができる。

2 反復
「そうですか、動きはじめが痛いのですか」
「これまでに3回CT検査を受けているのですね」など
患者さんの言葉を繰り返すことで、さらに話を続けるよう患者さんにバトンタッチ。会話がスムーズに進んでいく。

第2章
外傷性疾患とケア

　交通事故や労働災害、スポーツ、日常生活においても、打撲、脱臼、骨折、腱・靱帯損傷、神経損傷……と、様々な外傷が発生します。ケアにおいては、常に合併症に注意することが大切です。年齢に関係なく誰にでも起こりうる外傷性疾患ですが、近年、骨粗鬆症などによる骨の脆弱化をベースに、高齢の患者の増加傾向が顕著です。

外傷性疾患

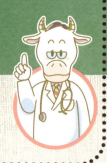

大きな外力を受けたことにより比較的若い世代に発生するというイメージの外傷性疾患にも、高齢社会が投影されています。高齢者の外傷性疾患は、骨や軟部組織の加齢変化により軽微な外力で発症するという特徴があります。

＊ 外傷性疾患の種類と特徴 ＊

打撲、皮膚・筋損傷、骨折、脱臼、腱・靱帯断裂、神経損傷、四肢切断、脊椎・脊髄損傷など、体外から加えられた力によって運動器に生じた損傷を「外傷」といいます。このうち、整形外科の日常診療において、頻度が高く、注意が必要な疾患は、骨折、脱臼、腱・靱帯損傷などです。

骨折・脱臼はできるだけ早期に診断し、整復・固定を行う必要があります。これが適切に行われなかったために、関節の不安定性や可動域制限が起こったり、反復性に移行したりといったケースもみられます。また、手部や足部など比較的小さな部位の骨折や脱臼は、疾患そのものが見逃されると、後々、手や足の機能が障害される後遺症が発生したりすることにもつながりかねません。

また、外傷を受けると、生体は局所的、全身的に様々な反応を現します。特に、外力の侵襲が強すぎると全身の血液循環が悪くなり外傷性ショックを引き起こすことがあるので、万全の注意が必要です。

⇒上腕骨顆上骨折
　56ページ
⇒橈骨遠位端骨折
　58ページ
⇒骨盤骨折
　60ページ
⇒大腿骨近位部骨折
　52ページ
⇒肩関節脱臼
　100ページ
⇒腱板断裂
　94ページ
⇒スポーツによる肩障害
　102ページ

◆外傷性疾患の主な種類と特徴◆

		特　徴	症　状
骨折	上腕骨近位部骨折	スポーツにより思春期の男子に多い肩関節周辺の骨折。上腕骨近位骨端離開を伴うことも多い	上腕骨近位の強い疼痛、肩関節の運動困難、内出血斑など
	上腕骨顆上骨折	小児が手をついた時に起こりやすい肘の骨折。神経・血管の損傷を見逃すと重い後遺症を招く	肘関節の激しい痛みと腫れ。肘頭が後ろに突出など
	上腕骨外顆骨折	外顆から始まる手根骨や指骨の腱が、内反ストレスにより引っ張られ小児に多発	痛がって手を動かさない。肘付近の腫れなど
	橈骨頭骨折、橈骨頚部骨折	転落時など前腕回内位で手を着いた際に起こりやすい。成人は骨頭、小児は頚部骨折が多い	痛みや腫脹が軽度なものから高度の腫脹、変形まで
	モンテジア骨折	尺骨骨幹部骨折と橈骨の骨折や脱臼が合併したもの。前腕の回内位で転倒すると生じやすい	強い痛みや腫脹、前腕中央部の変形など

		特徴	症状
骨折	橈骨遠位端骨折（コレス骨折、スミス骨折）	掌をついて転んだ時などに、橈骨が手首で折れる骨折。骨粗鬆症のある高齢者に多い	手首の強い痛み、腫れ、変形など
	舟状骨骨折	スポーツなどで手首を背屈して手をついた時に起こりやすい。舟状骨は母指側にある手根骨	手首の母指側の痛み、腫れ。偽関節になりやすい
	ベネット骨折	第一中手骨基部の関節内骨折。ボールが当たるなど母指先端に力が加わった時に起こりやすい	第一中手骨基部の痛みなど
	PIP関節脱臼骨折	突き指をした場合などに起こるPIP関節の脱臼（背側が多い）は、しばしば骨折を伴う	PIP関節の痛み、腫れなど。見逃されやすい
	骨盤骨折（骨盤輪骨折、寛骨臼骨折）	交通事故など大きな外力が加わった時に起こる骨盤の骨折。寛骨臼骨折は股関節の関節内骨折	激痛、自力で体を動かせない、ショック状態など
	股関節脱臼骨折	交通事故で座った状態で膝をダッシュボードに打ちつけるなどで発生。寛骨臼の骨折を伴う	股関節部の激しい痛み、腫れ、異常可動域、変形
	大腿骨近位部骨折	骨粗鬆症を基盤に、転倒した際に大腿骨の頸部や転子部を折る高齢者に最も多い骨折	股関節部の激しい痛み、歩行困難など
	大腿骨遠位部骨折	膝を曲げた状態で打つことで、大腿骨顆部、顆上部に発生。成人は事故、高齢者は転倒が多い	膝の激しい痛み、腫れ、歩行困難など
	脛骨顆部骨折	交通事故やスポーツで膝関節に強い衝撃が加わった時に発生。靱帯損傷などを伴うことが多い	膝の痛み、腫脹、変形、運動制限など
	足関節果部骨折	跳躍や転落などで足関節に強い外力が働いて発生。前脛腓靱帯損傷に続いて起こることが多い	足関節部の痛み、腫れ、皮下出血、変形など
	脛骨天蓋骨折（ピロン骨折）	転落や事故などにより、下腿長軸方向に強い外力が働いた時に起こる脛骨遠位の荷重部の骨折	足関節周辺の強い痛み、腫れ、起立歩行困難など
	距骨骨折	転倒などで足部が背屈位に強制された時、脛骨の前方部が距骨の頸部に衝突して生じる骨折	足関節から距骨下関節にかけての強い痛み、腫れなど
	踵骨骨折	高所からの転落などにより、踵を地面に打ちつけて起こる。約10%が脊椎圧迫骨折を合併	踵の内外側の痛み、著しい腫れ、皮下出血など
脱臼	肩関節脱臼（反復性肩関節脱臼）	若年者にスポーツなどで初回脱臼が起こることが多く、高率で反復性脱臼に移行する	痛み、腕が特定位置に固定され動かないなど
	肩鎖関節脱臼	肩をぶつけるなどの衝撃が肩への介達外力として作用、鎖骨と肩甲骨の間の関節が破綻、脱臼する	痛み、運動時痛、動揺性など
	月状骨（周囲）脱臼	いろいろな方向からの外力により手根骨に起こる脱臼の中で、最も頻度の高い脱臼	痛み、腫脹など。軽度な場合、捻挫と間違えやすい
その他	腱板断裂	外傷や加齢変化により、上腕骨と肩甲骨を結び、腕をつり下げている腱に断裂が起こる	腕の挙上時の痛み、夜間痛、筋力低下など
	スポーツによる肩障害	投球動作など過度の繰り返しによって起こる肩障害。腱板や関節唇の損傷、骨端線離開など	肩の運動時痛、引っかかり感、だるさなど
	骨端線損傷	成長期の長管骨にある成長軟骨が、骨折や脱臼により損傷される。骨端線離開、裂離骨折など	上肢・下肢の左右差、身長の伸びが損なわれるなど

✳ 骨折と脱臼

骨折とは解剖学的な骨の連続性が破綻した状態、脱臼は関節面の正常な位置関係が失われた状態を指します。また、骨折において傷口が開いていない場合を閉鎖骨折、周囲の軟部組織が損傷を受け傷口が開いている場合を開放骨折と呼びます。

骨折や脱臼は、神経麻痺や血管損傷などの軟部組織損傷を合併することがあり、外傷による場合、その確率が高いので、初期診断において見逃さないこと大切です。さらに、部位や障害の程度に応じてできるだけ早期に、徒手整復を行い、血行不良や神経の圧迫など周囲の軟部組織のダメージを最小限に抑えることも重要です。

徒手整復は、骨折や脱臼の生じた部位を徒手的に解剖学的な元の位置に修復する方法です。徒手整復を行うと、筋肉も弛緩して痛みの軽減にもつながります。局所麻酔や全身麻酔を使用して行う場合もあります。

高エネルギー損傷に伴う骨折や脱臼は、多臓器損傷や外傷性ショックなど重篤な全身合併症のリスクを伴います。

> 骨粗鬆症が素因としてあり、室内で転倒した程度の外力で脚のつけ根や手首の骨を折る高齢者の外傷性骨折が増えています。

⇒骨腫瘍
　252、256、258ページ
⇒骨髄炎
　234ページ
⇒骨粗鬆症
　214ページ
⇒関節リウマチ
　242ページ

◆骨折と脱臼の種類◆

骨折	外傷性骨折	強い外力が直接的、または間接的に骨に加わったために生じる骨折
	病的骨折	局所的な病変により骨の強度が低下し、軽微な外力で生じる骨折。骨腫瘍、骨髄炎などによって起こる
	疲労骨折	通常では骨折しない程度の力が繰り返し加わったことにより生じる骨折。ランニングによる腓骨骨折など
	脆弱性骨折	骨粗鬆症などで脆くなった骨に、日常生活動作程度の外力で生じる骨折。椎体、大腿骨頚部、橈骨遠位端骨折などが多い
脱臼	外傷性脱臼	関節に生理的範囲を超えた運動が強制されて生じる脱臼。関節包など関節支持組織の損傷を伴う
	病的脱臼	麻痺や関節破綻などの病的変化の起こっている関節に軽微な力が加わって生じる脱臼。片麻痺、関節リウマチなどで起こる

◆骨折・脱臼の徒手整復◆

―肩関節脱臼―

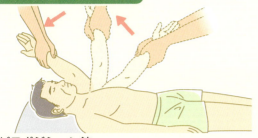

ゼロポジション法
患肢を遠位軸方向に牽引しながら、上肢を脱力させ、肩関節を徐々に屈曲させてゼロポジションにもっていく

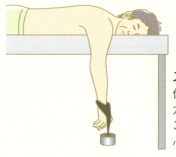

スティムソン法
伏臥位で上肢を脱力し、手首に2～3kgのおもりをぶら下げる

―月状骨（周囲）脱臼―

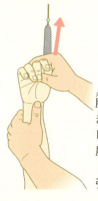

腋窩神経ブロックまたは局所麻酔をし、手関節軽度伸展位でフィンガートラップなどで牽引する

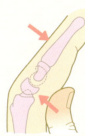

母指で月状骨の掌側を押しながら手関節を屈曲させる

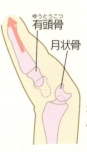

有頭骨
月状骨

有頭骨が月状骨の背側を乗り越える

―股関節脱臼―

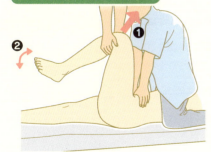

アリス法（後方脱臼）
仰臥位で助手が患者の骨盤を固定。術者は膝・股関節を屈曲させ、下肢を内旋・内転位で牽引する。次に、牽引しながら股関節を内外旋させて整復する

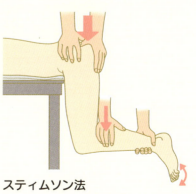

スティムソン法
伏臥位で助手は骨盤を固定し、術者は下腿を圧迫しながら股関節を内外旋させて整復する

外傷に伴う合併症

外傷性疾患は、神経麻痺や血管損傷などの軟部組織損傷を伴うことがあります。また、特に大きな外力による骨折や脱臼は、多臓器損傷や外傷性ショックなど重篤な全身症状の可能性を常に念頭におく必要があります。

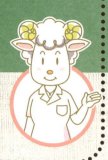

✻ 局所合併症

合併症には、局所症状と全身症状があり、さらに受傷間もない急性期に起こるものと、ある程度経過してから起こってくるものがあります。

【末梢神経損傷】

鋭的、または鈍的外力により局所の神経が傷害を受け、感覚障害や運動麻痺が起こります。鈍的外力とは、転位した骨折端による圧迫や、骨折部への挟み込みなどで二次的に発生する外力です。

末梢神経損傷が起こる頻度が高いのは、肩関節脱臼に伴う腋窩神経損傷、上腕骨顆上骨折に伴う正中神経損傷、橈骨遠位端骨折に伴う正中神経損傷、腓骨頭骨折に伴う腓骨神経損傷などがあります。

末梢神経損傷の有無や程度は、受傷当初は痛みが強いため診断がつきにくいことが多く、明らかな鋭的断裂以外は経過をみながら判断していくことになります。

> 小児で末梢神経損傷の診断が困難な場合には、お湯に手足を浸け、しわができるかどうかを調べるスキンリングテストを行う方法もあります。

【血管損傷】

末梢神経損傷と同様に、鋭的損傷と鈍的損傷があり、また、骨折に伴う腫脹によって血流障害が起こることもあります。鈍的損傷は、時間が経ってから発症することもあるので継続的な観察が必要です。

末梢動脈の拍動減弱や消失、皮膚の色の蒼白、阻血部位の痛みや運動麻痺、知覚異常がみられたら、血管損傷の可能性を疑います。

【感染・骨髄炎】

感染の進達度により、軟部組織から骨までに起こる可能性があります。開放骨折や外科的整復術後にみられることが多く、骨に感染すると、慢性骨髄炎に移行しやすくなります。

【コンパートメント（区画）症候群】

四肢の骨と筋膜によって構成されるコンパートメント（区画）の内圧が、何らかの原因によって上昇し、神経障害や筋壊死を起こすもので、骨折や動脈損傷、ときには単なる打撲によっても起こります。

⇒上腕骨顆上骨折
　56ページ
⇒橈骨遠位端骨折
　58ページ
⇒骨髄炎
　234ページ
⇒コンパートメント（区画）
　114ページ

⇒フォルクマン拘縮
　295 ページ

下腿と前腕で発生が多く、前腕では掌側区画の頻度が高く、フォルクマン拘縮を起こします。下腿では前方区画によく起こりますが、四肢と殿部のどの部位にも発生する可能性があります。

【骨壊死】
骨折や脱臼に伴って起こりやすく、骨の栄養血流が途絶えることで骨組織に壊死が生じます。解剖学的に外傷によって損傷されやすい血管があり、大腿骨頚部骨折、股関節脱臼、距骨頚部骨折などに合併します。

【異所性骨化】
損傷部位の周囲で、本来骨化が起こるべきでない部位に骨化が起こるものです。原因は不明で、外傷、手術、不適切なリハビリテーションの侵襲による出血が原因とも考えられています。受傷後3か月前後での発症が多いです。

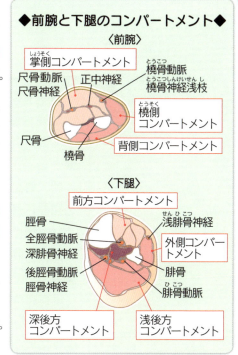

◆前腕と下腿のコンパートメント◆

全身の合併症

挫滅症候群は、地震で倒壊した建物の下敷きになるなどで、集団発生することがあります。早期には身体所見に乏しいので、十分な観察と早期異常の発見が必要です。

【挫滅症候群】
四肢が長時間圧迫されたために、圧迫解除後に局所の腫脹や、ショック、急性腎不全など様々な全身症状が起こります。圧迫が取り除かれた後、壊死したミオグロビンやカリウムなど骨格筋細胞内の成分が大量に血管内に流出して、致命的な臓器障害を生じるものです。瓦礫の下敷きや、意識障害による長期臥床などの合併症として起こります。

【深部静脈血栓症・肺塞栓症】
外傷治療後、早期離床と早期自動運動開始で予防することが大事です。詳細は、206ページ参照。

【感染】
外傷後、特に全身症状を起こす軟部組織感染症として、ガス産生菌によるガス壊疽などがあります。詳細は、232ページ参照。

脊椎骨折・脱臼

多くは交通事故、労働災害、スポーツ外傷、高所からの飛び降りなどで発生し、一刻を争って緊急の対応が必要です。また、骨粗鬆症のある高齢者においては、転倒などの軽微な力で圧迫骨折が起こることがあります。

✳ 原因とメカニズム

脊椎骨折・脱臼は、直達または介達外力が脊柱に加わったことにより発生します。直達外力は、外力が加わった部位に、介達外力は、頭部や体幹、骨盤に加わった外力が脊椎に作用して骨折・脱臼を起こします。過屈曲、過伸展、過回旋、圧縮力や伸張力が単独や複合で作用します。また、脊椎骨折・脱臼は脊髄損傷を伴いやすいという特徴があります。

骨折・脱臼を生じた部位によって、上位頸椎損傷、中・下位頸椎損傷、胸椎以下の損傷に分けられます。

上位頸椎損傷には、環椎後頭関節脱臼、環椎骨折（環椎破裂骨折、後弓骨折など）、軸椎骨折（歯突起骨折、軸椎関節突起間骨折など）、環軸関節脱臼などがあります。

中・下位頸椎損傷には、圧迫骨折、涙滴骨折、破裂骨折、脱臼骨折、棘突起骨折などがあります。

胸椎以下の損傷には、圧迫骨折、チャンス骨折（シートベルト損傷）、破裂骨折、脱臼骨折などがあります。

> 骨粗鬆症に起因する椎体骨折は、高齢になるほど増加し、特に女性に多くみられます。

> チャンス骨折は2点固定座席ベルト装着時の自動車事故などで、腰椎に屈曲伸延力が作用して生じます。椎弓と椎弓根の水平骨折が特徴です。

⇒脊椎
　Xページ

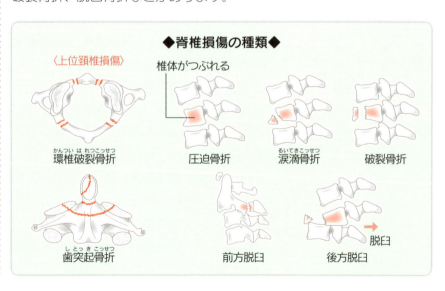

◆脊椎損傷の種類◆

〈上位頸椎損傷〉　椎体がつぶれる

環椎破裂骨折　圧迫骨折　涙滴骨折　破裂骨折

歯突起骨折　前方脱臼　後方脱臼（脱臼）

✻ 症　状

受傷の程度や状態によって、様々な全身症状や局所症状が現れます。

全身症状

【外傷性ショック】
外傷による損傷の範囲が広く、程度が重度の場合には、急激な血圧の低下や大量の出血・内出血でショック状態を引き起こします。脊髄損傷はじめ頭部・胸部・腹部の外傷に合併して生じます。

> 急性期には、常に外傷性ショックへの注意が必要です。吸引や体位変換などの刺激により容易に徐脈や血圧低下をきたすため、血圧変動に注意しながらケアを行いましょう。

【呼吸障害】
頸髄損傷や上位胸髄損傷の合併によって起こり、上位の損傷ほど重篤な場合が多いです。肋骨骨折や肺損傷を伴うと、血気胸を生じます。

【麻痺性イレウス】
イレウスは腸閉塞ともいい、胸椎や胸腰椎移行部の脊髄損傷に合併して、生じることがあります。

> 麻痺性イレウスは、腸の蠕動（ぜんどう）運動が消失することによって、腹部膨隆、腹痛、嘔吐などの症状を引き起こします。

【その他】
脊髄損傷を伴うと、神経伝導路が遮断されて、運動麻痺、感覚麻痺、自律神経障害、膀胱直腸障害などを生じます。

局所症状

【疼痛】
損傷した部位に激しい痛みを訴えます。体動や不用意な体位変換で痛みが増強します。損傷した部位の影響で、後頭神経痛、肩甲骨・下肢痛など、損傷部以外にも痛みが発生します。局所に腫れを生じます。

【可動域制限】
脊柱の支持機能と運動機能が損なわれ、著しい可動域制限が生じ、起き上がることや、座ることが困難になります。

【変形】
斜頸（首が左右どちらかに傾く）や後弯変形などを生じます。

⇒斜頸
　272ページ
⇒可動域
　317ページ

✻ 検査・診断

救急救命処置を最優先し、損傷した脊椎の安静保持を確保してから、検査・診断に移ります。診断に必要な検査は、できるだけ短時間で済ませることが大切です。

まずは、可能ならば問診で受傷時の状況や症状をできるだけ詳細に把

握し、視診・触診で全身と脊柱の損傷をチェックします。神経学的検査に加え、単純Ｘ線、CT、MRIなどの画像検査を行います。

✱ 治療法

治療は急性期（受傷より１か月前後）と慢性期（１か月後以降）に分けられ、特に受傷当初の治療が、予後を左右します。

急性期治療では、救急救命処置と全身管理（呼吸管理、循環管理、消化器管理、尿路管理）、脊椎損傷の整復・固定を行います。整復・固定後は、関節可動域と筋力の維持を目的とした早期リハビリテーションを開始します。リハビリは、脊髄保護を徹底したうえで行います。

> 治療の原則は頚椎の不安定性の改善、神経組織の除圧と脊柱の再建です。

> 頭蓋直達牽引時のケアのポイントは、❶神経症状の予防、❷疼痛緩和、❸肺の合併症予防、❹褥瘡（じょくそう）対策、❺睡眠の確保、❻ストレス緩和です。意識があればかなりの疼痛を伴い、体位の保持が重要であることなど、状況や目的を繰り返し説明しましょう。

頚椎損傷

保存療法

【整復】

頭蓋直達牽引器具を用いた持続牽引や、全身麻酔下または筋弛緩薬投与下での徒手整復を行います。

【固定】

頭蓋直達牽引による牽引固定、ギプス固定、装具固定を行います。環椎破裂骨折、歯突起骨折などでは、歩行が可能で良好な固定性を得られるハローベストが用いられます。

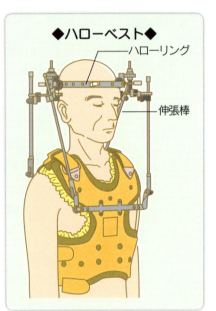

◆ハローベスト◆
ハローリング
伸張棒

手術療法

【整復】

関節脱臼で保存療法が無効な場合は、上関節突起を切除して整復し、整復後、手術により固定します。椎間板組織の脊柱管内脱出が生じている場合は、脱出した椎間板組織を摘出し、前方固定術を加えます。

【固定】

上位頚椎の新鮮環軸関節脱臼では、ワイヤーやスクリューによる環軸椎後方固定術が適応されます。歯突起骨折では、スクリューを用いた固定術を、中・下位頚椎損傷は、前方固定術と後方固定術の併用、または使い分けが行われています。

> ハローベストを装着すると、頭部が重くなるため転倒のリスクが高まります。重心の取り方に慣れるまでは細心の注意が必要です。また、胸部が圧迫されるため、軽度の呼吸困難や胃重感などが起こることがあることを、事前に患者に伝えておきましょう。

⇒画像検査
　22ページ
⇒神経学的検査
　20ページ
⇒関節可動域
　317ページ
⇒直達牽引
　302ページ

胸椎以下の損傷

保存療法

【整復】

圧迫骨折とチャンス骨折に対しては、反張位に整復して、後弯変形を矯正します。

【固定】

ギプス固定やコルセット装具などを使用して固定します。反張位に整復後、すぐにギプス固定を行い、3か月後にコルセットに変更。約3か月間は固定が必要です。

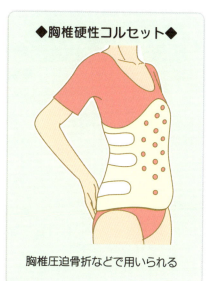

◆胸椎硬性コルセット◆

胸椎圧迫骨折などで用いられる

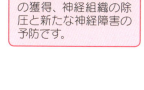

治療の原則は胸椎・腰椎の脊柱支持性の獲得、神経組織の除圧と新たな神経障害の予防です。

手術療法

【整復】

嵌頓（周囲の組織などが骨の間に入り込む）した脱臼骨折や麻痺を伴う破裂骨折、その他、不安定性の強い骨折などが対象になります。手術は、前方進入法と後方進入法があり、併用または使い分けます。

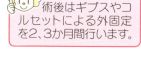

術後はギプスやコルセットによる外固定を2、3か月間行います。

【固定】

脱臼骨折、破裂骨折、椎体圧潰が高度な圧迫骨折、チャンス骨折などが対象になります。自家骨移植による後方固定術を行い、内固定材を用いた固定を追加する方法があります。また、前方除圧後に自家骨や人工骨を移植する脊椎固定術なども行われます。

⇒ギプス固定　296ページ
⇒装具　298ページ
⇒脊椎固定術　79ページ

ここポイント！

初期治療では、**脊髄損傷の防止**に配慮が必要です。また、脊髄損傷合併例では**呼吸**や**褥創**、**尿路感染症**などの予防を徹底するため、十分な観察を行いましょう。

褥瘡の好発部位は、仙骨、大転子、踵骨、坐骨結節部です。**定期的な体位変換、脊椎ベッドや予防具の使用、皮膚の清掃・乾燥**などで予防します。

整復・固定後は、**リハビリテーションの早期開始**が重要です。リハビリの目標は、体幹筋の維持と増進を行い、脊椎可動域の回復を目指します。**早期離床、早期社会復帰**に向けて支援しましょう。

まずは、**ベッドサイドで行える運動療法**を指導し、自動運動や徐々に体重をかけたり、器具を用いる抵抗運動へ移行します。

股関節脱臼

交通事故や転落などの高エネルギー外傷によって生じることが多く、発生頻度は全関節脱臼の5％程度です。大腿骨頭、寛骨臼の骨折をともなうことも多く、大腿骨頭壊死や坐骨神経麻痺などの合併症が発症する恐れもあります。

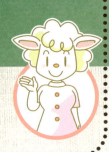

❋ 原因とメカニズム

> 後方脱臼において、肥満の患者さんや大腿骨骨幹部骨折を合併している場合、典型的な肢位をとらないので注意が必要です。

股関節脱臼は、脱臼した骨頭の部位により、**後方脱臼、前方脱臼、中心性脱臼**に分けられます。後方脱臼は、股関節屈曲位で大腿骨長軸方向にかかった際に生じ、股関節脱臼の約90％を占めます。前方脱臼は、股関節脱臼の約10％を占め、股関節外転・外旋、伸展位で生ずる恥骨上脱臼と、股関節外転・外旋、屈曲位で生ずる恥骨下脱臼（閉鎖孔脱臼）があります。

> 後方脱臼は、膝関節の靱帯損傷や坐骨神経麻痺を合併していることも多いので、膝の不安定性や神経学的所見も見落とさないようにしましょう。

股関節脱臼は**大腿骨骨頭または寛骨臼の骨折**をともなうことが少なくなく、後方脱臼では半数以上に臼蓋後壁を含む寛骨臼骨折や骨頭骨折をともないます。分類法として、**トンプソン・エプスタイン（Thompson & Epstein）分類**が用いられます。

さらに、合併損傷として、後方脱臼では大腿骨骨幹部骨折、坐骨神経麻痺、前方骨折では下肢の循環障害、大腿神経麻痺などにも注意が必要です。

◆トンプソン・エプスタイン（Thompson & Epstein）分類◆

Type Ⅰ 骨折がないか、あっても小さな骨折

Type Ⅱ 後方臼蓋縁に大きな1つの骨折をともなうもの

Type Ⅲ 後方臼蓋縁の粉砕骨折（大きな骨折をともなう場合と、ともなわない場合がある）

Type Ⅳ 臼蓋縁と臼底部の骨折をともなうもの

Type Ⅴ 大腿骨骨頭骨折をともなうもの

❋ 検査・診断

問診では、**受傷原因、受傷時刻**の聞き取りが重要です。身体所見では特徴的な肢位に注意し、**多発外傷や坐骨神経麻痺の症状の有無を確認し**

ます。骨盤のX線検査（前後面像、両斜位像）により、脱臼・骨折の有無を診断します。寛骨臼骨折の診断には、CTが有用です。

治療法

股関節脱臼は、骨頭壊死の発生を防止するため、すみやかに整復する必要があります。腰痛麻酔または全身麻酔下で、筋弛緩が得られた状態で愛護的に徒手整復を行います。一般的にアリス（Allis）法が用いられます。

【保存療法】
　脱臼のみの場合は、整復後、安定していれば、介達牽引を2〜4週間行ったのち免荷歩行を開始し、8週から荷重歩行を開始します。

【手術療法】
　手術療法は、徒手整復が不能、屈曲位で容易に再脱臼する、後壁骨片が大きく関節不安定性がある、骨頭骨折、臼蓋の陥没骨折、トンプソン・エプスタイン分類TypeⅡ〜Ⅳなどの場合に適用されます。

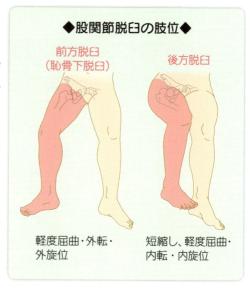

◆股関節脱臼の肢位◆
- 前方脱臼（恥骨下脱臼）：軽度屈曲・外転・外旋位
- 後方脱臼：短縮し、軽度屈曲・内転・内旋位

◆後方脱臼の徒手整復法（アリス法）◆
- 愛護的に股関節を内外旋する
- 術者：内旋・内転位で長軸方向に牽引する
- 助手

> 牽引中に清拭を行うときは、動くことによって痛みが増強するため、なるべく患肢が動かないように、クッションやバスタオルで固定し、看護師がしっかりもち上げて支えることが大切です。

ここポイント！

　坐骨神経麻痺、骨頭壊死、変形性関節症など重篤な合併症が生じやすいので、常に**患者さんをよく観察する**ことが重要です。
　牽引中は、**肢位や体位が正しく保たれているか**、**色・腫脹の有無などの皮膚の状態**、**患者さんの表情と言動など変わったことはないか**などにも注意が必要です。

大腿骨近位部骨折

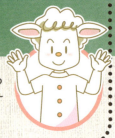

大腿骨近位部骨折は、骨粗鬆症のある高齢者に起こることが多く、骨折をきっかけにADL・QOLが大きく障害されます。寝たきりや閉じこもりを引き起こすきっかけとなり、廃用症候群に至ることもあります。

✳ 原因とメカニズム

大腿骨近位部に起こる骨折は、発生部位によって、骨頭骨折、頚部骨折、転子部骨折、転子下骨折に分けられます。さらに、頚部骨折と転子部骨折のどちらにも分類しにくい中間型として、頚基部骨折があります。これは、頚部と転子部の移行部に生じる骨折で、骨折線が関節包の内方にまたがっているものとされています。

骨頭骨折と転子下骨折の多くは、若年者の交通事故や高所からの転落など、強い外力がかかることによって起こる高エネルギー外傷です。また、骨頭骨折は、股関節脱臼（主に後方脱臼）に伴って発生します。

転子下骨折は、多発外傷の一部としてみられることが多く、骨折部が皮膚を突き破って、開放骨折となる場合もあります。

一方、頚部骨折と転子部骨折は、屋内での転倒など軽微な外力で起こりやすい低エネルギー外傷です。骨粗鬆症のある高齢者、特に女性に多くみられます。骨の脆弱化が進んでいると、はっきりした原因がわからないまま骨折が発生することもあります。

特に頚部骨折は、最も骨癒合が得られにくい骨折です。その理由は、❶骨折部に外骨膜がない、❷骨折によって栄養血管の損傷が生じ、骨頭側は阻血状態となる、❸骨折線は垂直方向に走りやすく、骨片間に剪

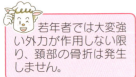

大腿骨近位部骨折は、年間で約15万人に発生しているといわれています。

若年者では大変強い外力が作用しない限り、頚部の骨折は発生しません。

⇒骨粗鬆症
214ページ

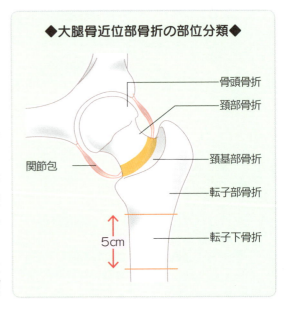

◆大腿骨近位部骨折の部位分類◆

- 骨頭骨折
- 頚部骨折
- 頚基部骨折
- 関節包
- 転子部骨折
- 転子下骨折

5cm

断力が作用する、❹加齢によって骨再生能力が低下しているなどがあげられます。

＊ 症状

　強い痛みと可動域制限を生じ、ほとんどの場合、立位や歩行が困難になります。

【骨頭骨折】
　股関節は内転、内旋、軽度の屈曲位をとり、自分では動かすことができなくなります。患肢は短縮し、脚長差を生じます。

【転子下骨折】
　転倒したまま起き上がることができず、大腿骨近位外側部の痛みを訴えます。近位骨片は屈曲・外旋・外転、遠位骨片は内転します。患肢は短縮し、腫れや皮下出血が現れます。

【頚部骨折】
　転倒したまま起き上がることができず、股関節部の痛みを訴えます。股関節は伸展、外旋位をとり、自分では動かせません。ただし、転位がない場合は、股関節と膝関節を自分で動かすことができ、歩行可能な場合もあるため、注意が必要です。患肢は短縮します。関節内骨折のため、腫れや皮下出血はあまりみられません。

【転子部骨折】
　転倒したまま起き上がることができず、大腿骨近位外側部の痛みを訴えます。下肢は外旋位をとり、自分では動かすことができなくなります。患肢は短縮し、腫れや皮下出血が現れます。

> 近年、認知症の高齢者の転倒が増加しています。症状を的確に表現できない場合が多くあります。症状の訴えを引き出せるよう、患者の状態に応じた対応を心がけましょう。

＊ 検査・診断

　問診、視診、触診に加えて、単純X線検査で、骨折の部位や状態、程度を確認します。単純X線での判断が難しい不顕性骨折（骨折が強く疑われるが、骨折線が明らかではない骨折）では、MRIや骨シンチグラフィーが有用です。

　骨折の程度に応じて、発生部位それぞれに分類があり、骨頭骨折ではPipkin（ピプキン）分類、転子下骨折ではSeinsheimer分類、頚部骨折ではGarden（ガーデン）分類、転子部骨折ではEvans（エバンス）分類が多く用いられています。

> ⇒単純X線検査
> 　22ページ
> ⇒MRI
> 　25ページ
> ⇒骨シンチグラフィー
> 　32ページ

第2章　外傷性疾患とケア

大腿骨近位部骨折

✱ 治療法

治療の原則は、早期手術、早期離床で、少なくとも、1週間以内の手術が推奨されています。早期に手術を行うほうが、合併症が少なく、生存率が高く、入院期間も短いというケースが多く報告されています。

ただし、高齢者で全身状態が悪い場合は、手術の適用が困難なため、やむを得ず保存療法で対処します。

手術によって異なりますが、術後は、基本的には手術翌日より離床をすすめ、機能回復をはかります。

【骨頭骨折】

股関節脱臼を徒手整復した後に、骨頭骨折の治療を行います。骨片が関節面に挟まっている場合は、手術により陥入した骨片を摘出し、整復固定が必要です。転位がある場合には観血的整復を行い、ピンなどで固定します。

術後、骨頭の圧潰（あっかい）や変形性股関節症（へんけいせいこかんせつしょう）を合併する危険が高いため、経過には十分な注意が必要です。

【転子下骨折】

基本的には手術を行います。ただし、全身状態が悪く手術に耐えられない場合は、やむを得ず保存療法で対処します。

骨接合術が第一選択で、スライディングヒップスクリュー固定、ガンマネイル固定などが行われます。

> 転子下骨折や転子部骨折は出血量が多い場合があるため、ショックを起こすことがあります。血圧低下や頻脈などがないかの観察と早期対応が必要です。

⇒徒手整復
　43ページ
⇒変形性股関節症
　134ページ

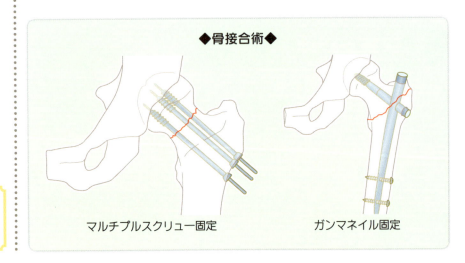

◆骨接合術◆

マルチプルスクリュー固定　　ガンマネイル固定

【頚部骨折】

　基本的には保存療法の適用はなく、手術を行います。ただし、高齢者では、呼吸器・循環器・消化器・尿路などに重篤な合併症、また認知症があるなど、歩行能力を回復できる見込みがない場合は、保存療法で対処し、ベッド上での安静を保ちます。

　手術は、若年者ではなるべく人工骨頭置換術を避け、骨接合術を行うのが一般的です。高齢者では転位の少ない場合は骨接合術を行い、転位が大きい場合には、人工骨頭置換術を考慮します。

　骨接合術は、マルチプルスクリュー固定、スライディングヒップスクリュー固定、ハンソンピン固定、などが行われます。

【転子部骨折】

　基本的には手術療法を行います。ただし、小児の場合は、保存療法が選択されることがあり、牽引療法を行います。

　手術は骨接合術が第一選択で、スライディングヒップスクリュー固定や、ガンマネイル固定などが行われます。

　術後は1〜2日で坐位をとるよう促し、1〜2週間で歩行訓練を開始します。

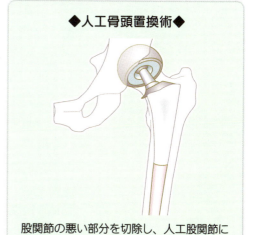

◆人工骨頭置換術◆

股関節の悪い部分を切除し、人工股関節に変える

術後は全身状態の変化を十分に観察し、脱臼などの合併症の出現に注意しましょう。頚部骨折では合併症として、骨頭壊死を生じる場合があります。

⇒牽引療法
　302ページ
⇒人工股関節
　276ページ

ここポイント！

　術後は**早期離床をすすめてADLの拡大**をはかります。これまでの転倒歴などから移動動作への自信を失っている高齢の患者には、声かけをしながら、自立に向けて支援しましょう。また、「**術後せん妄**」の発生を防ぐために、**日中はできるだけ離床を促し、生活のリズムをつくる**ことが大切です。

　ADLの向上を目指すため、退院時には十分な**転倒予防指導**が重要となります。靴の指導、リハビリ指導、栄養指導、自宅環境の整備指導などを行いましょう。

上腕骨顆上骨折
じょうわんこつかじょうこっせつ

代表的な小児骨折の1つで、小児の肘周辺骨折では最も多く発生します。小児が転倒や転落によって、肘関節（ちゅうかんせつ）の強い痛みを訴えた時は、まずは上腕骨顆上骨折を疑います。

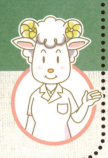

✳ 原因とメカニズム

> 上腕骨顆上骨折は0歳児を含む乳幼児から小学生でみられ、特に多いのは5～10歳です。

> 治療で適切な整復が得られない場合など、骨折部の骨が曲がって癒合すると、内反肘変形が残ることがあります。

> 小児では痛みやしびれを的確に表現できないため、患児の機嫌や表情、言動を注意深く観察します。特に軽症例では何となく肘を痛がっている程度の場合もあり、見逃さないよう注意が必要です。

⇒フォルクマン拘縮
　295ページ
⇒可動域
　317ページ
⇒単純Ｘ線検査
　22ページ

主にブランコやすべり台、鉄棒、跳び箱などからの転倒・転落で、手を突いた時に発生する骨折です。ほとんどは肘関節を伸ばした状態での受傷で、肘を曲げた状態で強打して受傷することは、まれです。

骨折の程度は様々で、痛みや変形のない亀裂骨折から、転位によって変形や強い痛み、可動域制限を伴うケースまであります。骨折のタイプは、転位の状況から4つに分類されます。

神経や血管が損傷されることもあり、これを見逃すとフォルクマン拘縮（こうしゅく）（筋肉の血行障害が起こり、筋肉が阻血性壊死（そけつ）に陥り、手関節や指の変形拘縮をきたす）など、重篤な後遺症が起こります。

診断では、問診で受傷時の状態と症状を把握し、単純Ｘ線検査で骨折の有無を確認します。

◆上腕骨顆上骨折の骨折型分類◆

上腕骨顆／上腕骨／尺骨／橈骨（とうこつ）／矢状面／骨片間の接触あり／骨片間の接触なし

Ⅰ型：転位なし
Ⅱ型：矢状面（平行な面）での前後への屈曲変形
Ⅲ型：中等度の転位で骨片間の接触あり
Ⅳ型：骨片間の接触のない高度転位

✳ 症 状

- 受傷時に肘関節に激しい痛みや腫れを生じ、痛みで肘が動かせない
- 転位がある場合は、肘頭が後ろに突出してみえる

- 受傷から時間が経過すると、肘関節周囲に水疱ができるなど循環障害が現れる
- 神経や血管が損傷されると、手や指にしびれが出て、動かせない

治療法

【保存療法】

　転位がないⅠ型や転位が軽度のⅡ型は、徒手整復操作を行わず、ギプスや副子などで固定します。

　中等度の転位のⅢ型は、徒手整復を行ってギプスなどで固定します。徒手整復が困難な場合や整復位が保持できず固定性の悪い場合、また骨片の転位の強いⅣ型などの場合には、牽引（けんいん）を行うこともあります。

【手術療法】

　骨折部の安定性が悪い場合は、手術を検討します。全身麻酔下で徒手整復後に、経皮的ピンニング（経皮的鋼線刺入固定術）を行います。

　神経断裂や血管損傷が疑われる場合は、早急に手術が必要です。また転位が大きく、直視下でしか整復されないと判断された場合も、手術を検討します。観血的に整復するため、骨折部を開いて整復し、経皮的ピンニングを行います。

> 牽引は長期の臥床や入院が必要で、家族の負担も大きく、最近では敬遠される傾向があります。

> 術後は肘強屈曲位で上腕から手関節まで、ギプスや背側プラスチックシーネ、キャストで固定します。3〜4週間で仮骨の形成が認められれば、鋼線を抜去し、徐々に可動域訓練を行います。

⇒徒手整復
　43ページ
⇒ギプス
　294ページ
⇒牽引
　302ページ

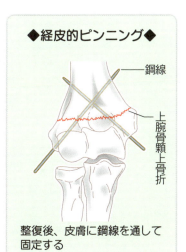

◆経皮的ピンニング◆

鋼線
上腕骨顆上骨折

整復後、皮膚に鋼線を通して固定する

ここポイント！

　骨は**再生が期待できる組織**ですから、自然治癒を損なわないように血管や滑膜を温存し、安定させる必要があります。そのためには**正しい形を保持する治療が重要**です。

　子どもの患者は、突然の受傷や痛みでパニックになっていることが多く、また、病院そのものや処置に対する不安感や恐怖感を強く抱いており、その緊張が治療の妨げになりかねません。**子どもの年齢に応じて、理解できる言葉を選んで**、事前に検査や治療などについて説明して少しでも緊張をほぐしましょう。家族に協力してもらうのも一法です。

　入院となった場合も、積極的に声かけをするとともに、術後の異変などを見逃さないよう十分に観察することが大切です。

橈骨遠位端骨折

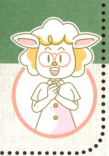

頻度の高い骨折の1つです。全年齢でみられますが、特に脊椎圧迫骨折や大腿骨近位部骨折と同様に、骨粗鬆症を基盤とする骨折として中高年女性に多く発生しています。患肢が利き腕の場合は、特に日常生活に大きく支障をきたします。

✳ 原因とメカニズム

前腕の2本の骨のうちの橈骨が、遠位端(手首)で折れる骨折です。転倒して手の平や手の甲を突いた時に発生します。橈骨以外に、尺骨の先端や手根骨が、同時に折れる場合もあります。

小児では転位の少ない骨折や若木骨折(折れずに曲がっただけの骨折)、青壮年では高エネルギー型粉砕骨折、高齢者では骨粗鬆症による低エネルギー型粉砕骨折が多いなど、いろいろな骨折型をとります。閉経後の中高年女性に多い骨粗鬆症は、骨がもろくなっているため軽い外力で容易に骨折しやすく、複雑な折れ型をするケースが多くみられます。

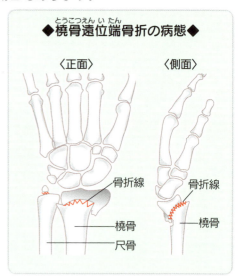

◆橈骨遠位端骨折の病態◆

受傷肢位や骨片の転位方向から、コレス骨折、スミス骨折、バートン骨折、ショーファー骨折(運転手骨折)など様々な名称で呼ばれます。

若年層では作業場などの高い所から転落した時、交通事故などで強い外力がかかった時、スポーツ中の外傷などで生じます。

✳ 症　状

- 手首に強い痛みがあり、短時間で腫れを生じる。少しでも動かすと、痛みが強くなる
- 手の平を突いての骨折では、食器のフォークを伏せて置いたような変形がみられる(フォーク状変形)
- 手に力が入らずブラブラし、反対側の手で支える必要がある
- 橈骨の手の平側を通っている正中神経が、折れた骨や腫れで圧迫され

⇒正中神経
　184 ページ
⇒骨粗鬆症
　214 ページ

ると、母指から薬指半分までに麻痺症状が起き、しびれを生じる
橈骨遠位端骨折の診断では、単純Ｘ線検査で骨折の存在を確認し、CT検査で関節内の骨折線を正確に把握します。

✳ 治療法

> ギプス固定後は患肢挙上が必要です。また、痛みの許す範囲で手指の自動運動を行うよう指導しましょう。

> 術後は指・肘・肩をできるだけ早期から動かすようリハビリを指導します。

⇒単純Ｘ線検査
　22ページ
⇒CT
　24ページ
⇒徒手整復
　43ページ
⇒ギプス固定
　294ページ
⇒MP関節
　XIIページ
⇒正中神経麻痺
　304ページ
⇒手根管症候群
　184ページ
⇒腱断裂
　118ページ

【保存療法】
　骨の粉砕が複雑な場合、著しい腫脹がある場合、神経障害を合併している場合を除いて、受傷後、間もない場合は、まずは徒手整復と外固定を行います。
　局所の浸潤麻酔下または伝達麻酔下で、仰向けの状態で手を指先の方向に引っ張る整復操作を行い、ずれた骨片を元の位置に戻します。徒手整復後、上腕遠位からMP関節（指の付け根の関節）までをギプス固定します。固定は4～6週間程度行います。

【手術療法】
　骨折の転位が整復されない場合や、整復位を保てない場合は、手術を検討します。主な手術として、経皮的ピンニング法、創外固定法、プレート固定法などがあります。
　近年では、早期から手首を動かせ、リハビリが可能なことから、ロッキングプレートを用いた方法が普及しています。

◆橈骨遠位端骨折の手術の種類◆

経皮的ピンニング法
皮膚の外から鋼線を刺入して骨折部を固定する

創外固定法
骨片と中手骨をピンでつなぎ、皮膚の外から牽引装置で固定する

プレート固定法
骨折部を直接開いて骨片を整復してプレート固定する

✳ ここポイント！

　治療は一定期間の固定を必要とするため、関節や筋の萎縮が避けられません。**固定中の等尺運動や固定解除後のリハビリ**を積極的に援助するとともに、**固定中も可能な限り手指など周辺の関節をよく動かし、余分な拘縮をつくらない**よう指導しましょう。
　治療中・治療後に、正中神経麻痺、手根管症候群、腱断裂、尺骨突き上げ症候群（前腕の回旋や手関節の尺屈で尺骨頭部の疼痛や軋音を生じる）などの合併症を生じることがあります。入院中は、**合併症の出現に注意して**、十分に観察を行いましょう。

骨盤骨折

骨盤骨折が発生する頻度は、全骨折中の数％程度と決して多くはありませんが、多発外傷においては約20％に骨盤骨折がみられます。大量出血を起こして、死に至ることもまれではなく、一刻も早い治療が必要です。

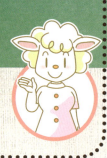

✱ 原因とメカニズム

骨盤骨折の発生は、交通事故が最も多く、その他、高所からの転落や墜落、スポーツ外傷、重量物の下敷きなど、大きな外力が加わった時に起こります。また、高齢者においては、骨粗鬆症によって骨がもろくなり、転倒などの軽微な力で骨盤骨折を生じることがあります。

骨盤骨折には、寛骨臼骨折と骨盤輪骨折があります。寛骨臼骨折は、股関節の関節内で起こる骨折のため、股関節機能を大きく障害します。骨盤輪骨折は、寛骨臼骨折を除いた骨盤骨折で、骨盤輪の断裂を伴うと、大量出血を起こす危険性があります。

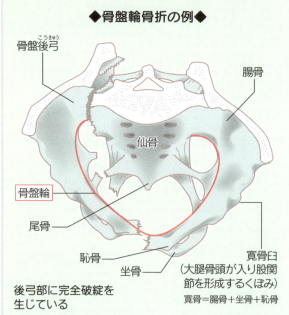

◆骨盤輪骨折の例◆

骨盤後弓／腸骨／仙骨／骨盤輪／尾骨／恥骨／坐骨／寛骨臼（大腿骨頭が入り股関節を形成するくぼみ）
寛骨＝腸骨＋坐骨＋恥骨

後弓部に完全破綻を生じている

> 交通事故や転落などの高エネルギー外傷では、多発外傷を生じやすく、全身に重篤な合併損傷を伴うことが少なくありません。

> 骨盤輪骨折ではショック状態に陥ることが多くあります。ただし、高齢者は寛骨臼骨折でも生じる場合があるので注意が必要です。

⇒骨粗鬆症
　214ページ

✱ 症 状

- 骨折した部位に激痛が起こり、坐位や自力で体を動かすことが不可能となる
- 骨盤が変形し、骨盤の左右非対称や下肢の短縮を生じることがある
- 尿道損傷がある場合には尿道から出血がある。また、直腸損傷による

- 肛門からの出血、腟損傷による腟から出血を生じる
- 大量出血を伴うと、出血性ショックを生じる

治療法

骨盤の形状は非常に複雑なため、骨折状態の正確な把握には、様々な画像検査が必要で、単純Ｘ線検査、CT、血管造影、尿道造影などを行います。ただし、多発外傷のある患者の初期治療の場合は、骨盤前後のＸ線像があれば初期治療に必要な情報を得ることが可能なので、まずは必要最低限の検査を行って、救急救命処置を優先します。

> 大量出血を生じている場合は、大量輸血が必要なため、速やかに輸血の準備をします。

【寛骨臼骨折】

転位がない場合は、介達牽引を２～３週間程度行います。

転位のある場合は、下肢の直達牽引を行い、整復が得られたら牽引を続けながら、徐々に股関節の可動域訓練を行います。受傷後約３か月で全荷重が許可になります。

下肢直達牽引で荷重部の関節面の整復が困難な場合は、手術により関節面の整復と内固定が必要ですが、慎重に検討しなければなりません。

【骨盤輪骨折】

受傷初期で、大量出血を伴う場合には、緊急に止血処置を行います。下肢をシーツなどで縛る、骨盤周囲をペルビッグベルトで締める、創外固定を用いて整復する、などによって骨折部を安定化させることが止血の基本です。さらに、血管造影により動脈の損傷を調べ、損傷があれば、動脈塞栓術が必要になります。

止血処置により全身状態が安定したら、骨折の治療へと移行し、骨折部位や損傷の程度、また転位の程度に応じて治療方法を選択します。保存療法では固定バンドを装着しての荷重歩行訓練、手術療法では経皮的ピンニング法、創外固定法、プレート固定法などが行われます。

⇒単純Ｘ線検査
　22ページ
⇒CT
　24ページ
⇒牽引
　302ページ
⇒血管造影
　28ページ
⇒経皮的ピンニング
　61ページ
⇒深部静脈血栓症
　206ページ

ここポイント！

骨盤輪骨折の急性期治療では、止血処置の効果が得られた後も、深部静脈血栓症や多臓器不全などを併発する危険性があるので、**厳重な全身管理**が必要です。

寛骨臼骨折では、関節面の正確な整復を行い、**早期に関節運動**ができるようにすることが大切です。積極的なリハビリを指導し、自立を促しましょう。

わかってきた 骨折治癒のメカニズム

　近年、骨折の治癒過程に関する研究が注目されています。ながらく、骨の修復は、骨皮質の骨芽細胞による膜性骨化によると考えられてきましたが、軟骨性骨化も関わっていることがわかってきました。

　すなわち、組織レベルにおいても、細胞レベルにおいても発生・成長段階の骨形成の過程が再現されているといえます。これを応用すれば、これまで自家骨の移植以外に決定打がなかった、治癒の遅い骨折、偽関節、骨欠損部の充填などの新たな治療法の可能性が開かれたとして期待されています。

正常な骨折治癒の4段階

1 傷害初期反応

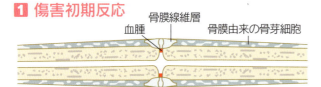

骨折に伴う出血から血腫ができて広がると、接する骨膜や周囲軟部組織で未分化な細胞が増殖する。すると、マクロファージなどが進入し肉芽組織に変化させる。肉芽組織、または肉芽組織を足場にして骨芽細胞や軟骨細胞の前駆細胞が出現する

2 膜性骨化

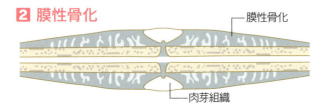

骨折断端に出現した骨芽細胞や、骨皮質にある骨芽細胞から骨基質がつくられる

3 軟骨形成

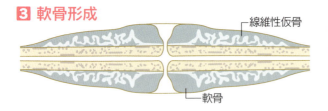

膜性骨化が成熟するにしたがって、肉芽組織にみられる未分化間葉系細胞が分化して軟骨基質を合成。この部分には、成長軟骨板にある軟骨細胞層がみられる

4 軟骨性骨化

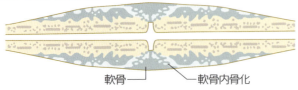

成長軟骨板での骨形成に似た過程で、軟骨からの骨形成が行われる

第3章
脊椎・脊髄疾患とケア

　脊椎は、整形外科において手術件数が最も多い部位です。脊椎の間を脊髄神経が通り、神経根が枝分かれして全身に向かうため、四肢や体幹に運動障害や感覚障害などの障害を引き起こしやすい部位でもあります。また、中高年にたいへん多い腰痛や肩こりは、脊椎に起こる退行性変化（老化）が最も多い原因であることもわかってきています。

脊椎・脊髄と疾患

脊椎・脊髄の疾患は、事故やスポーツ傷害（障害）などによる外傷、退行性疾患、感染、腫瘍など多種多様です。特に近年は退行性疾患が増え、歩行困難などを招いて、QOLの低下や要介護につながるとして注目されています。

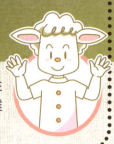

✳ 脊椎・脊髄疾患の種類と特徴

脊椎は、頭側から頸椎、胸椎、腰椎の椎骨が連なり、仙骨、尾骨と続く体幹の支柱です。小さな椎骨が、前方は主に椎間板、後方は椎間関節でつながっていることで、前後屈、側屈、回旋などの運動を行うことができます。

脊椎のもうひとつの大きな役割は、中枢神経である脊髄の保護で、椎骨と椎間関節の間に縦に通る脊柱管には脊髄神経（腰椎部では馬尾神経）が通り、左右31対の神経根が枝分かれし、椎間孔を通り脊柱管の外に出ています。

そのため、脊椎に疾患が起こると、その部位だけでなく、四肢や排泄器官などの感覚や運動といった神経障害に結びつきやすい特徴があります。

荷重負荷が大きく、運動頻度が高い中心骨格であり、椎間板の変性などが早期から始まるため、退行性疾患の頻度が高く、また、外傷、腫瘍、感染と疾患は多岐にわたります。特に四肢などにしびれや麻痺が起こった場合、早期の的確な診断・治療がたいへん重要になります。

> 椎間板は水分を多く含み、弾力性、粘性に優れた組織です。しかし、血管が通っていないため退行変化が始まるのが早く、20歳代からともいわれています。

⇒運動器の機能解剖
　Xページ
⇒脊柱側弯症
　68ページ
⇒腰椎椎間板ヘルニア
　70ページ
⇒頸椎症性脊髄症
　74ページ
⇒腰部脊柱管狭窄症
　76ページ
⇒感染性脊椎炎
　80ページ
⇒後縦靱帯骨化症
　82ページ
⇒腰椎分離症・腰椎分離すべり症
　84ページ
⇒脊髄腫瘍
　86ページ

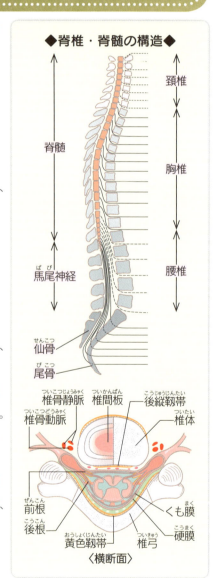

◆脊椎・脊髄の構造◆

◆脊椎・脊髄疾患の主な種類と特徴◆

		特徴	症状
脊椎疾患	脊柱側弯症（せきちゅうそくわんしょう）	脊柱に病的な側方への弯曲が生じ、様々な弊害を引き起こす疾患。原因不明のケースが多い	ほとんど自覚症状がない、腰背部痛、肺活量の低下
	椎間板ヘルニア	椎間板が変性して、髄核が線維輪を飛び出して神経を圧迫。その神経の支配領域に障害が出る	疼痛、しびれ、麻痺、感覚障害など
	頚椎症性脊髄症・神経根症（けいついしょうせいせきずいしょう・しんけいこんしょう）	加齢に伴う椎骨の変化によって起こる頚椎症により脊柱管が狭小化し、脊髄や神経根を圧迫	後頚部痛、頚・肩のこり、四肢の痛みやしびれなど
	腰部脊柱管狭窄症（ようぶせきちゅうかんきょうさくしょう）	椎間板変性、椎間関節の変形、靱帯の肥厚など退行変性により脊柱管が狭小化し、神経を圧迫	腰痛、下肢痛やしびれ、間欠跛行、膀胱直腸障害
	感染性脊椎炎・結核性脊椎炎	黄色ブドウ球菌や結核菌などが脊椎に感染し、感染性の炎症を起こす疾患。早期治療が大切	腰背部痛、発熱、自覚症状が乏しいこともある
	脊柱靱帯骨化症（じんたい）	後縦靱帯、黄色靱帯などが肥厚、骨化し、脊髄や神経根を圧迫し神経障害が起こる。原因不明	頚椎＝頚部痛、上肢のしびれ／胸椎＝下肢の感覚障害
	腰椎分離症	脊椎の成長期（小学校高学年〜中学）に過度な運動などにより関節突起間部に起こる疲労骨折	無症状、運動時痛
	すべり症	腰椎分離症、椎間板や椎間関節の加齢変化、外傷、先天的要因などにより、腰椎が前後にずれる	疼痛、圧迫された神経の支配領域の痛みやしびれ
	椎間板症	加齢などにより椎間板が変性、厚みが減り、椎間可動域が減少した状態。変形性脊椎症の原因	同じ姿勢の長時間保持、動きはじめなどの疼痛
	変形性脊椎症	加齢により椎間板、椎体・椎間関節、靱帯などが変性し、椎骨間に不安定性や弯曲異常が発生	疼痛、運動開始時痛、脊柱管狭窄症の原因のひとつ
	腰椎変性後弯・側弯症（こうわん・そくわんしょう）	腰椎の変性が原因となって立位バランスが変化し後弯や側弯を発症。生活習慣や職業も誘引に	腰痛、下肢痛、歩行時の腰曲がり、仰臥位困難
	二分脊椎（にぶん）	先天的に脊椎に癒合が行われない部分があり、脊髄が形成不全となり神経障害を生じる疾患	排尿・排便障害、下肢の麻痺、感覚の欠如など
	脊椎腫瘍（せきついしゅよう）	椎骨に発生した腫瘍。多くは転移性で、増大すると椎骨破壊や脊髄、馬尾、血管の圧迫が起こる	疼痛、安静時痛、麻痺など
	頚椎捻挫（けいついねんざ）	頚椎に過度の運動が強制された時に生じる軟部組織の損傷。スポーツ、事故での受傷が多い	頚部痛、圧痛、可動域制限、頭痛、めまいなど
脊髄疾患	脊髄腫瘍（せきずいしゅよう）	脊柱管内に発生した腫瘍。原発性と転移性、良性と悪性がある。脊髄や馬尾神経を圧迫する	神経の支配領域の疼痛、麻痺、感覚障害など
	脊髄血管病変	硬膜外やくも膜下出血などの出血性疾患と、動静脈奇形などで梗塞が起こる虚血性疾患がある	四肢の筋力低下、感覚障害、膀胱直腸障害など
	脊髄空洞症（せきずいくうどうしょう）	脊髄実質に脊髄液が貯留して空洞ができた状態。Chiari 奇形、脊髄損傷、くも膜炎などによる	上肢の脱力、前胸部の痛み、感覚異常、筋萎縮など
	脊髄くも膜囊腫（のうしゅ）	硬膜内外、椎間板、神経根などに発生する囊腫。先天性と、外傷、腫瘍、炎症後の発生がある	自発痛、咳やくしゃみで増強、下肢の感覚異常や麻痺
	脊髄係留症候群	脊髄の先天性発生異常。脊髄が正常より末梢に引き延ばされて位置するため、過緊張が起こる	腰下肢痛、排尿障害、腰仙部皮膚異常、脊柱変形など
	脊髄ヘルニア	脊髄が正常な位置から、くも膜下腔へ飛び出し締めつけられることで麻痺を引き起こす疾患	運動障害、感覚麻痺など
	脊髄炎	ウイルスや細菌の感染による感染性、感染後性、脱髄性、免疫関連性などの非感染性がある	発熱、倦怠感、皮疹、筋力低下、感覚障害など

第3章 脊椎・脊髄疾患とケア

✽ 脊椎の観察

まず、姿勢や歩容をよく観察します。姿勢においては、左右のバランス、側弯や前・後弯はないかなどがポイントになります。静止姿勢だけでなく、動いた時にそれがどう変わるかもよく観察しましょう。

歩容においては、跛行の状態、膝が伸びたまま歩いていないか、足部を引きずっていないかなどに注目します。脊椎・脊髄疾患は、しびれや麻痺などの神経症状を生じるものが少なくありません。特に、しびれや麻痺が起こった場合、早期に手術を行わないと症状が残ってしまう可能性が高くなります。四肢などの神経症状だけでなく、膀胱直腸障害（尿の回数や量、残尿感、失禁、便秘、失便など）についても必ず確認します。

> 基本的に、片側性の麻痺は神経根の障害、両側性や膀胱直腸障害は脊髄や馬尾神経の障害と考えられます。

【頚椎の観察】

問診の間など、患者が手で頭や顎を支えていれば、頚椎の不安定性による痛みが推測されます。頚椎疾患の診断においては、頚椎部から上肢、肩甲帯に及ぶ痛み、上肢のしびれ、手指の巧緻、運動障害などがポイントになります。また、上肢の筋萎縮、とくに骨間筋や母指球筋の萎縮などを観察することも大切です。

【胸椎の観察】

前方から漏斗胸、鳩胸などの胸郭の様子、側方から平背、円背などの不良姿勢、後方から側弯や肩甲骨の左右差などを観察します。棘突起を軽く叩いたり押したりして痛みが誘発されれば、その部位の外傷や炎症性疾患、腫瘍性疾患が疑われます。

胸椎は胸郭で固定されているため、可動域が小さく安定した部位です。頚椎や腰椎に比べ変性疾患は少ないのですが、ひとたび発症すると、脊柱管が狭いため、重篤な神経症状が起こりやすいので注意が必要です。

【腰椎の観察】

姿勢や歩容の観察が重要です。腰痛と下肢痛の合併はあるか、片側性か両側性かも確認のポイント。体位や姿勢を変えた時の症状の変化を観察すると、疾患の部位が想定できます。脊柱管狭窄症では、背筋を伸ばすと痛みが強まり、前かがみの姿勢で楽になります。反対に椎間板ヘルニアでは、前かがみの姿勢になると痛みが強まります。

側弯がみられても、横になった時に腰痛とともに消失するようなら、機能性側弯と考えられます。後方から棘突起を観察し、階段状の変形が認められれば、腰椎分離すべり症が疑われます。

⇒問診から診断までの流れ
　10 ページ
⇒跛行
　13 ページ
⇒脊柱側弯症
　68 ページ
⇒頚椎症性脊髄症
　74 ページ
⇒腰部脊柱管狭窄症
　76 ページ
⇒腰椎椎間板ヘルニア
　70 ページ
⇒腰椎分離すべり症
　84 ページ

◆脊椎・脊髄の徒手テスト◆

―頚椎の神経根症状を調べる検査―

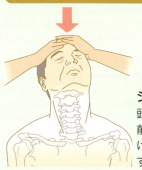

ジャクソンテスト
頭部を背屈させた状態で、前額部に下方の圧力をかけ、上肢の放散痛を誘発する

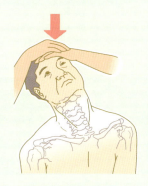

スパーリングテスト
頭部を後屈および側屈させた状態で、頭頂部に下方の圧力をかけ、上肢の疼痛を誘発する

―腰椎の神経根症状を調べる検査―

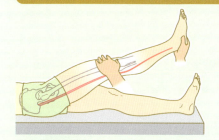

下肢伸展挙上（SLR）テスト
仰臥位で膝を伸ばしたまま患側下肢を挙上し、患側殿部から下肢後面の放散痛を誘発する。椎間板ヘルニアの代表的テスト

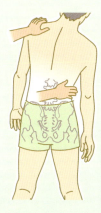

ケンプサイン
患側の脇線と反対側の肩に手を当て、体幹を患側に後側屈させ、患側殿部から下肢後面の放散痛を誘発する

―腱反射―

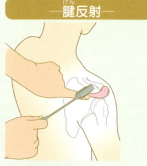

肩甲上腕反射
肩甲棘中央部または肩峰を軽く叩く。肩甲骨の挙上や肩関節の外転を認めた場合、上位頚髄の延髄・脊髄障害の可能性

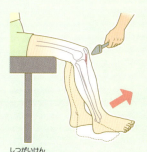

膝蓋腱反射
膝蓋骨のやや下方、膝蓋腱を軽く叩く。正常では膝関節が伸展するが、脊髄や末梢神経に病変があると減弱する

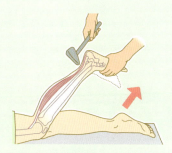

アキレス腱反射
足関節を軽く背屈させた状態でアキレス腱を軽く叩く。正常では足関節が底屈するが、脊髄や末梢神経に病変があると減弱する

脊柱側弯症（せきちゅうそくわんしょう）

脊柱側弯症の多くは、原因不明の特発性側弯（とくはつせいそくわん）で、脊柱側弯症全体の約70%を占めています。学校健診において成長期の女児に多く発見されます。多感な時期の子どもの治療のため、心理的な影響への配慮も必要です。

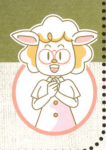

✽ 原因とメカニズム

側弯症とは、正面から見たときに脊柱が左右に曲がっている状態で、さらに椎体のねじれを伴う場合があります。側弯症は、大きく機能性側弯と構築性側弯の2つに分けられます。

機能性側弯は悪い姿勢や脚長差、腰椎椎間板ヘルニアなどの痛みから生じるもので、椎体自体の変形は伴わず、原因を除去することで軽減できる側弯症です。

主に治療の対象となるのは構築性側弯で、脊柱の側方への弯曲に椎体のねじれを伴った変形が認められます。構築性側弯は大きく3つに分類され、特発性側弯症（成長期に発症し、女児に多い）、先天性側弯症（椎骨の先天的形態異常により弯曲が生じる）、症候性側弯症（しょうこうせい）（他の基礎疾患があり、その影響を受けて生じる）があります。

⇒腰椎椎間板ヘルニア 70ページ
⇒単純X線 22ページ

✽ 症　状

- 背中の片側が隆起している
- 肩の高さに左右差がある
- 腰のくびれが左右非対称である
- 肺活量の低下など呼吸器症状を生じる

✽ 検査・診断

視診では前屈テストで背部の肋骨の隆起の大きさを評価します。画像診断では、単純X線の撮影を行い、写真上で側弯や後弯の程度をコブ角に表して評価します。

CTで変形を三次元的に評価したり、必要に応じてMRIを行ったりします。

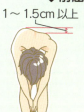

◆前屈テスト◆
1〜1.5cm以上　屈曲した時の肋骨隆起の左右差を測定。1〜1.5cm以上あれば、側弯症を疑う

⇒身体所見
　12ページへ

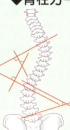

◆脊柱カーブの測定方法◆
弯曲の上下端で、最も傾いた椎体の上縁と下縁の線のなす角度をコブ角という。側弯の程度はコブ角で表し、角度が大きいほど弯曲が大きい

治療法

【保存療法】
　成長期でコブ角が20度未満の場合は、定期的な経過観察を行います。成長期でコブ角が25〜30度を超え、進行性の場合は、アンダーアーム装具やミルウォーキー装具を装着する装具療法で、脊柱がねじれて変形するのを予防します。原則として成長期の間は装着を継続します。ただし45度を超えると、装具の装着による効果は減ってきます。

【手術療法】
　側弯度が高く、心肺機能にも影響がある場合などは、手術が適用となります。成長終了前でコブ角が45〜50度以上が目安で、手術によって脊柱弯曲の矯正と進行を防ぐことを目指します。手術は、脊椎にスクリューなどを取り付けて矯正固定する脊柱インストゥルメンテーション手術が主流となっています。

> 装具は原則として入浴と体育の時間を除いて1日中装着します。

> 手術方法は患者さんの症状や成長段階などに応じて、慎重に選択されます。

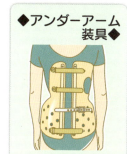

◆アンダーアーム装具◆

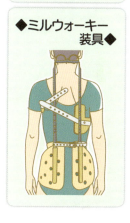

◆ミルウォーキー装具◆

ここポイント！

　装具療法は患者さん本人と家族の、**十分な理解と自発的な取り組み**が大変重要です。まず、十分なインフォームド・コンセントを行いましょう。そのうえで装具の装着方法や注意点などを指導していきます。
　また、患者さんは多感な時期の女児が多く、特に側弯度が大きいほど対人関係に消極的になるなどの影響も出てきます。**患児に対する精神的ケア**を十分に考慮し、治療をサポートしていきましょう。
　また、術後は、疼痛管理、呼吸管理などが必要です。

腰椎椎間板ヘルニア

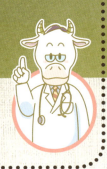

働きざかりの20〜40代の男性に多くみられる疾患です。近年、ヘルニアが自然に縮小・吸収されるケースも多いことがわかり、手術は減る傾向にあります。患者さんのライフスタイルに応じた治療法の選択が可能になっています。

✻ 原因とメカニズム

椎間板ヘルニアは、加齢変性で弱くなった椎間板に圧力が加わり、**髄核が線維輪から飛び出し、神経根を圧迫して腰痛や下肢痛を引き起こす**疾患です。この飛び出した髄核がヘルニアです。ヘルニアの50〜60％は、3〜6か月で自然縮小・吸収されます。

発症が多い部位は、**第4腰椎と第5腰椎間、第5腰椎と仙椎間**の椎間板です。髄核の脱出形式によって、4つのタイプに分類されます。

椎間板ヘルニアの原因としては、**加齢、労働やスポーツなどによる外力、喫煙**などの環境因子の関与があげられます。また、近年では**遺伝的要因**により、同一家系内に発症しやすいことも指摘されています。

> 椎間板ヘルニアは突出した部位により分類され、腰椎以外に頚椎と胸椎でも起こります。

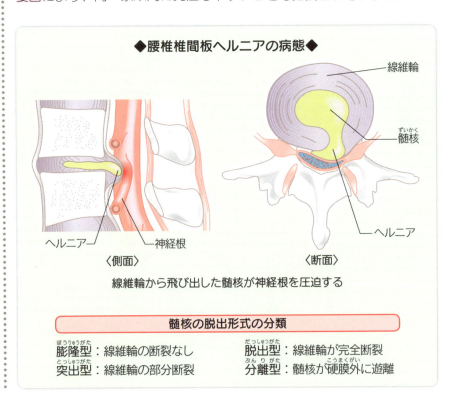

◆腰椎椎間板ヘルニアの病態◆

線維輪から飛び出した髄核が神経根を圧迫する

髄核の脱出形式の分類
膨隆型：線維輪の断裂なし
突出型：線維輪の部分断裂
脱出型：線維輪が完全断裂
分離型：髄核が硬膜外に遊離

✲ 症　状

　基本的な症状は、腰痛と坐骨神経痛です。ヘルニアの影響が馬尾神経に及ぶと、両下肢の麻痺や運動障害、膀胱直腸障害が起こります。その場合には緊急に手術が必要で、手術が遅れると障害が残る可能性があります。

【疼痛】

　腰痛や片側の下肢に痛みやしびれが放散する坐骨神経痛が現れます。痛みは前かがみの姿勢や物を持った時に強まります。くしゃみや咳で下肢痛が強くなることもあります（デジェリーヌ徴候）。通常は体動時に痛みがでることが多いのですが、安静時痛が起こることもあります。

【疼痛性側弯】

　手を腰に当て、かばうように歩いたり、上体をかがめ片側の膝を曲げて歩いたりなど、痛みを避けるために姿勢が左右どちらかに傾きます。

【麻痺・運動障害】

　下肢の麻痺や脱力感が現れます。徴候としては、足首があがりにくくなるため、ちょっとした段差につまずきやすくなったり、スリッパが脱げやすくなったりするなどです。

【膀胱直腸障害】

　馬尾神経が圧迫されると、頻尿、残尿感、尿漏れ、便秘などを生じることがあります。症状がひどくなると失禁や尿閉（自力で排尿ができなくなる）をきたすこともあります。

⇒馬尾神経
　IXページ
⇒問診
　8、10ページ
⇒徒手テスト
　67ページ
⇒脊髄造影検査
　29ページ
⇒神経根造影検査
　30ページ

　急激に発症する場合と、ゆるやかに発症する場合があります。急激な発症では初期に強烈な腰痛が現れ、動けなくなります。腰痛が治まると下肢痛やしびれが主症状となります。

◆下肢への影響◆

坐骨神経

この範囲に痛みやしびれが起こる

しびれが出やすい部位

✲ 検査・診断

　問診で腰痛、下肢痛、しびれの有無など症状を把握します。徒手テストで腰椎椎間板ヘルニアの疑いがみられるかどうかを確認します。

　画像検査では、MRIがヘルニアの抽出に優れており、必要に応じて単純X線、CT、脊髄造影検査、神経根造影検査などを行います。

✳ 保存療法

発症から3か月を目安に保存療法で腰痛や坐骨神経痛の軽減を目指します。痛みが激しい急性期には、痛みが出にくい姿勢で安静にし、疼痛軽減には薬物療法やブロック療法を行います。さらに、急性期症状が軽減したら、運動療法を開始します。

【日常生活指導】
- 疼痛の程度に合わせた活動制限を行う
- 腰への負担を避けるため、前屈や中腰での作業、長時間のイスに座った姿勢は控える
- ヒール、つっかけ、スリッパはやめ、安定性のいい履きものを選ぶ

【薬物療法】
腰痛や坐骨神経痛などの症状によって、非ステロイド性消炎鎮痛薬、アセトアミノフェン、筋弛緩薬、ビタミンB_{12}製剤、神経障害性疼痛治療薬などを組み合わせて使用します。

【ブロック療法】
痛みが激しい場合や薬物療法の効果が十分でないときに、硬膜外ブロックや神経根ブロックを行います。特に発症1週間から6か月程度までの腰や下肢の強い痛みに有効です。

【装具療法】
痛みが強い急性期にはコルセットで体幹を固定し、痛みが強まる姿勢を制限します。

【運動療法】
背骨のまわりの筋肉など

> 日常生活指導は、患者さんの年齢や職業、ライフスタイルに配慮して、個々の患者さんに合わせて行いましょう。

> 『腰痛診療ガイドライン2012』で、アセトアミノフェンも急性・慢性腰痛の第1選択薬として推奨され、使用が広まっています。非ステロイド性消炎鎮痛薬より若干効果は弱いものの、通常量では重篤な副作用は少ないとされています。

> 運動療法は継続することが大切です。痛いところをかばって動かないでいると、筋力低下のもと！ 毎日、少しずつ無理のない範囲で続けるように指導します。

⇒薬物療法
　308ページ
⇒ブロック療法
　314ページ
⇒装具
　298ページ

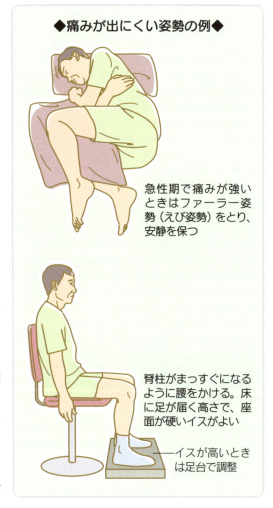

◆痛みが出にくい姿勢の例◆

急性期で痛みが強いときはファーラー姿勢（えび姿勢）をとり、安静を保つ

脊柱がまっすぐになるように腰をかける。床に足が届く高さで、座面が硬いイスがよい

イスが高いときは足台で調整

を柔軟にするためストレッチングを行います。あわせて、筋力トレーニングを行い、背筋・腹筋・腸腰筋（ちょうようきん）など腰を支える筋肉を強化します。

【物理療法】
　血行を改善し、筋肉の緊張をやわらげて痛みを軽減するホットパックなどの温熱療法、超音波などがあります。

✲ 手術療法

　　　　膀胱直腸障害が起こった場合は、日本整形外科学会では48時間以内の緊急手術をすすめています。また、両下肢の麻痺（まひ）や運動障害が起こった場合も早めに手術をする必要があります。保存療法を3か月行っても症状が改善しない場合や、腰痛や坐骨神経痛により仕事や生活の支障が大きい場合は、患者の希望に合わせて手術を検討します。
　一般的な手術は後方ヘルニア摘出術（てきしゅつじゅつ）で、近年では切開が小さくて済む内（ない）視鏡下や顕微鏡下（しきょうか　けんびきょうか）の手術が増えています。他には経皮的髄核摘出術（けいひてきずいかくてきしゅつじゅつ）やレーザー治療なども行われています。

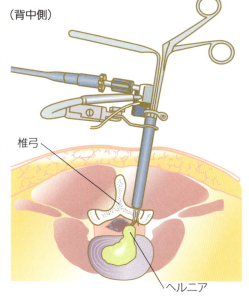

◆内視鏡下後方ヘルニア摘出術◆

（背中側）

椎弓
ヘルニア

内視鏡を椎弓の隙間より挿入し、ヘルニアを摘出する

　働き盛りの年齢での発症が多いため、保存療法で治癒可能な場合でも、長期の通院や、症状が仕事に差し支えるなどの理由で手術を希望するケースも多いのが実情です。

ここポイント！

　手術をした同じ椎間板からの再発率は3〜14%という研究データがあります。**日常生活で、腰への負担を避けるための動作や、腹筋・背筋などを鍛える運動を習慣づけることが大切**です。「重い物は持たない」「物を持つときは、一方向に負担がかからないように両側でバランスよく持つ」など、日常で頻度の多い動作についてアドバイスしましょう。

第3章　脊椎・脊髄疾患とケア

腰椎椎間板ヘルニア

頚椎症性脊髄症

高齢社会に伴い増加している疾患です。50歳以降の中高年に多く、男性に多い傾向があります。比較的若年であれば軽度の症状を自覚できますが、高齢者では自覚症状に乏しく、発見が遅れる場合があります。

✳ 原因とメカニズム

加齢に伴う椎骨の変形によって引き起こされる疾患を頚椎症といい、頚椎症性脊髄症は、頚椎症が原因となって脊髄神経が圧迫される疾患です。骨棘の形成や靭帯の肥厚、椎間板の隆起などによって脊柱管が狭くなり、脊髄神経が圧迫されて上肢や下肢にしびれや痛みが発生します。

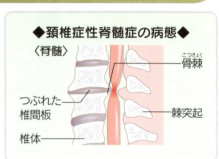

◆頚椎症性脊髄症の病態◆

一般的に発症後は緩やかに悪化の経過をたどっていきます。頚椎症性脊髄症の発症には、脊柱管前後径が関わっており、日本人の平均値より小さい13mm前後での発症が多くみられます。神経根が圧迫される場合には、頚椎症性神経根症とよばれ、合併する場合もあります。

> 日本人は脊柱管の前後径が欧米人と比べると小さく、「脊髄症」が起こりやすい傾向があります。

✳ 症 状

- 後頚部の痛み、頚・肩のこり、運動制限が現れる
- 上肢や下肢にしびれや痛みが出る（両側に出ることが多い）
- 箸が使いづらくなる、ボタンが掛けづらい、硬貨がつまめない、文字が汚くなるなど、手指の細かい動きが困難になる（巧緻運動障害）
- 下肢が上がらず、膝を伸ばしたまま、引きずるようなぎこちない歩き方になる。階段の上り下りが困難になったり、段差につまずきやすくなったりする（痙性歩行）
- 頻尿や残尿感、尿が出にくい、尿が出るとき勢いがなくなる、便秘などが起こる（膀胱直腸障害）

神経所見が最も重要で、「日本整形外科学会 頚髄症治療成績判定基準（JOAスコア）」を用いて、機能障害を評価します。

⇒神経学的テスト
　20ページ
⇒徒手テスト
　67ページ

治療法

【保存療法】

　重度の巧緻運動障害や痙性歩行、膀胱直腸障害がある場合を除いて、保存療法をまず行います。急性期には安静を保ち、痛みがやわらいだら、装具療法により頚椎カラーを装着します。必要に応じて、入浴やホットパックなどの温熱療法によって頚椎部を温めます。痛みがある場合には薬物療法を行い、消炎鎮痛薬、アセトアミノフェン、ビタミンB_{12}製剤、神経障害性疼痛治療薬などを服用。神経根障害にはブロック療法も有効です。急性期では牽引療法が有効な場合があり、頚椎の持続介達牽引を行います。

【手術療法】

　保存療法で改善されない場合や、症状が進行し、巧緻運動障害や痙性歩行、排泄障害が重度で、日常生活に著しく支障が起こる場合は手術を検討します。手術の目的は神経の圧迫を取り去ることで、前方除圧固定術と、後方から行う脊柱管拡大術（椎弓形成術）に大きく分けられます。脊柱管拡大術には、椎弓を片側で切離する片開き式や、椎弓を左右に開く両開き式（棘突起縦割式）などがあります。

◆**頚椎症性脊髄症の手術の種類と適応**◆

前方除圧固定術

方　法	前方より椎間板と骨棘を除去し、移植骨によって椎体間を固定
対　象	圧迫部位が1～2椎間で、脊柱管が広い場合
特　徴	脊髄圧迫因子を直接除去できる根治手術である

　　　移植骨の脱転や偽関節などの合併症の危険がある

脊椎管拡大術

方　法	狭小化した脊柱管を拡大し脊髄の除圧を行う
対　象	多椎間障害（3椎間以上）や発育性脊柱管狭窄を伴う例
特　徴	脊柱後方支持要素の温存が可能で、合併症も少ない

　　　術後に頚部痛を生じやすい

- 頚椎カラーの適切な装着方法と圧迫による発赤やムレの予防方法を指導します。
- 牽引の方法によっては症状が悪化することもあるため、注意が必要です。

⇒頚椎カラー
　299ページ
⇒薬物療法
　308ページ
⇒ブロック療法
　314ページ
⇒牽引療法
　302ページ
⇒痙性歩行
　13ページ

ここポイント！

　日常生活で過度な安静は必要ありませんが、**首を後ろに反らせる姿勢**は、脊柱管が狭くなり、症状を悪化させる恐れがあります。できるだけ避けるよう指導しましょう。

　カラー装着は、**頚椎の回旋や前・後屈が加わらないために大切な治療です**。頚椎カラー装着の必要性を十分に説明し、医師の指示が出るまでは、**自己判断で外さない**よう指導しましょう。

腰部脊柱管狭窄症

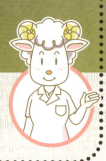

50歳代以降から徐々に増え、中高年の腰痛や下肢痛の原因の多くを占める退行疾患。高齢社会を反映し、患者数は増加の一途。痛みやしびれでADLが低下し、さらに退行が進む悪循環が生まれやすいので、早期診断・治療が大切です。

✻ 原因とメカニズム ✻

加齢に伴い椎間板の変性、椎間関節の変形、黄色靱帯の肥厚などが起こり、脊柱管や椎間孔が狭小化し、神経組織（神経根、馬尾神経）を圧迫することによって生じます。坐骨神経につながる神経根が圧迫される場合と、内臓や下肢に通じる末梢神経の束である馬尾神経が圧迫される場合、また両方が混在する場合があり、現れる症状が異なります。

「腰部脊柱管狭窄症診療ガイドライン 2011」（日本整形外科学会・日本脊椎脊髄病学会）では、腰部脊柱管狭窄症の診断基準（案）として

❶殿部から下肢の疼痛やしびれを有する

❷殿部から下肢の疼痛やしびれは立位や歩行の持続によって出現あるいは増悪し、前屈や坐位保持で軽快する

❸歩行で増悪する腰痛は単独であれば除外する

❹MRIなどの画像で脊柱管あるいは椎間孔の変性狭窄状態が確認され、臨床所見を説明できる

の4項目をすべて満たすことを提唱しています。

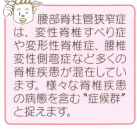

腰部脊柱管狭窄症は、変性脊椎すべり症や変形性脊椎症、腰椎変性側弯症など多くの脊椎疾患が混在しています。様々な脊椎疾患の病態を含む"症候群"と捉えます。

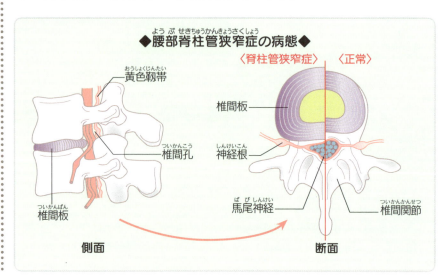

◆腰部脊柱管狭窄症の病態◆

✳ 症 状

神経根症状は下肢痛が主で、左右どちらか片側に現れることが多くみられます。馬尾症状は殿部や両下肢の広い範囲に様々な症状が出現するのが特徴です。

【疼痛・しびれ】
- 慢性的な腰痛があるが、軽微なことが多い。背筋を伸ばす、背中を反らすなどで痛みが強まる
- 神経根症状では、左右どちらかに坐骨神経痛（腰から下肢に痛みが走る）や下肢のしびれなどが現れる
- 馬尾症状では、両下肢にしびれ、麻痺、脱力感などが現れる

【間欠跛行】
歩くと両下肢に疼痛やしびれが現れ、前かがみで休むと症状が軽減する。再び歩き出すと、疼痛やしびれが現れて歩行が困難になる。これを繰り返す歩行障害。前屈によって脊柱管が拡大するため「自転車ならいくらでも乗れる」といった表現で症状を訴えることや、押し車を押して歩行すると歩行距離が伸びる傾向があります。

【膀胱直腸障害】
馬尾症状では、頻尿や残尿感、便秘などが現れることがあります。

【その他】
馬尾症状では、会陰部に灼熱感（ほてり）、異常な勃起などの感覚障害が起こることがあります。

> 神経根症状と馬尾症状の両方が混在する場合もあります。

> 痛みやしびれによって、どの程度ADL障害が生じているか把握することが大切です。

✳ 検査・診断

問診で患者の自覚症状を把握し、身体所見では脊柱所見、神経学的所見、歩行負荷、立位負荷を診察します。日本脊椎脊髄病学会などによる「腰部脊柱管狭窄診断サポートツール」は、患者のスクリーニングに有用で、合計7点以上なら狭窄の可能性が高くなり

⇒間欠跛行 13ページ
⇒問診 10ページ

◆腰部脊柱管狭窄診断サポートツール◆

	評価項目	判定（スコア）	
病歴	年齢	60歳未満（0）	
		60〜70歳（1）	
		71歳以上（2）	
	糖尿病の既往	あり（0）	なし（1）
問診	間欠跛行	あり（3）	なし（0）
	立位で下肢症状が悪化	あり（2）	なし（0）
	前屈で下肢症状が軽快	あり（3）	なし（0）
身体所見	前屈による症状出現	あり（−1）	なし（0）
	後屈による症状出現	あり（1）	なし（0）
	ABI 0.9	以上（3）	未満（0）
	ATR 低下・消失	あり（1）	正常（0）
	SLRテスト	陽性（−2）	陰性（0）

第3章 脊椎・脊髄疾患とケア

腰部脊柱管狭窄症

ます。

　画像検査では、MRIが多く用いられ、脊柱管狭窄の状態を確認できます。必要に応じてCT、脊髄造影などを行います。

　閉塞性動脈硬化症による血管性間欠跛行は、本疾患と共通点があり、好発年齢が重なるため、鑑別が必要です。

⇒ CT
　24ページ
⇒ MRI
　25ページ
⇒脊髄造影
　29ページ

◆ MRI像 ◆
正常　　　腰部脊柱管狭窄症

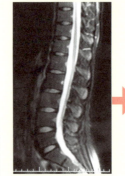
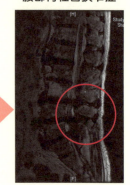

保存療法

　初期治療は保存治療が原則です。軽度から中等度の腰部脊柱管狭窄症では、保存療法が有効な場合が多く、特に神経根症状は症状の軽減が期待できます。疼痛やしびれを引き起こさないための日常生活指導、運動療法・理学療法、装具療法、薬物療法、神経ブロック療法などを症状に応じて組み合わせて行います。

【日常生活指導】
- 長時間の立位・歩行・同じ姿勢を避ける
- 背中を反らせる、重い物を持つ、急に腰をひねるなどの動作も症状を悪化させるので控える
- 安静にしすぎると、筋肉が弱くなり、症状を悪化させるので、つらくない範囲で体を動かす
- 杖やカート（シルバーカー、ショッピングカー）などの歩行補助具を利用し、前かがみの姿勢を保って歩くと症状が出にくくなる
- 腰を冷やさない

【運動療法・理学療法】
　徒手理学療法、ストレッチ、体重負荷のかからないトレッドミル（ランニングマシン）歩行訓練の組み合わせが、腰殿部痛や下肢痛の緩和に有効です。

【装具療法】
　コルセットの装着によって、腰が反らないように姿勢を安定できるので、疼痛を軽減し、歩行距離を延ばすのに有用です。ただし、長時間の

保存療法による症状の改善を図るためには、患者さんの活動性を高めることも大切です。

日常生活指導では、患者さんの年齢やライフスタイルに応じて、疼痛をやわらげるための工夫を指導しましょう。パンフレットによる指導も有効です。

コルセットを使用する患者さんには、正しい装着方法や装着時間、皮膚トラブルを避けるためのスキンケアを指導します。

使用は、筋力が低下する弊害もあるので注意が必要。

【薬物療法】

痛みやしびれ、間欠跛行の緩和に非ステロイド性消炎鎮痛薬、アセトアミノフェン、筋弛緩薬、ビタミンB_{12}製剤などが用いられます。経口プロスタグランジンE_1製剤であるリマプロストの投与は、両下肢のしびれや間欠跛行を伴う馬尾症状の軽減に有用です。

【ブロック療法】

主に神経根性の疼痛や間欠跛行の改善に神経根ブロックや硬膜外ブロックが用いられます。

⇒歩行補助具 306ページ
⇒装具療法 298ページ
⇒薬物療法 308ページ
⇒ブロック療法 314ページ
⇒間欠跛行 13ページ

手術療法

手術の適応は患者さんの活動性にも考慮が必要です。患者さんが望むQOLやADLが維持できていない場合、患者さんが希望すれば手術が検討されます。

保存療法で効果が得られず、日常生活に支障をきたしている場合は、手術を考慮します。特に馬尾症状は進行しやすく、保存療法が無効な場合が多いため、手術がすすめられます。一般的に間欠跛行で歩行困難な場合や、膀胱直腸障害で麻痺が生じている場合には、手術が望まれます。

手術は主に椎弓切除術が行われ、椎骨にずれ・すべりが生じている場合は、脊椎固定術を併用することも多くあります。

◆腰部脊柱管狭窄症の手術の種類と適応◆

椎弓切除術
方法	椎弓の一部を切除し、神経の圧迫を解除する
対象	腰椎の不安定性がない場合
特徴	術後のQOLは比較的良好である

手術の侵襲度は症状などによって異なる

脊椎固定術
方法	原因となっている椎体を固定する
対象	変性脊椎すべり症を合併の場合、椎弓切除術に併用する
特徴	椎弓切除術に併用することで良好な経過が望める

術後、1〜3か月間、硬性コルセットの装着が必要

ここポイント！

保存療法によって軽快するものの、再発するケースが多くみられます。そのため、治療が長期にわたることを患者さんに十分に理解してもらうことが大切です。

痛みやしびれなど、症状が強いときには安静が必要です。ただし、過度の安静は、循環機能や呼吸機能の低下、関節が動きにくくなる、筋力低下などの二次的弊害を引き起こします。**過度の安静は避け、疼痛対策を積極的に行いながら、活動性を維持**するよう指導しましょう。

感染性脊椎炎

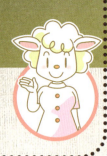

感染性脊椎炎には、化膿性脊椎炎と結核性脊椎炎があります。初期治療が遅れると重症化するため、早期発見が大切です。高齢社会に伴い、高齢者の患者が増加傾向にあり、注意が必要な疾患です。

❋ 原因とメカニズム

化膿性脊椎炎は、黄色ブドウ球菌などの細菌が脊椎に感染して発症します。健康な人は黄色ブドウ球菌のような、ごくありふれた細菌に感染することはまれですが、高齢者や糖尿病患者など易感染宿主（コンプロマイズド・ホスト）では、抵抗力が低下しているため、体の別の場所に感染した菌が血流で脊椎に運ばれることによって起こります。発症部位で多いのは腰椎、頚椎、胸椎です。

結核性脊椎炎は、肺などに感染した結核菌が二次的に脊椎に移行して発症。かつて肺結核に罹患した人が高齢になり、抵抗力の低下によって発症するケースが増えています。発症部位は胸椎、腰椎が多く、頚椎はまれです。

> 結核性脊椎炎は、以前は「脊椎カリエス」と呼ばれていました。
> 結核性脊椎炎は二類感染症のため、診断の確定後、直ちに保健所に届け出る義務があります。

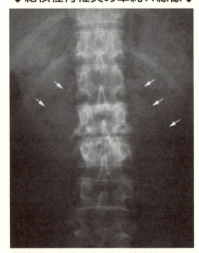

◆結核性脊椎炎の単純X線像◆

結核菌に侵された部分が破壊されている

❋ 症　状

化膿性脊椎炎

症状に応じて急性型、亜急性型、潜行型（慢性型）の3つに分類され、進行すると脊髄麻痺が起こります。

急性型　高熱が出て、腰や背中に激しい痛みが起こり、安静時にも痛みが持続

亜急性型　37度程度の微熱で発症し、腰や背中に痛みが出る

> 血液検査などで原因菌の感染を調べ、画像検査で病巣の状態や神経の圧迫を確認します。

潜行型（慢性型）　発熱がなく、腰や背中に痛みが出る

> 結核性脊椎炎

　微熱や倦怠感、食欲不振、体重の減少、腰や背中の痛みなどが起こりますが、自覚症状に乏しい場合もあります。進行すると、亀背（後弯変形）、腫瘍形成、脊髄麻痺が起こります。

✽ 治療法

> 化膿性脊椎炎

【保存療法】
　安静と適切な抗生剤の点滴治療を行います。抗生剤は症状に応じて4週間程度投与。症状の改善がみられれば、コルセットで固定する装具療法を行い、離床をすすめます。

【手術療法】
　保存療法が原則ですが、保存療法で沈静化が得られない場合や脊椎の骨破壊が著しく不安定性が生じている場合、麻痺が起きている場合などには、手術を検討します。手術は病巣掻爬や骨移植などが行われます。

> 結核性脊椎炎

【保存療法】
　抗結核剤による薬物療法と安静が基本です。症状に応じて、通常6か月間投与します。また、装具療法でコルセットによる固定を行い、局所の安静を保ちます。骨癒合が確認される3〜6か月間が目安です。

【手術療法】
　保存療法が無効な場合や脊椎の骨破壊が進行している場合、麻痺が生じている場合などには手術を検討します。手術は病巣掻爬や前方固定術などが行われます。

> コルセットで固定した患部は、装具のずれやスキンケアに注意しましょう。

⇒亀背
　12ページ
⇒装具療法
　298ページ

ここポイント！

　激痛が特徴的な疾患ですから、**痛みや、痛みに伴う苦痛を緩和するための配慮**が大切です。
　炎症の程度や脊椎の骨破壊の程度によって、治療期間が長期間にわたる場合もあり、重症の場合は長期の臥床が必要です。
　長期臥床のケアのポイントは
❶褥瘡の予防（早期発見）　❷精神的ケアに配慮する　❸廃用症候群の予防

後縦靭帯骨化症(OPLL)

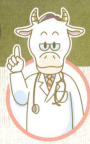

50歳前後での発症が多く、日本人の約3％に存在することが知られています。男女比は2：1で男性に多い傾向があります。近年、臨床研究が進み、遺伝的特徴が一部解明されつつありますが、未だ成因は不明です。

✴ 原因とメカニズム

椎骨の前に縦方向に走っている靭帯を前縦靭帯、後ろに走っている靭帯を後縦靭帯といいます。後縦靭帯骨化症は、この後縦靭帯が肥厚し、骨化することによって脊髄や神経根が圧迫され、神経障害が起こる疾患です。骨化する脊椎の部位によって、頚椎後縦靭帯骨化症、胸椎後縦靭帯骨化症、腰椎後縦靭帯骨化症に分類されます。

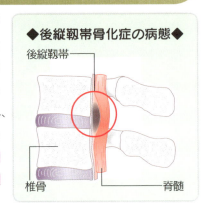

◆後縦靭帯骨化症の病態◆

発症には遺伝的背景の強い関与が考えられています。また、糖尿病患者の15％以上で発症例があり、肥満と耐糖能異常が発症に影響を及ぼしていると考えられています。さらに、後縦靭帯骨化症の患者には植物性たんぱく質の摂取が多い、塩分の摂取が多いなどの報告がありますが、因果関係は今のところわかっていません。

> 厚生労働省の「難治性疾患（特定疾患）」として認められており、日常生活に介助を要するほどの障害を有する場合には、医療費の公費負担の対象となります。

✴ 症 状

- 頚椎の可動域に制限があり、肩こりや頚部痛が起こる
- 上肢や下肢に痛みやしびれが出る
- 箸が使いづらくなる、ボタンが掛けづらい、文字が汚くなってしまうなど手指の細かい動きが困難になる（巧緻運動障害）
- 下肢が上がらず、膝を伸ばしたまま、引きずるようなぎこちない歩き方になる。階段の上り下りが困難になり、手すりが必要となったり、段差につまずきやすくなったりする（痙性歩行）
- 頻尿や残尿感、尿が出にくい、尿が出るとき勢いがなくなる、便秘などが起こる（膀胱直腸障害）

⇒痙性歩行 13ページ

治療法

　画像検査で靱帯の骨化を確認し、骨化による臨床症状が現れている場合、診断が確定されます。単純Ｘ線像で椎体後方の骨化巣をとらえ、骨化の形態を分節型、連続型、混合型、限局型に分類します。単純Ｘ線像での判断が難しい場合にはCTを行い、治療法を選択します。

【保存療法】
　頚椎カラーやハロー固定による装具療法で、頚椎を固定します。痛みの緩和には、非ステロイド性消炎鎮痛薬や筋弛緩薬の内服による薬物療法が有効です。また、頭蓋直達牽引（ずがいちょくたつけんいん）が症状の改善に有効な場合があります。

【手術療法】
　保存療法で症状の改善がみられない場合や、巧緻運動障害、痙性歩行、膀胱直腸障害などの症状が進行している場合は、手術を行います。手術方法には、前方除圧術（ぜんぽうじょあつじゅつ）と後方からの椎弓形成術（ついきゅうけいせいじゅつ）があります。

◆後縦靱帯骨化症の手術の種類と適応◆

前方除圧術
方　法	左側胸鎖乳突筋内側から進入し、椎体を削り、骨化巣を摘出
対　象	骨化巣が大きい場合
特　徴	骨化巣と硬膜が癒着している場合は骨化浮上に留める

移植骨脱転などの合併症のリスクがある

椎弓形成術
方　法	椎弓を削り、脊柱管を広げ、脊髄神経を後方へ移動させる
対　象	骨化巣が小さい場合
特　徴	広範囲でも比較的安全に手術を行える

骨化巣を直接削ることができず、間接的な圧迫除去になる

（サイドバー）

- カラーの適切な装着方法と圧迫による発赤やムレの予防方法を指導します。
- 重症化した症例では、術後もADLに障害が残る場合が多いため、術前の十分なインフォームド・コンセントが重要です。
- 術後、担当医の許可がおりたら、ADLの回復を目指してリハビリを行います。

⇒画像検査　22ページ
⇒装具療法　298ページ
⇒薬物療法　308ページ
⇒牽引　302ページ

ここポイント！

　後縦靱帯骨化症は骨化があるからといって、すぐに症状が出現するわけではありません。症状のない場合は、定期的に画像検査を行い、経過観察が必要です。
　日常生活では、**頚部を後ろに反らす姿勢**は、脊柱管が狭くなるため、できるだけ避けるよう指導します。また、**軽微な外力で脊髄損傷**が起こる恐れがあるため、**転倒や転落**に注意が必要です。
　「理髪店で顔を剃るとき、歯医者さんで治療を受けるときは姿勢に注意」「マッサージや整体などで強い力で首を矯正することは避ける」「飲酒後は特に転倒や階段などからの転落に注意」など**具体的に指導**すると有用です。
　後縦靱帯骨化症についての最新情報は「難病情報センター」ホームページを参照してください。
　難病情報センター　http://www.nanbyou.or.jp/

腰椎分離症・腰椎分離すべり症

腰椎分離症は、主にスポーツが原因で脊椎の発育期に起こる疾患です。腰椎分離すべり症は腰椎分離症に引き続いて起こる疾患で、少年期に活発にスポーツをしていた中高年の男性に多く発症がみられます。

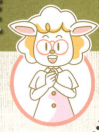

✴ 原因とメカニズム

腰椎分離症は、腰椎の関節突起間で本来つながっているべき骨の連続性が分離する疾患で、第5腰椎に最も多くみられます。スポーツをする学童期の発症が多く、腰を反らしながらひねる動作の繰り返しなどで発生する腰椎の疲労骨折の1つと考えられています。

腰椎分離症を放置しておくと、腰椎間の安定性が損なわれ、上下の腰椎に前後にずれが生じることがあり、この状態が**腰椎分離すべり症**です。少年期に発症した腰椎分離症に気がつかないまま、大人になって腰椎分離すべり症を発症するケースも少なくありません。腰椎にずれが生じると、周囲の神経などを刺激して、腰や下肢の痛みが起こります。

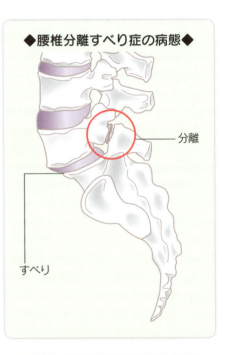

◆腰椎分離すべり症の病態◆

- 腰椎分離症の日本人の発生頻度は約6％で、男女比は2：1です。発症の原因の一部には遺伝的理由も関与していると考えられています。

- すべりは骨の成長が不十分な成長期に生じていると考えられています。

✴ 症 状

腰椎分離症
- 主に**運動時痛**で、腰痛や殿部痛が起こる
- 下肢痛が生じることもある

腰椎分離すべり症
- 腰に**鈍痛**があり、重労働をすると特に痛みが強まる
- すべりが進行すると、下肢痛やしびれが生じることもある

- 腰を後ろに反らすと痛みが強まるのが特徴です。

治療法

問診、視診、触診を行い、X線検査で分離の有無やすべりの程度を確認します。腰椎分離症は、早期なら保存療法により分離した部分の癒合が期待できるので、早期診断・治療が大切です。

【保存療法】

腰椎分離症

初期ならコルセットやギプス固定などによる装具療法で、骨癒合を促します。スポーツ活動は6か月程度中止します。

急性期を過ぎて、骨癒合が期待できない場合は、スポーツ復帰を支援しながらの疼痛管理が治療の中心となります。疼痛が強いときには、必要に応じて薬物療法（非ステロイド性消炎鎮痛薬、アセトアミノフェン）やブロック療法を行います。スポーツ中の腰痛を軽減させるために、スポーツ用のナイトブレース（半硬性装具）を使用することもあります。

腰椎分離すべり症

保存療法による骨癒合は難しいため、局所の安定を目的に治療を行います。腰痛や下肢痛を軽減するため、日常生活指導と軟性コルセットによる装具療法が中心となります。運動療法では、ストレッチや筋力運動を行い、背筋や腹筋を強化します。強い疼痛には、非ステロイド性消炎鎮痛薬やブロック療法で対応します。

【手術療法】

保存療法で改善がみられない場合や日常生活に著しい支障が出る場合には、手術を考慮します。主に腰椎分離症では椎間可動域を温存できる分離部固定術、腰椎分離すべり症では脊椎固定術が適応です。

日常生活では腰部に負担のかかる動作の制限が必要です。患者さんの年齢や職業、ライフスタイルに応じて指導しましょう。

⇒装具療法　298ページ
⇒整形外科の薬　308ページ
⇒ブロック療法　314ページ

ここポイント！

【腰椎分離症】スポーツ少年の場合、スポーツを中止している間に取り残されることを心配し、**精神的ストレス**を抱えやすくなります。スポーツ復帰への希望をもたせ、励ましながら治療を支援することが大切です。

【腰椎分離すべり症】症状が強いときは、**腰部に大きな負担がかかる仕事やスポーツは控えるように指導**します。日常生活動作では、「重い物を持たない」「急に腰をひねらない・反らさない」が大切です。また、**姿勢にも注意**が必要で、「前屈位での作業は控える」「イスに座るときは背中を伸ばす」などを指導しましょう。

脊髄腫瘍

脊柱管内に発生した腫瘍を総称して脊髄腫瘍といいます。良性と悪性があります。悪性は他の臓器からの転移がみられます。悪性の場合は、命にかかわるため、早期発見・早期治療が重要です。

★ 原因とメカニズム

> 脊髄腫瘍は脳腫瘍より少なく、1年間に10万人当たり1～2人程度の発生頻度といわれています。

> 脊髄腫瘍は、肺がん、乳がん、前立腺がん、甲状腺がん、肝臓がん、腎臓がん、直腸がん、子宮がん、悪性リンパ腫などからの転移がみられます。

脊髄にできる腫瘍は、原発性と転移性に分けられます。

原発性は、脊髄の周囲の硬膜より発生する髄膜腫、神経を保護する膜より発生する神経鞘腫、さらに脊髄そのものより発生する神経膠腫の3種類が代表的で、良性腫瘍が大部分を占めます。

転移性は、他のがんからの転移によって生じる悪性腫瘍です。できる部位によって、硬膜外腫瘍、硬膜内髄外腫瘍、髄内腫瘍に大きく分類されます。また、第1腰椎付近にある脊髄円錐部より下位では馬尾腫瘍と呼ばれます。脊柱管の内外にまたがる特異な形態を砂時計腫瘍といい、上位頸椎部で高頻度にみられます。

★ 症　状

> 小児では、肩こりなど、通常小児では起こりにくい症状が現れることや、非定型的な側弯で発症することがあります。

 初発症状として腰や背中の痛み、手足の痛みやしびれが起こる
 痛みはだんだんと強くなり、安静時や就寝時にも痛みが治まらない
 痛む場所は一定ではなく、移動する
 進行すると、膀胱直腸障害、歩行困難、巧緻運動障害が現れることもある

★ 検査・診断

> 腫瘍の発生部位や大きさによって様々な自覚症状が発生します。腫瘍の増大とともに脊髄が圧迫され、感覚障害が出現します。

問診での既往歴の確認が重要です。がんの既往歴だけでなく、主要な臓器の手術も含めた治療歴を把握します。特にがんの既往歴は、本人告知がなされていない場合もあるので、家族への確認も必要になります。

問診に加え、血液検査、画像検査、必要に応じて生検を行います。

✳ 治療法

　脊髄腫瘍のほとんどは、手術治療が原則となります。良性腫瘍では、腫瘍を取り出す手術が基本です。悪性腫瘍は、部位や病状、全身状態に応じて、化学療法（抗がん剤治療）、放射線療法、ホルモン療法（乳がんや前立腺がんからの転移の場合）なども選択されます。

　手術による腫瘍摘出の安全性は向上しているものの、術後に麻痺（まひ）が残るリスクがあることや、腫瘍を完全摘出できない可能性などについて、術前の十分なインフォームド・コンセントが重要です。

　部分摘出では再発や転移の危険性があるので、全摘出を目指すとともに、注意深い経過観察が必要です。

　悪性腫瘍で手術などができないほど進行している場合は、緩和ケアも視野に入れる必要があります。

> 患者は手術への大きな不安を抱えています。治療方針の十分な説明とともに、精神的なサポートも大切です。

⇒脊髄
　Ⅺページ
⇒骨・軟部腫瘍
　250ページ

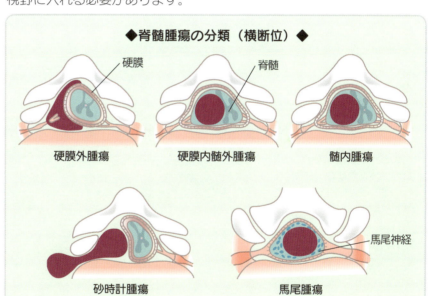

◆脊髄腫瘍の分類（横断位）◆

- 硬膜外腫瘍
- 硬膜内髄外腫瘍（硬膜／脊髄）
- 髄内腫瘍
- 砂時計腫瘍
- 馬尾腫瘍（馬尾神経）

ここポイント！

悪性腫瘍では患者さんはもちろん、**家族も含めたサポート**が欠かせません。
　まず、**患者さん自身が疾患を受容できるよう、支援が必要です**。さらに、術前に、患者さんと家族に術後に起こり得ることをインフォームド・コンセントしておくことも大切です。

> 寝たままできる

脊柱を支える筋肉の運動

体幹前面の腹筋群や背筋群、殿筋などが脊柱を支え、屈曲、伸展、回転など椎骨間の微細な動きに対応しています。ベッド上で、それぞれの筋肉を意識して、ゆっくり息を吐きながら力を入れていくだけでも、筋力低下や廃用の予防に役立ちます。

◆ 背筋の運動

脊柱を支える筋肉の中で最大の脊柱起立筋をはじめ、肋骨と骨盤、脊椎と肋骨、棘突起や横突起と結びついている筋肉など、たくさんの筋肉が集まっています。筋力が衰えると、姿勢の保持や歩行にも影響します。

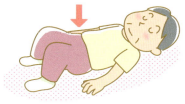

A 仰臥位で膝を立て、お腹に力を入れ、ベッドに7秒ほど背中を押しつける。腰が浮かないように注意

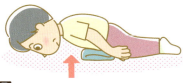

B 伏臥位でお腹の下にクッションを入れ、クッションを支点に3〜4秒間胸をベッドから離す。首を上げず、背中を反らさないこと

◆ 腹筋の運動

腹筋群の中でもお腹の前面にある腹直筋は、恥骨と肋骨をつなぎ、腰を回す、曲げるなどの動きに関係します。特に女性は衰えやすく、猫背になりやすいので注意が必要です。

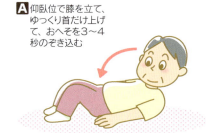

A 仰臥位で膝を立て、ゆっくり首だけ上げて、おへそを3〜4秒のぞき込む

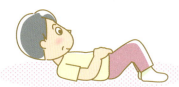

B 慣れたら両手をおへその左右に置き、腹筋に力が入っていることを確認しながら行うとよい

◆ 背面の筋肉を大きく動かす運動

殿筋は骨盤と大腿骨をつなぎ、脊柱を下から支えています。腸腰筋は腰椎と大腿骨を結び、衰えると歩行の際に足が十分に上がらず転びやすくなります。背面の筋肉を大きくストレッチして、柔軟性を保ちます。

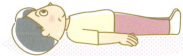

1 仰臥位に寝る

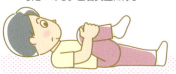

2 右膝を両手で抱え、ゆっくり胸に引きつける。左右交互に行う

運動禁忌 ●急性炎症 ●新鮮骨折 ●痛みが強い時 ●皮下血腫・浮腫 ●全身状態が悪い時

第4章

肩甲帯・肩疾患とケア

　大きな可動域をもつ肩関節は最も不安定な関節で、関節脱臼のおよそ半分は肩関節に起こるといわれています。「筋肉の海に浮かぶ関節」といわれるように周囲の筋肉によって支えられているため、スポーツでそのバランスを崩すことも多く、また、軟骨、靱帯、腱などの周囲組織に炎症が生じる五十肩（肩関節周囲炎）には、たくさんの中高年が悩まされています。

肩甲帯・肩疾患

肩甲骨を中心とする部位を肩甲帯といい、複数の関節や軟部組織が複合的に働き、腕の挙上など大きな動きを行っています。強固な靭帯もなく、安定性は筋肉のバランスによるところが大きいため、日常生活で容易に障害が起こります。

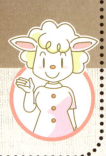

✽ 肩甲帯・肩疾患の種類と特徴 ✽

肩関節は、狭義には肩甲上腕関節を指しますが、実際の運動に際しては肩甲帯の複数の関節が連動して働いています。肩甲帯には、肩甲上腕関節、肩鎖関節、胸鎖関節の3つの解剖学的関節と、肩峰下関節、肩甲胸郭関節の2つ機能的関節があります。

肩甲上腕関節は、骨頭が半球状で関節窩が浅く、自由に動ける多軸関節です。しかも、骨性の制御がなく安定性は軟部組織に依存しているため脱臼が起こりやすく、また軟部組織のわずかな破綻で容易に反復性に移行します。

骨頭の上には腱板という板状の腱郡があり、腕を上げる時に、肩峰の下を行き来して骨頭を臼蓋の中心に押さえつけ、関節の適合性を失わないように働いています。腱板は年齢とともにもろくなり、通常の日常動作でも損傷しやすくなります。

> 腕を90度あげたとき、実際には上腕骨は肩甲骨に対して60度しかあがっておらず、残りの30度は肩甲骨そのものが傾いて、見かけ上90度あがっているように見えます。

> 肩関節の脱臼で最も多いタイプは、烏口突起下で上腕骨が前下方に外れる前方脱臼です。無理な肩の外転、伸展、外旋などの強い力で起こります。

⇒上肢
　XIIページ
⇒腱板断裂
　94 ページ
⇒変形性肩関節症
　98 ページ
⇒反復性肩関節脱臼
　100 ページ
⇒投球障害肩
　102 ページ
⇒リトルリーガーズ
　ショルダー
　102 ページ

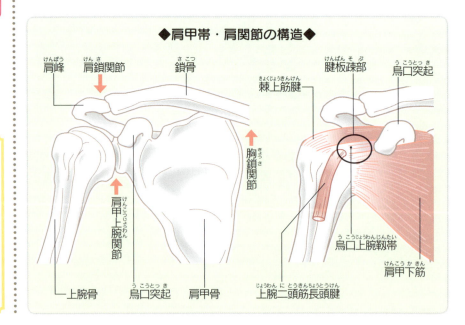

◆肩甲帯・肩関節の構造◆

◆肩甲帯・肩疾患の主な種類と特徴◆

		特　徴	症　状
	腱板断裂（けんばんだんれつ）	外傷や加齢変化により、腕の挙上に関わる腱板に損傷が生じる。40歳以上の男性の右肩に好発	肩の運動障害、運動痛、夜間痛など
	変形性肩関節症	加齢などにより肩甲上腕関節の軟骨が変性し、関節の破壊を生じる変形性関節症の1つ	進行すると運動時痛、腫れ、可動域制限など
	石灰沈着性腱板炎（石灰性腱炎）	肩腱板内に沈着したリン酸カルシウム結晶によって、急性の炎症が生じる。40～50歳代の女性に多い	夜間に突然の激烈な肩関節痛、疼痛、運動制限
	肩峰下インピンジメント症候群（けんぽうか）	肩を動かすと、腱板や肩峰下滑液包が烏口肩峰アーチに衝突する病態。最終的には腱断裂に至る	運動時痛、ひっかかり感、筋力低下など
	五十肩（肩関節周囲炎）	関節を構成する骨、軟骨、靱帯や腱などが老化し、肩関節の周囲組織に炎症が発生。中年以降に多い	肩関節の痛み、運動制限、ときに夜間痛など
	三角筋拘縮症（こうしゅく）	筋肉線維が硬くなり、本来の伸展性が失われ、短縮した状態。ほとんどの原因は筋肉内注射	肩の変形（翼状肩甲骨）、可動域制限など
	胸郭出口症候群（きょうかくでぐちしょうこうぐん）	腕神経叢と鎖骨下動静脈が、圧迫や牽引などで傷害されて起こる症候群。なで肩の若い女性に多い	頸・肩・腕・手指の不定愁訴
	副・腋窩・肩甲上神経麻痺（えきか・まひ）	頸部の切刺創、肩関節脱臼、使い過ぎなどにより腕神経叢が損傷し、肩周囲の筋肉に麻痺が生じる	肩周辺の疼痛、挙上障害など
肩関節不安定症	外傷性肩関節脱臼	前方脱臼、後方脱臼、下方脱臼があり、自己整復不可能な完全脱臼と可能な亜脱臼がある	疼痛、腕の挙上困難など
肩関節不安定症	反復性肩関節脱臼	一度、脱臼した後、脱臼を繰り返すようになる病態。スポーツによる外傷などに続発することが多い	回数を重ねると、ささいな力で脱臼しやすくなる
肩関節不安定症	陳旧性肩関節脱臼	外傷性などの脱臼が3週間以上放置された状態。徒手的に整復することは困難なことが多い	疼痛、可動域制限など
肩関節不安定症	動揺肩（肩関節多方向不安定症）	明らかな外傷の既往なく関節が弛緩した状態。軽微な力で下方亜脱臼などが生じやすい	肩痛、脱力感、肩こり、上肢のしびれなど
スポーツによる肩障害	投球障害肩	投球動作の繰り返しなどによって発生する腱板断裂、関節唇損傷、Bennett病変などの総称	投球動作時痛、引っかかり感、亜脱臼感など
スポーツによる肩障害	関節唇損傷（SLAP病変）（かんせつしん）	投球動作の繰り返し、転倒などにより、関節唇が関節窩から剥離し、関節が不安定になる	投球動作時痛、引っかかり感、亜脱臼感など
スポーツによる肩障害	有痛性Bennett病変	投球動作の繰り返しなどにより、肩関節窩の後下方に生じる骨棘（こつきょく）	肩後方痛など
スポーツによる肩障害	リトルリーガーズショルダー（上腕骨近位骨端離開）	投球動作の繰り返しにより、成長期の上腕骨の骨端線の離開が引き起こされる。10～15歳に好発	投球動作時痛、引っかかり感、だるさなど

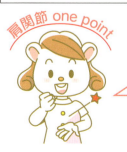

肩関節 one point

肩関節の安定性は、骨同士の構造や強固な靱帯によるものではなく、たくさんの筋肉や腱によって保たれています。

✽ 肩関節の観察

骨格形態の異常、筋肉の萎縮、局所の腫れや発赤、変形などをポイントに、肩の前面、側面、後面の3方向からよく観察します。

なで肩は、胸郭出口症候群（きょうかくでぐちしょうこうぐん）のリスクです。両腕を90度前に挙上した時、肩甲骨内縁が跳ね上がる翼状肩甲骨がみられれば、三角筋拘縮症（さんかくきんこうしゅくしょう）などが疑われます。また、腱板断裂（けんばんだんれつ）が生じていると、肩峰（けんぽう）の外側を指で押さえると陥凹（かんおう）がみられたり、肩を挙上した時に肩峰の下で軋轢音（あつれき）が確認できたりします。

肩甲胸郭関節（けんこうきょうかく）は筋肉だけで構成される機能的関節です。肩甲骨が第2～第7肋骨の上にあり、肩甲棘（けんこうきょく）が第3胸椎レベルにあるのを確認します。熱感を調べる時には、患側と健側を左右の手で交互に触って温度差を調べます。

> 局所の異常であっても、可動域などが十分観察できるように患者さんに脱衣をお願いします。

◆観察結果と疑われる疾患◆

前面からみた時

症　状	疑われる疾患
肩峰下滑液包の腫脹、発赤	肩峰下滑液包炎、インピンジメント症候群など
肩鎖関節の変形、腫脹、発赤	肩鎖関節脱臼、肩鎖遠位端骨折、肩鎖関節炎など
鎖骨の変形、腫脹、発赤	鎖骨骨折など
胸鎖関節の変形、腫脹、発赤	胸鎖関節脱臼、胸鎖関節炎など
上腕骨頭の位置異常	肩関節前方脱臼、上腕骨頚部骨折など

側面からみた時

症　状	疑われる疾患
三角筋萎縮	腋窩神経麻痺
上腕骨頭の位置異常	上腕骨頭の下方脱臼、亜脱臼など

後面からみた時

症　状	疑われる疾患
肩甲骨の位置異常	副神経麻痺、腋窩神経麻痺、長胸神経麻痺
僧帽筋萎縮	副神経麻痺
三角筋萎縮	腋窩神経麻痺
前鋸筋萎縮	長胸神経麻痺
棘上筋・棘下筋萎縮	肩甲上神経麻痺、腱板断裂など

⇒問診から診断までの流れ
　8ページ
⇒胸郭出口症候群
　196ページ
⇒腱板断裂
　94ページ
⇒肩関節脱臼
　100ページ

肩甲・肩関節の徒手テスト◆

腱板機能の検査

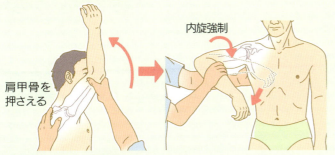

インピンジメントサイン
肩甲骨を押さえて肩甲骨の動きを抑制しながら、まず内旋強制位で前方に上げさせる。次にそこから内旋強制し軋轢音や疼痛を誘発する

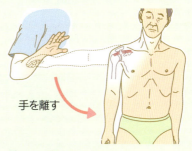

ドロップアームサイン
上肢を外転させて90度付近で手を離す。腱板断裂や腱板炎があると上肢を保持できない

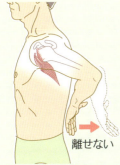

リフトオフテスト
手の甲を背中につけた状態で、背中から離すように指示する。肩甲下筋腱に異常があると離すことができない

上腕二頭筋長頭腱の異常を調べる検査

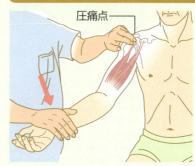

スピードテスト
回外、肘伸展位で上肢を前方に上げた状態で、前腕部に抵抗を加え結節間溝部の圧痛を増強させる

肩関節不安定症の検査

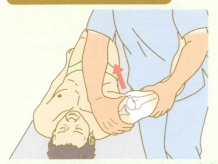

ロードアンドシフトテスト（前方不安定性）
仰臥位で、前腕を検者の腋に挟み、片手で肩甲骨を保持し、反対の手で上腕をつかんで外転30度～90度の範囲を動かし、骨頭変位を調べる

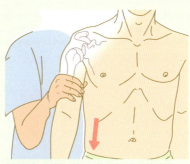

サルカスサイン（下方不安定性）
上腕をつかみ下方へ引いて、肩峰と上腕骨頭の間に陥没が生じるか調べる

腱板断裂

40歳以上の男性に多く、約半数は明らかな外傷がなく日常生活動作の中で発症しています。五十肩（肩関節周囲炎）と間違いやすく、五十肩がよくならないと思っていたら実は腱板断裂だったというケースも少なくありません。

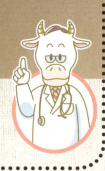

✴ 原因とメカニズム

住民健診による疫学調査において、50代では10人に1人、80代では3人に1人の割合で腱板断裂が存在することが明らかになっています。

加齢変性が原因で起こる腱板断裂は、農林漁業、製造業、建設業など手・肘・肩をよく使う職業の人に多くみられます。

腱板は肩関節を挙上する動作において、肩峰の下を通る動作を繰り返しています。腱板断裂はこの腱板を構成している棘上筋腱、棘下筋腱、小円筋腱、肩甲下筋腱の4つの腱のうちの1つ以上が断裂した状態です。断裂が最も多くみられるのは、棘上筋腱と棘下筋腱です。

断裂の程度により腱全層が断裂したものを完全断裂、腱の一部が断裂したものを不全断裂といい、不全断裂はさらに関節面断裂、腱内断裂、滑液包断裂の3つに分類されます。

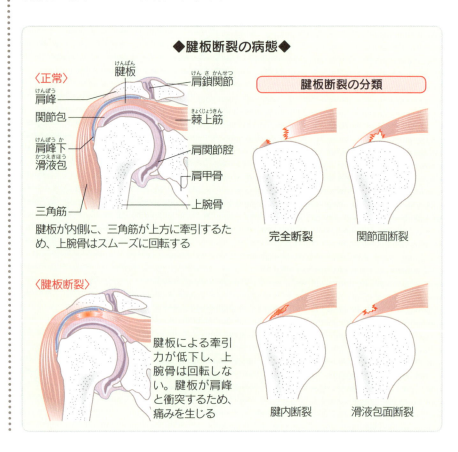

◆腱板断裂の病態◆

腱板断裂の原因は、外傷によるものと加齢変性によるものに大別されます。外傷性は転倒や転落などで生じ、比較的若年層に起こります。また、投球動作などを繰り返すことによって生じるスポーツ外傷もみられます。

中高年の腱板断裂は、腱板の加齢変性を基盤に、肩の使い過ぎや外傷など様々な要因が重なって起こることが多いと考えられています。

症状

挙上時の痛みや夜間痛、筋力低下、疼痛による可動域の制限と多岐にわたって症状が現れます。断裂の大きさと症状が一致しない場合や、症状が現れない無症候性断裂もあります。

【疼痛】

肩を上げる動作や回す動作の途中(水平位付近)で、肩関節の外側から上腕の外側にかけて運動時痛が起こります。安静時痛や夜間痛が出現することも多く、眠っている間に自然に肩の痛みが生じたり、わずかな動きで、ときには目が覚めるくらい痛むこともあります。

【筋力低下】

腱板断裂を起こした筋肉の筋力が低下します。棘上筋腱断裂では外転筋力低下、棘下筋腱断裂では外旋筋力低下、肩甲下筋腱断裂では内旋筋力の低下が起こります。

【可動域制限】

肩を挙上するときにジョリジョリといった軋轢音(あつれきおん)を伴った引っかかり感(インピンジメント)を訴えることがあります。これは、残存した腱板が肩峰と挟まって衝突するために生じるものです。

> 夜間痛は、❶冷えによるもの、❷臥位になると上腕の下方への牽引が働かなくなるため、骨頭が上方化すること、などが関連して発生すると考えられています。

検査・診断

問診では外傷歴や職業歴など症状発現のきっかけ、痛みが出る部位、痛みを感じる肢位、夜間痛の有無などを把握することが重要です。視診・触診・徒手テストで肩が挙上できるかどうか、拘縮(こうしゅく)の有無、軋轢音の有無、棘下筋萎縮(きょくかきんいしゅく)の有無などを調べます。

軋轢音や棘下筋萎縮がある場合は腱板断裂を疑い、単純X線、MRI、超音波、肩関節造影などの画像検査で詳しく調べます。MRIは断裂層の大きさや形態の診断に有用で、また、五十肩との鑑別も容易です。

> ⇒問診から診断までの流れ 8ページ
> ⇒徒手テスト 93ページ
> ⇒画像診断 22ページ

第4章 肩甲帯・肩疾患とケア

腱板断裂 95

✱ 保存療法

一般的に完全に断裂した腱板が自然治癒することはないと考えられるため、腱板断裂による症状の緩和を目的として、原則として保存療法を行います。

外傷により断裂が起こったときや痛みが激しい急性期は、三角巾や外転枕などで固定して患部の安静を保ち、薬物療法で疼痛の軽減を図ります。炎症を抑えるために患部のアイシングを行い、痛みが軽減したら運動療法を開始します。

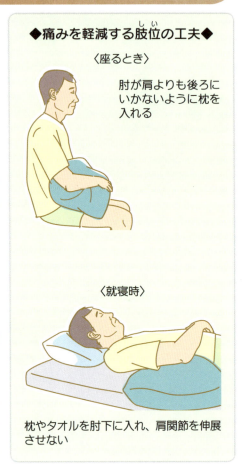

◆痛みを軽減する肢位の工夫◆

〈座るとき〉
肘が肩よりも後ろにいかないように枕を入れる

〈就寝時〉
枕やタオルを肘下に入れ、肩関節を伸展させない

【日常生活指導】
- 患側の肩・上腕の伸展や挙上は避け、痛みが出るような日常生活動作を控える
- 楽な肢位で安静にする。必要に応じて枕やクッションなどを使用すると良肢位を保てる
- 患側の肘をつかない
- 肩を冷やさない

【薬物療法】
- 非ステロイド性消炎鎮痛薬の内服や外用（塗り薬、貼り薬）で痛みをやわらげる
- 痛みが強い場合には、ステロイド薬（副腎皮質ホルモン）、局所麻酔薬などを関節内に注射する

【運動療法】
- 可動域訓練、ストレッチ、外旋筋と三角筋の筋力強化を中心とした筋力トレーニングを行い、痛みの軽減や残存する腱板機能の強化を図る
- 拘縮のない場合は自動介助訓練や自動訓練を中心に行い、拘縮のある場合は健側の他動可動域訓練を中心に行う

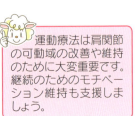

保存療法を行う期間は完全断裂で1〜2か月、不全断裂で3〜6か月が目安です。

運動療法は肩関節の可動域の改善や維持のために大変重要です。継続のためのモチベーション維持も支援しましょう。

⇒肩甲帯と肩関節の運動
104ページ

手術療法

保存療法で症状の改善が得られず、日常生活に支障をきたす場合は手術を検討します。若年者の外傷性断裂やスポーツによる断裂では、積極的に手術が勧められます。

手術は、断裂部の刺激を取り、痛みを改善する肩峰下除圧術（けんぽうかじょあつじゅつ）、断裂部の連続性を再建して機能回復を図る腱板修復術（けんばんしゅうふくじゅつ）などが行われます。ほとんどは関節鏡視下で行われますが、大きな断裂では直視下で行われることもあります。

術後は、縫着部への負荷を減らすため、断裂部位や程度に応じて、外転枕付き装具や内旋位装具、三角巾による固定を行います。

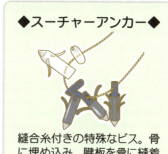

◆スーチャーアンカー◆

縫合糸付きの特殊なビス。骨に埋め込み、腱板を骨に縫着する

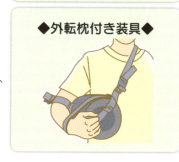

◆外転枕付き装具◆

> 拘縮予防のため、術後早期から他動運動を行います。自動運動は医師の許可がおりたら開始します。

⇒関節鏡 36ページ
⇒三角巾固定 293ページ

◆腱板断裂の手術の種類と適応◆

関節鏡視下肩峰下除圧術
- 方法　肩峰下面と腱板との衝突を解除する
- 対象　主に小断裂、中断裂
- 特徴　切開による侵襲が少ない

　術後は皮下水腫の状態（数時間で引く）となり、痛みが出る

関節鏡視下腱板修復術
- 方法　腱板断裂端をスーチャーアンカーで骨に縫着する
- 対象　主に小断裂、中断裂
- 特徴　切開による侵襲が少ない

　大断裂や広範囲断裂では術後再断裂の可能性が高い

ここポイント！

手術を行った場合、断裂していた腱板が骨に生着し、機能を回復できるように、**装具装着**や**リハビリの必要性**を十分に指導しましょう。肩のまわりの筋肉は、術後、疼痛によって緊張し硬くなっているため、**疼痛管理**と**筋肉の緊張緩和**が大切です。術後早期にリハビリを開始して筋肉の緊張緩和を図り、装具を適切に装着して良肢位を保ちます。装具をつけている間は尺骨神経麻痺に注意します。
　また、術後の**着衣の着脱指導**や**入浴方法**などの注意点の指導も必要です。

変形性肩関節症

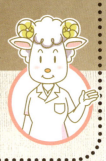

関節軟骨が退行性変化のために摩耗し、関節裂隙が狭小化を超こす変形性関節症の1つです。ただ、肩関節は荷重負担が少ないことなどにより、膝関節や股関節などに比べ発症頻度は少ない疾患です。

原因とメカニズム

変形性肩関節症は、肩甲上腕関節の軟骨が変性し、破壊が生じている状態で、原因は一次性と二次性に分けられます。

一次性は加齢などにより明らかな原因がなく発症するものです。肩関節の軟骨は他の関節より変性の発生頻度が少なく、また、軟骨変性が進んでも症状が比較的軽いといえます。それは、肩関節が非荷重関節であること、構造的に外力やストレスが一定の部位に集中しにくいことなどが関係していると考えられています。

二次性は、腱板広範囲断裂、上腕骨頭壊死、化膿性肩関節炎、関節リウマチ、骨髄炎など別の疾患が引き金となって発症します。

> 一次性の変形性肩関節症は欧米に比べ、東洋人では少ないといわれていましたが、近年、日本でも増加傾向にあります。

症 状

- 初期には特徴的な症状がなく、進行すると運動時に肩関節の痛み、腫れ、違和感、可動域制限が現れる
- 痛みは頚部から肩にかけての痛みというより、肩関節の外側（三角筋の付着部）の痛みを訴える場合が多い
- 重度になると、じっとしていても痛みがあって、ズキズキと疼くように痛みが出る（安静時痛）

⇒腱板断裂　94ページ
⇒関節リウマチ　242ページ

検査・診断

画像検査では、単純Ｘ線が診断に最も有用で、関節裂隙の狭小化、骨頭・関節窩の骨硬化や骨棘形成、上腕骨頭変形などの所見がみられます。必要に応じて、MRIやCTなどが行われます。

⇒問診から診断までの流れ　8ページ
⇒画像検査　22ページ

治療法

【保存療法】

まずは保存療法を行います。疼痛の緩和には、非ステロイド性消炎鎮痛薬や筋弛緩薬の内服、湿布剤の外用などの薬物療法が有用です。また、温熱療法や電気刺激療法などの物理療法が行われる場合もあります。運動療法では、関節可動域訓練、肩のストレッチング、筋力強化訓練などを行います。激痛や夜間痛を訴える場合は、ステロイドやヒアルロン酸製剤を関節内に注射する薬物療法や、肩甲上神経ブロックなどのブロック療法が用いられます。

【手術療法】

保存療法で症状が改善されず、痛みが強く可動域制限が大きい場合には、手術を検討します。関節鏡視下関節形成術、人工骨頭置換術、人工関節置換術などが重症度に応じて選択されます。

疼痛の程度などに応じて、治療方法が異なるので、患者さんの状態をよく観察し症状を把握しましょう。

◆**変形性肩関節症の手術の種類と適応**◆

関節鏡視下関節形成術
- 方法　骨棘切除および関節内デブリドマン
- 対象　若年者、関節変形が少なく、強い炎症が疼痛の原因の場合
- 特徴　手術創が小さく、社会復帰が早い
  - 効果の持続が短い場合がある

人工骨頭置換術
- 方法　上腕骨頭のみを人工関節に変える
- 対象　関節鏡視下関節形成術で疼痛の改善が得られない場合など
- 特徴　痛みを取り除く効果が高い
  - 機能が十分に発揮されない場合もある

人工関節置換術
- 方法　肩甲骨と上腕骨頭の両方を人工関節に変える
- 対象　関節鏡視下関節形成術で疼痛の改善が得られない場合など
- 特徴　痛みを取り除く効果が高い
  - 機能が十分に発揮されない場合もある

⇒関節内注射　313ページ
⇒神経ブロック　314ページ
⇒関節鏡　36ページ

ここポイント！

術前に、健側で食事や歯磨きなどの日常生活動作を練習しておくことで、術後の不便さを軽減します。そのうえで、術後に医師の許可がおりたら、患側での**日常生活動作を開始**してもらい、リハビリを指導します。

ただし、**押す・引く・持ち上げるなどの動作**は、医師の許可が出るまではできません。また、車の運転や、職業によっては職場復帰にも時間がかかることを患者さんに十分に理解してもらいましょう。

反復性肩関節脱臼

肩関節は反復性脱臼が最も多くみられる関節です。特に若年者ほど起こりやすく、20歳以下で初回脱臼を起こすと80〜90％が反復性肩関節脱臼に移行するといわれています。

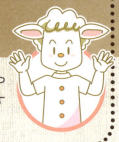

✳ 原因とメカニズム

反復性肩関節脱臼は、肩が一度脱臼を起こした後に脱臼を繰り返す病態です。ほとんどが外傷性の脱臼に続発して起こり、ラグビー、アメフト、柔道などのコンタクトスポーツ（接触を伴う激しいスポーツ）で多く発生します。

肩関節脱臼の多くは前方に生じるのが特徴。初回脱臼時、前方脱臼によって関節唇が肩甲骨面から剥離するバンカート病変が生じ、治癒せず靭帯の機能不全が残ると、反復性肩関節脱臼に移行します。

✳ 症　状

- 脱臼の回数を重ねるごとに、ささいな外力で脱臼が生じやすくなる
- 脱臼の頻度は、数年に1回、1か月に数回、などそれぞれ
- 脱臼が起きるときは、スポーツをしたときのみに脱臼する、上着を着る・寝返りをうつ・くしゃみをするなどの日常動作で脱臼するなど様々である

反復性脱臼の頻度やきっかけは個人差があり、それぞれ異なります。

診断では徒手テストで患者が脱臼の不安感を示すかどうかをチェックします。

⇒脱臼
　42ページ
⇒徒手テスト
　93ページ

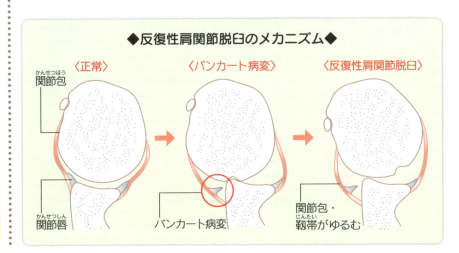

◆反復性肩関節脱臼のメカニズム◆

〈正常〉　〈バンカート病変〉　〈反復性肩関節脱臼〉

関節包／関節唇／バンカート病変／関節包・靭帯がゆるむ

治療法

- 装具は入浴時には外すため、入浴の方法や注意点などを指導しましょう。
- リハビリは、まずは肩周囲筋の緊張の除去を行い、良肢位がとれるように患部以外の部位を調整します。
- 再脱臼のリスクを考慮し、装具固定を慎重に行う場合もあるので、装具固定期間やリハビリ開始時期について医師に確認しながら行います。

⇒関節鏡　36ページ
⇒装具固定　298ページ
⇒スーチャーアンカー　97ページ

【手術療法】

反復性肩関節脱臼に移行した場合は、運動療法などの保存療法を行ってもあまり効果が見込めず、根治するには手術が必要です。手術によってバンカート病変を修復することが目的ですが、個々の病態に合わせた手術法が選択されます。近年では関節鏡を用いたバンカート修復術が一般的に行われています。

術後は、装具固定を行い、術後翌日からリハビリを開始。通常、日常生活の動作は6週間前後で行えるようになります。軽めのスポーツでは術後3か月、コンタクトスポーツでは術後6か月が復帰の目安です。

◆反復性肩関節脱臼の手術方法◆

関節鏡視下バンカート修復術

1. 肩に1cm弱の小さな穴（2～3か所程度）を開ける
2. 肩の後方から関節鏡を、前方から器具を挿入する
3. モニターに映し出された映像を見ながら器具を操作する
4. スーチャーアンカー（縫合糸付きの特殊なビス）を骨に埋め込む
5. 付属の縫合糸で靭帯や壊れた骨を固定し、脱臼を修復する

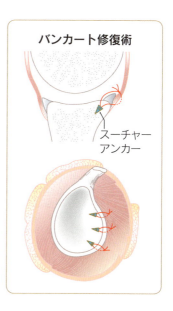

バンカート修復術
スーチャーアンカー

ここポイント！

装具をつけている間、尺骨神経麻痺に注意します。

術後は、リハビリとともに、**再脱臼を起こす日常の動作を避ける**ことが大切です。**患者さんのライフスタイルや性別**を考慮して、**肩甲骨の線よりも後ろで手を使わないように指導**しましょう。「物を取るときは体を回して体の前で取る」、「後ろに手をついて起き上がらない」、「ブラジャーはホックが前側のものやホックがないタイプのものを着用する」など、**具体的に指導**すると有用です。

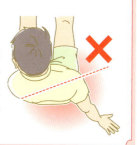

反復性肩関節脱臼

スポーツによる肩障害

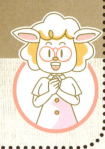

スポーツ文化の普及に伴って、スポーツで「肩をこわす」人が増加しています。野球やテニス、水泳など肩をまわすスポーツではけっして珍しいものではなく、肩の痛みや不安感のためにスポーツ活動に支障をきたします。

✻ 原因とメカニズム ✻

> 投球障害肩はテニス、バドミントン、バレーボールなどのスポーツで、サーブやアタック、スマッシュ、オーバーヘッド動作の繰り返しでも発生します。

スポーツによる肩障害で代表的な疾患は、投球障害肩。野球などの投球動作の繰り返しで生じ、強い痛みで投球が困難になった病態です。

投球動作は5つの相に分解されます。コッキング期の最後には肩は完全に後ろにねじ上げられた状態になり、肩関節内部で腱板関節面と後方関節唇の衝突が起こり、腱板断裂、関節唇損傷が発生しやすくなります。加速期からフォロースルー期にかけては、後方関節包に強い牽引力がかかるため、後方関節唇損傷や関節窩縁下方の骨棘形成が生じやすくなります。これらの病変が単独または重複して起こります。

発育期の、主に野球における肩障害として、リトルリーガーズショルダーが多く発生します。

◆リトルリーガーズショルダー（上腕骨近位骨端離開）◆

- 引っ張る力
- 骨端線が離開
- ねじる力

骨端線が閉じる前（10～15歳）では、過度の投球動作の繰り返しにより骨端線の離開を引き起こす

◆投球動作の5つの相◆

| ワインドアップ期 | コッキング期 | 加速期 | 減速期 | フォロースルー期 |

⇒腱板断裂
　94ページ

症状

- 投球動作で肩に痛みが出る（投球時痛）。また肩の引っかかり感、ずれるような感じ、だるさなど違和感が起こる場合もある
- 症状が強くなると、日常生活動作や安静時にも痛みが起こる

問診では症状に加え、原因となったスポーツの開始時期、経験年数、ポジションなどを確認します。病変の原因となっていると思われる部位に局所麻酔剤を注入して投球動作を行い、症状の改善がみられるかどうかで病態を絞り込む「投球テスト」を行うこともあります。

治療法

【保存療法】

まずは保存療法を行い、投球を禁止して肩周囲の安静をはかります。痛みの強い場合は一定期間、局所麻酔剤、ステロイド注射などによる薬物療法で疼痛緩和処置を行います。運動療法では、腱板と肩甲骨周囲の筋力トレーニング、肩関節後方構成体を中心としたストレッチングを行い、投球フォームを改善します。これらの保存療法で大半の場合、症状の改善がみられます。

【手術療法】

保存療法を3～6か月間行っても症状の改善がみられない場合には、手術を検討。投球障害肩には、様々な病変が存在するため、それぞれの病変に対して処置を行っていくことになります。

腱板断裂に対しては腱板のデブリドマン（創傷部の異物を除去し、感染・壊死組織を切除）や腱板修復術、関節唇損傷に対してはバンカート修復術を行います。手術は、関節鏡を用いた手術が一般的です。

⇒問診から診断までの流れ
　8ページ
⇒バンカート修復術
　101ページ
⇒腱板修復術
　97ページ
⇒関節鏡
　36ページ

ここポイント！

投球障害肩は、**肩の使い過ぎ**や**運動前後のストレッチ不足**、また**投球フォームの問題**などが関連しています。患者さんに十分に理解してもらい、症状改善や再発予防のためのリハビリを指導しましょう。

また、**患者さんが子ども**の場合は、スポーツへの復帰を焦ることもあります。**治療の必要性**を子どもの年齢に応じてわかるように説明するとともに、**精神的なケア**に配慮します。家族（両親）への説明と協力を得ることも大切です。

> ADLを高める

肩甲帯と肩関節の運動

　肩甲帯は上肢の土台です。肩甲帯周囲の筋肉が硬くなると、肩や肘の障害につながりやすくなります。まず、十分に緩めてから、肩の関節を安全な方向に動かす練習を行います。肩関節で脱臼が起こりやすい動きは、内旋と内転です。

◆ 肩甲帯の筋肉を緩める運動

仰向けに寝て力を抜き、肩甲骨の挙上運動、屈曲運動を行います。ゆっくりと、動かす速さを調節しながら行うと安全です。Ａの挙上運動は、肩がベッドを這うようなイメージで、Ｂの屈曲運動は、肩の真上で両手のバランスをとりながら行うと効果的です。

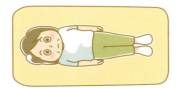
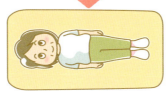

Ａ 肩を頭上へ、すくめるように動かし、次に首を長くするように足下に動かす

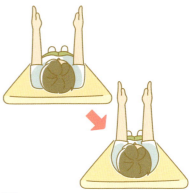

Ｂ 肘を伸ばして力を抜き、指先を天井に近づけるように肩を床から離す

◆ 肩関節の内・外旋運動

背筋を伸ばして座り、あごを引き、肩の力を抜いて行います。腕を閉じる時は、はじめはできるところまでで、徐々に体につくように、ゆっくり可動域を広げていきます。

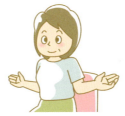

１ 肘を脇につけたまま、腕を外側に広げる

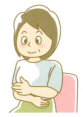

２ 内側に閉じ、ゆっくり繰り返す

◆ 肩関節の複合運動

肘を曲げて行うことで、外転運動に取り組みやすくなります。掌がいつも顔・頭の方に向いているような動きをすれば、安全で、よい動きが身につきます。

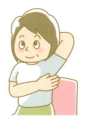

１ 右手は胸の前、左手は頭の後ろにかまえる

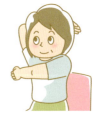

２ 掌が常に顔・頭を向いているようにしながら、左右をゆっくり入れ替える。適宜、繰り返す

運動禁忌　●急性炎症　●新鮮骨折　●痛みが強い時　●皮下血腫・浮腫　●全身状態が悪い時

第5章
肘疾患とケア

　肘は肩と連携し、上肢の舵取り役として手を最適な位置に運ぶ役割を果たしています。例えば食事動作においては、肘を伸ばし前腕を回内して物をつかみ、前腕を曲げながら回外して口に運びます。骨折などの外傷が発生しやすい部位ですが、筋力的に伸展力より屈曲力が強いので、固定期間中などに屈曲拘縮が生じやすく、管理技術が重要です。

肘関節と疾患

骨折や小児の亜脱臼など、外傷が多い部位です。屈曲拘縮が起こりやすいので固定期間を最小限にして、早期に運動を開始するとともに、不安定性が生じると機能障害が起こるので、固定中の患肢の管理が大切です。

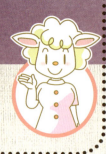

✻ 肘疾患の種類と特徴

肘関節は、1つの関節包の内側に、上腕骨と尺骨の間の腕尺関節、上腕骨と橈骨の間の腕橈関節、橈骨上端の関節環状面と尺骨上端の間の近位橈尺関節の3つの関節がある複合関節です。腕尺関節と腕橈関節は主に腕の屈伸運動を、近位橈尺関節は前腕の回旋運動（回外、回内）を担っています。

肘がどのような屈曲位でも回旋運動ができるのは、上腕骨遠位端の特殊な形状によります。内側は糸巻き型の上腕滑車で、外側は半球系の上腕骨窩で、それぞれ尺骨と橈骨に接しています。

関節の安定性を維持しているのは、骨の構造と内側側副靱帯、外側側副靱帯、橈骨輪状靱帯です。これらのいずれかが断裂すると、関節面が接触しなくなり脱臼が生じます。特に、靱帯の発達が未熟な小児は、手を引っ張られた時に橈骨頭が輪状靱帯から外れそうになる肘内障がよく起こります。

小児に多い上腕骨外顆骨折（じょうわんこつがいかこっせつ）で、整復・固定後、腫れや痛みがどんどん強くなる場合は緊急を要します。肘関節前方の血管や神経が骨片に引っかかり、フォルクマン拘縮という重大な症状を起こしている可能性があります。

肘周囲はたくさんの神経が通っているため、外傷の治療においては正しい整復・固定が要求されます。神経損傷が起こると、知覚だけでなく前腕、手首、手指の運動が障害される恐れがあります。

⇒上肢
　Ⅻページ
⇒フォルクマン拘縮
　56、295ページ
⇒変形性肘関節症
　108ページ
⇒離断性骨軟骨炎
　110ページ

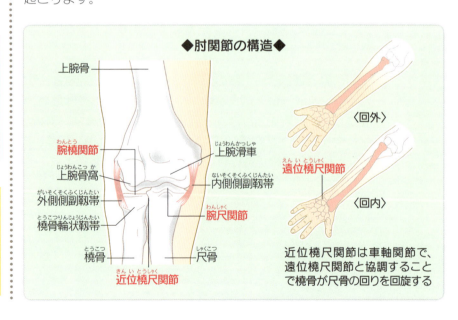

◆肘関節の構造◆

◆肘疾患の主な種類と特徴◆

	特　徴	症　状
変形性肘関節症 （へんけいせいちゅうかんせつしょう）	老化、使い過ぎなどにより、肘関節の軟骨が変性する疾患。肘を酷使するスポーツや仕事に多い	肘の運動時痛、しびれ、だるさなど
離断性骨軟骨炎 （りだんせいこつなんこつえん）	投球動作など外反ストレスの繰り返しにより、軟骨下骨に壊死が生じる。11〜14歳に好発	肘関節の違和感、腫れ、伸展制限など
肘靱帯損傷	関節脱臼で生じる内・外側側副靱帯損傷と、野球肘と呼ばれる内側側副靱帯の機能不全がある	肘関節の腫れ、圧痛、不安定感など
肘内障 （ちゅうないしょう）	小児の手を引っ張ることで起こる、肘の輪状靱帯のめくれ上がり。1〜3歳の男児に多い	引っ張った時の肘関節の疼痛など
上腕骨上顆炎	上腕骨外側上顆部に起こることが多い腱や筋群の炎症。別名テニス肘。30〜50歳代に好発	肘関節外側の疼痛など

第5章　肘疾患とケア

◆肘関節の徒手テスト◆

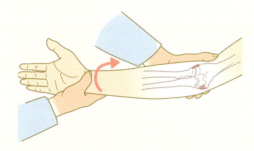

外反ストレステスト
肘関節を保持した状態で、前腕を回外位に保ちながら外反ストレスをかけ、痛みを誘発し内側側副靱帯の不安定性を調べる

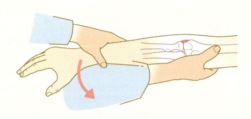

内反ストレステスト
肘関節を保持した状態で、前腕を最大回内位に保ちながら内反ストレスをかけ、痛みを誘発し外側側副靱帯の不安定性を調べる

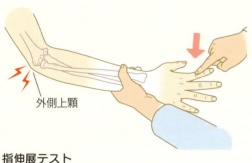

外側上顆

指伸展テスト
前腕を固定し、示指または中指を伸ばした状態で、指を曲げるように抵抗を加え、外側上顆の痛みを誘発する

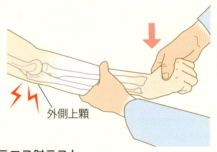

外側上顆

テニス肘テスト
前腕を保持し、拳をにぎった状態で患者は手関節を背屈させる。手関節が内側に曲がるように抵抗を加え、外側上顆の痛みを誘発する

肘関節と疾患

変形性肘関節症

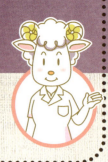

股関節や膝関節など荷重関節に比べて、非荷重関節である肘関節は変形性関節症の発生頻度は低いと考えられています。ただし、同じ非荷重関節の肩関節や手関節に比べると、多くみられる傾向があります。

原因とメカニズム

変形性肘関節症は、肘関節の軟骨が老化や磨耗、使い過ぎなどによって変性していく疾患です。主に上肢を多く使うスポーツ（野球、テニス、柔道など）や、重労働（重いものを運ぶなど）で、肘関節を酷使したときに発生。スポーツや重労働以外にも、肘関節の脱臼や骨折などの外傷が誘因となることもあります。

肘の変形が進行すると、関節の動きが制限され、食事や洗顔などADLに大きく支障が出ます。また、放置していると、肘関節の変形が進んで骨棘が生じ、肘部管症候群を併発することもあります。

症 状

- 肘を動かしたときに、肘周囲に痛み、しびれ、だるさが出る
- 肘を最大に曲げたときに痛みが強くなり、安静にすると軽減する
- 肘が急にある角度で動かず固まった状態になり、少しでも動かそうとすると激痛を生じる（ロッキング）
- 食事をする、服を着る、顔を洗うなど日常生活の動作に支障が出る

このような自覚症状とともに、問診では職業歴、スポーツ外傷の有無、これまでの外傷歴などを把握。画像所見では単純Ｘ線像で、関節裂隙の狭小、骨棘

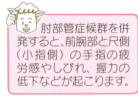

肘部管症候群を併発すると、前腕部と尺側（小指側）の手指の疲労感やしびれ、握力の低下などが起こります。

⇒問診から診断までの流れ
　8ページ
⇒骨折・脱臼
　42ページ
⇒肘部管症候群
　188ページ
⇒単純Ｘ線
　22ページ

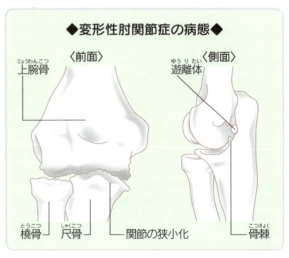

◆変形性肘関節症の病態◆
〈前面〉　〈側面〉
上腕骨　遊離体
橈骨　尺骨　関節の狭小化　骨棘

形成、橈骨頭の肥大、軟骨下骨の硬化が認められ、関節内遊離体（関節ねずみ）がみられることもあります。

＊ 治療法

【保存療法】

　痛みや可動域制限が軽度で、日常生活に支障が少ない場合は保存療法を選択します。肘の安静を保ち、痛みの軽減には非ステロイド性消炎鎮痛薬の内服や貼付剤・塗布剤の外用を行います。ヒアルロン酸製剤の関節内注射を行うこともあります。

　必要に応じて三角巾や副子で固定し、患肢の安静を保ち、また肘関節の変形や不安定性がみられる場合は肘固定装具の着用がすすめられます。さらに、運動療法により可動域訓練や筋力強化訓練を行います。

【手術療法】

　痛みが強い、ひっかかりで動作が不安、屈曲が困難などで日常生活の支障が大きい場合は、手術も検討されます。手術は、主に関節鏡視下で遊離体摘出術や肘関節形成術が行われます。また、頻度は少ないですが、人工肘関節置換術が選択される場合もあります。

◆変形性肘関節症の手術の種類と適応◆

関節鏡視下手術（関節鏡視下遊離体摘出術・肘関節形成術）
- 方　法　内視鏡を使い、遊離体の摘出や骨棘・滑膜を切除
- 対　象　ADLの制限が著しい
- 特　徴　低侵襲で早期復帰が可能
  - 効果の持続が短い場合がある

人工肘関節置換術
- 方　法　肘関節を摘出して、人工関節に変える
- 対　象　関節裂隙の狭小化が著しい。60歳以上が目安
- 特　徴　痛みを取り除く効果が高い
  - 耐久性に問題。術後は2.5kg程度のものしか持てない

> 三角巾、副子、肘固定装具を使用する場合は、清潔の保持に注意が必要です。

> 装着時には、皮膚の異常の有無も観察します。

> 一般的に屈曲制限が110度以上になると、日常生活に支障をきたすといわれています。

⇒関節内注射　313ページ
⇒三角巾・副子固定　293ページ
⇒肘固定装具　300ページ
⇒関節鏡　36ページ

ここポイント！

　変形性肘関節症は退行性疾患のため、**保存療法で完治には至らない**ことを患者さんに十分説明し、理解してもらうことが重要です。その上で、**日常生活で肘を使い過ぎない**ように指導します。

　術式により異なりますが、患肢は3〜7日間、装具を使用して固定します。固定期間中や人工関節を置換している場合は、**肘の安静も必要**ですが、むくみや拘縮の予防のため、**手指はできるだけ動かすように指導**が必要です。

　状態に応じて、食事や入浴などの**日常生活の介助方法を検討**していきます。

第5章　肘疾患とケア

変形性肘関節症

離断性骨軟骨炎

成長期のスポーツ障害の代表的な疾患です。いわゆる「野球肘」と呼ばれる疾患の1つで、幼少時から野球の盛んな我が国では、野球少年の投手に好発。治療に長期を要し、進行すると野球を断念せざるを得ないこともあります。

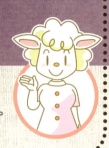

✱ 原因とメカニズム

離断性骨軟骨炎は、成長期の未熟な関節軟骨に、野球の投球動作などで外反ストレスが繰り返しかかることによって、上腕骨小頭に圧迫力や剪断力が加わり、軟骨下骨が壊死する疾患です。二次的に関節軟骨に亀裂や変性も発生します。

進行すると病巣部の骨軟骨片が遊離して関節内遊離体（関節ねずみ）となり、関節内の炎症（滑膜炎）を起こします。また、重症化すると、将来、変形性肘関節症への移行が危惧されます。

主な症状は、

- 運動時や運動後、肘関節に痛みや違和感、腫れが出る
- 肘の曲げ伸ばしが制限されるようになる
- 肘が急にある角度で動かず固まった状態になり、少しでも動かそうとすると激痛を生じる（ロッキング）
- 進行すると、運動時以外にも痛みが生じる

> 好発年齢は11～14歳（小学校高学年から中学校低学年）で、野球以外に剣道、テニスなどのスポーツでも発症がみられます。

> 初期は、痛みを我慢すれば運動を続けられるため、医療機関への受診が遅れがちです。

✱ 検査・診断

問診、視診で症状を把握して、触診で上腕骨小頭部に圧痛があれば、離断性骨軟骨炎の可能性を考え、画像検査で確定診断を行います。単純X線像により、病期は進行度に応じて、透亮型、分離型、遊離型の3つに分類されます。

> 初期には、単純X線では病変が確認できないことがあるため、必要に応じてCTやMRIを行います。

⇒変形性肘関節症
　108ページ
⇒整形外科疾患の診断
　8ページ

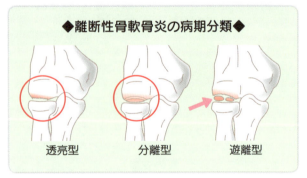

◆離断性骨軟骨炎の病期分類◆

透亮型　分離型　遊離型

透亮型 小頭に骨透亮像（骨が薄い部分）がみられる

- 分離型　病巣部が母床（上腕骨）から分離している
- 遊離型　病巣部が完全に上腕骨から遊離している

✽ 治療法

【保存療法】

透亮型や成長軟骨板が閉鎖していない場合は、自然治癒を期待し、保存療法で経過観察します。3か月程度、投球などはもちろん、遊具運びも禁止し、自宅外では副子を装用。画像検査で修復像がみられれば、ときどき副子をはずし、運動療法を開始し、肘の自動運動を行います。

【手術療法】

保存療法を行っても、6か月以上症状の改善がみられない場合は手術を検討。主に分離型や遊離型で、特に進行している場合は、スポーツへの復帰や将来的に障害を残さないために手術がすすめられます。

◆離断性骨軟骨炎の手術の種類と適応◆

デブリドマン・ドリリング
- 方　法　関節鏡を使い遊離体除去、病変部の汚染組織除去、軟骨欠損部の出血を促し癒合を促進
- 対　象　関節の適合性が保たれている比較的小さな病変
- 特　徴　手術創が小さく、術後早期からリハビリが可能

　治療効果が長く続かないことがある

自家骨軟骨移植術
- 方　法　膝や肋骨軟骨部移行部から軟骨を欠損部に移植
- 対　象　大きな病巣や肘の不安定性をきたす軟骨欠損
- 特　徴　良好に再建された関節では機能回復も良好

　採取部の軟骨を犠牲にしなければならず、二段階手術も必要

> 副子の装用方法・患肢の清潔の管理を本人や家族に指導します。

> 装着時には、皮膚の異常の有無も観察します。

⇒副子　294ページ
⇒関節鏡　36ページ

ここポイント！

　スポーツへの早期復帰を目指すだけでなく、**患児の成人後の生活や仕事など将来を考慮して治療方針を決定**することが重要です。

　スポーツへの復帰は、保存療法で治療開始後1年～1年半程度、手術療法で術後6～10か月程度が目安です。**自己判断や監督・コーチなどの指導者の指示で投球動作などを再開し、症状が悪化**することが多くあります。治療には、指導者、家族、患者さん本人の十分な理解が必要です。

　患者さんは多感な年齢の子どもであり、スポーツができないことへの焦りが出ることもあるので、**精神的な面でもサポート**しましょう。

> 腕全体を
> なめらかに

肘関節・前腕の運動

　肘関節の可動域は屈曲145度ですが、ADL（日常生活動作）においては90度以上の屈曲が非常に重要だと考えられています。また、わずか10度でも可動域が広がると、ADLにも大きな改善がみられることが報告されています。肘だけでなく、前腕、手首までなめらかに動かします。

◆ 肘関節の屈曲・伸展運動

単純な肘の曲げ伸ばしですが、ゆっくり、丁寧に行うことが大切です。速く動かしたり、反動をつけると肘関節や周囲の軟部組織にダメージを与えます。

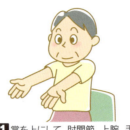
1 掌を上にして、肘関節、上腕、手を、無理のない範囲でゆっくり伸ばす

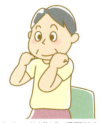
2 肘をゆっくり曲げ、手関節も掌屈させて指先を肩に近づける。徐々に肩につくよう可動域を広げていく

◆ 肘関節の屈曲・伸展運動

指を組んで肘の曲げ伸ばしを行います。指を組むことで左右のバランスや、前腕・手首との連動が意識しやすくなります。

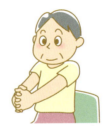
1 指と指の間をしっかり広げて指を組み、ゆっくり肘を伸ばす

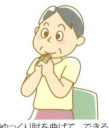
2 ゆっくり肘を曲げて、できるだけ胸に近づける

◆ 前腕の回内・回外運動

肘の近位橈尺関節（とうしゃくかんせつ）と、手首の遠位橈尺関節がスムーズに動くことによって、前腕の回内・回外運動が可能になります。腕を伸ばした状態で、交互にゆっくり回転させます。

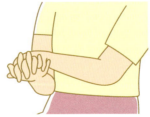
1 指をしっかり組んだまま、前腕を右にねじる

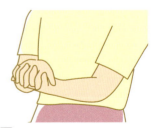
2 ゆっくり戻して左にねじる。適宜繰り返す

運動禁忌 ●急性炎症 ●新鮮骨折 ●痛みが強い時 ●皮下血腫・浮腫 ●全身状態が悪い時

第6章

手関節・手疾患とケア

　日常生活で様々な役割を果たす手は、その構造もまた複雑です。27個の骨、指の曲げ伸ばしを行う18本の腱、掌を開く筋肉から成り、小さな部位に密集するように指先まで神経が張りめぐらされています。様々な日常動作を担っているだけに外傷の起こる頻度も高く、また、使い過ぎや老化による退行性疾患も増えています。

手関節・手と疾患

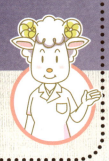

手には、大きく分けて大切な機能が2つあります。まず「把持」。物をつまんだり、握ったりできる機能です。もうひとつは「識別知覚」で、人間は霊長類のなかでも、すぐれた触覚をもっているといわれます。

✲ 手関節・手疾患の種類と特徴

掌の皮膚は、手の甲の皮膚と違ってあまり動きません。これは、物をしっかりと握れるよう、靭帯によって深部の構造に固定されているためです。

⇒手の腱損傷
　118ページ
⇒三角線維軟骨複合体損傷
　122ページ
⇒手根管症候群
　184ページ
⇒Dupuytren拘縮
　124ページ
⇒母指CM関節症
　126ページ

手の運動には、たくさんの筋肉や腱が関わっています。前腕に始まった筋肉が腱となって手指に達する外在筋や、起始も停止も手部にある内在筋。屈筋腱は掌側を、伸筋腱は背側を通って末節骨に達します。内在筋には、母指球筋、虫様筋、小指球筋があります。

屈筋腱のMP関節から先は、屈曲時の腱の浮き上がりを防ぐために腱鞘に覆われています。手関節の背側には伸筋支帯があり、伸筋腱を6つのコンパートメント（区画）に分けています。

さらに手は、接触した物の性質について情報を大脳に伝達するという大切な役割をもっており、指先の腹の部分は「第2の目」ともいわれます。大脳皮質の運動野と感覚野において手は広い領域をもち、緻密な神経支配がなされています。

それだけに、使いすぎや加齢変化で起こる変形性関節症や腱鞘炎など疾患が多岐にわたりやすいといえます。

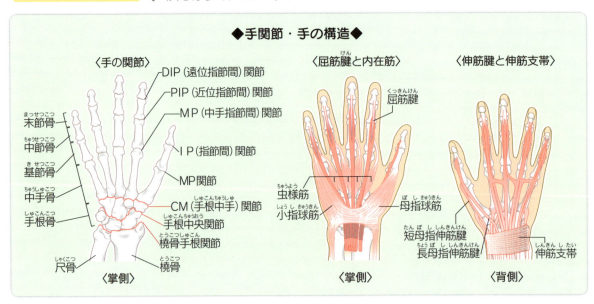

◆手関節・手の構造◆

◆手関節・手疾患の主な種類と特徴◆

		特徴	症状
	手の腱損傷	手指や手関節を伸展・屈曲する腱が外傷や変性により損傷。その部位の自動運動が不能になる	異常指位、自動運動困難、筋力低下など
	三角線維軟骨複合体損傷	外傷や加齢変性により、手関節の小指側にある靱帯構造、三角線維軟骨複合体に生じる損傷	運動時痛、安静時痛、手が抜ける感じなど
	手根管症候群	正中神経が手根管内で圧迫されて起こる手関節部の絞扼（こうやく）性神経障害。中高年女性に多い	手指のしびれ・疼痛、可動域制限など
	Dupuytren拘縮	手掌腱膜が肥厚、短縮して、指の屈曲拘縮が起こる原因不明の疾患。50歳以上の男性に多い	手掌のしこり・疼痛、指の屈曲拘縮など
	手根不安定症	手根骨間の靱帯の断裂や弛緩により、手根骨の配列が不安定になる疾患の総称	手関節痛、可動域制限、脱力感など
	尺骨突き上げ症候群	尺骨が橈骨より長いために、三角線維軟骨複合体などにぶつかって手関節痛が起きる疾患群	手関節尺側の運動時痛、回内外制限など
	月状骨軟化症（キーンベック病）	何らかの原因で月状骨への血流が途絶えて壊死が起こる。手を酷使する青壮年層に多い	手関節背側、月状骨相当部の圧痛、動作時痛など
変形性関節症	遠位橈尺関節症	尺骨や橈骨の遠位端骨折や、遠位等尺靱帯の損傷により関節が不安定となり関節症に至る	前腕の回旋時痛、回旋制限など
変形性関節症	変形性手関節症	手関節部の外傷や月状骨軟化症などに続発して起こる手関節部の変形性関節症	手関節部の疼痛など
変形性関節症	母指CM関節症	母指を動かす働きをする母指の付け根の関節に発症する変形性関節症。中年以降の女性に多い	母指の疼痛、腫れ、変形など
変形性関節症	Heberden結節	DIP関節（指先から1番目の関節）に発症する変形性関節症。手の変形性関節症で最も高頻度	指の疼痛、腫れ、変形など
変形性関節症	Bouchard結節	PIP関節（指先から2番目の関節）に発症する変形性関節症。Heberden結節に伴うことが多い	指の疼痛、腫れ、変形など
腱鞘炎（けんしょうえん）	ばね指（屈筋腱腱鞘炎）	手の使いすぎによる炎症で、腱の通るトンネル（腱鞘）や腱が肥厚し、指伸展時に弾発現象が起こる	母指IP関節、他指のPIP関節の屈伸時の弾発など
腱鞘炎	強剛母指（小児のばね指）	長母指屈筋腱が肥大し、腱鞘の通過障害が生じる。1～2歳頃まで。先天性素因の関与の可能性	母指IP関節の伸展制限、弾発現象など
腱鞘炎	de Quervain病	手の使いすぎにより、母指の腱の腱鞘炎が発生し疼痛が起こる。周産期や更年期の女性に多発	母指運動時の手関節の痛み、腫れなど
腱鞘炎	化膿性腱鞘炎	DIP、PIP、MP関節の掌側の皮下組織は薄いため、外傷により屈筋腱鞘に化膿が発生しやすい	指の腫れ、発赤、熱感、伸展時痛、屈曲拘縮など

第6章　手関節・手疾患とケア

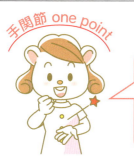

手関節 one point

手の骨の配列は平面的ではなく、掌に卵をソフトに包み込むような美しい曲線を縦横に描いています。これを「手のアーチ」といい、これが働くことで物を自由に、確実に把持することができます。

手関節・手の観察

手関節、手、指に、変形や腫脹はないかよく観察します。特に、手部や手指の変形は顕著で、症状や疾患を推定できます。

手関節が屈曲したままの状態になる下垂手がみられれば、橈骨神経麻痺が疑われます。DIP関節が屈曲して腫れていればマレット（槌指）変形で、突き指、屈曲伸筋腱の断裂、末節骨骨折などが疑われます。DIP関節の屈曲とともにPIP関節が伸びきっているのはスワンネック変形で、逆に、DIP関節の伸展とともにPIP関節が屈曲するのはボタン穴変形で、ともに関節リウマチで多く起こります。また、DIP関節の腫脹変形は、ヘバーデン結節によるものと考えられます。

腫脹は、部位や広がり方を観察すると、病態をとらえることができます。母指のつけ根のCM関節や指の関節が腫れていれば、変形性関節症の可能性が高いといえます。また腱鞘に沿って腫脹がみられれば、腱鞘炎が疑われます。

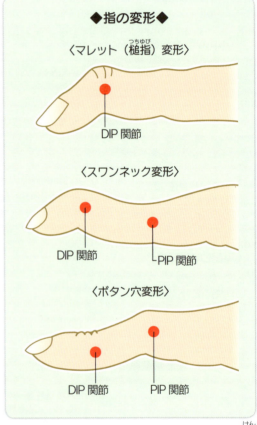

◆指の変形◆

〈マレット（槌指）変形〉
DIP関節

〈スワンネック変形〉
DIP関節　PIP関節

〈ボタン穴変形〉
DIP関節　PIP関節

> 手関節の背側は、ガングリオンの好発部位です。腫瘤（しゅりゅう）なども見逃さないように、しっかり観察しましょう。

⇒橈骨神経麻痺　304ページ
⇒関節リウマチ　242ページ
⇒ヘバーデン結節　126ページ
⇒変形性関節症　126ページ
⇒手根管症候群　184ページ

触診と徒手テスト

手根管を叩くと、しびれが指尖に放散するティネルサインがみられるときは、手根管症候群を疑います。また、手や手指の圧痛は、変形性関節症、骨折、偽関節などの病変部位に一致します。徒手テストとしては、痛みの誘発テストや筋力テストを行います。

◆手関節・手の徒手テスト◆

手関節・手の誘発テスト

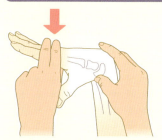

フィンガーエクステンションテスト
手関節を曲げた状態で患者さんに指を伸ばしてもらい、その指に圧力を加えて手関節の不快感を誘発する

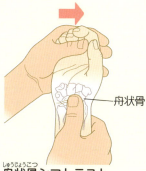

舟状骨

舟状骨シフトテスト
片手で手首をつかみ母指で舟状骨を押さえた状態で、もう一方の手で掌をつかんで、手関節を尺屈軽度背屈から橈屈軽度掌屈へと動かし手首の不安定性をみる

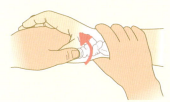

グラインドテスト
母指を握り、第1中手骨を指の付け根方向に押しながら回旋させ、母指CM関節症などの痛みを誘発する

手指の徒手筋力テスト

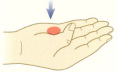

母指対立筋（正中神経支配）
母指の先を小指の先に近づけてもらい、矢印の方向に力を加える

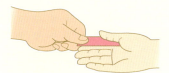

母指内転筋（尺骨神経支配）
掌と母指の間に紙をはさんでもらい、それを引き抜く

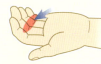

浅指屈筋（正中神経支配）
基節骨を固定した状態でPIP関節を曲げてもらい、矢印の方向に力を加える

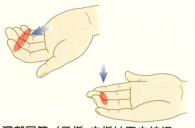

深部屈筋（示指、中指は正中神経、環指、小指は尺骨神経支配）
中節骨を固定した状態でDIP関節を曲げてもらい、矢印の方向に力を加える

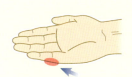

小指外転筋（尺骨神経支配）
小指を外転させてもらい、矢印の方向に力を加える

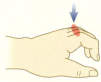

総指伸筋（橈骨神経支配）
手背を固定した状態でMP関節を伸展させてもらい、矢印の方向に力を加える

手の腱損傷

腱の断裂には、鋭利な刃物で切ったり機械などに挟まれて起こる開放性損傷と、腱の変性が基盤にある皮下断裂とがあり、切れた腱の役割りに一致して指の運動障害が起こります。開放性損傷は、早期に手術が必要な場合もあります。

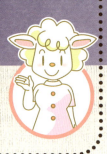

✻ 原因とメカニズム

　手の腱には伸筋腱と屈筋腱があり、それぞれ手指と手関節を伸展する役割、屈曲する役割を担っています。この腱が外傷や変性などによって断裂すると、手指や手関節の自動伸展と自動屈曲が不可能となり、機能障害を残すことになります。伸筋腱損傷、屈筋腱損傷はそれぞれ損傷部位をzoneに分けて分類します。

　腱損傷には発症原因により、刃物やガラスなどによる鋭的損傷、プレス機などによる圧挫損傷、皮膚の開放創を伴わない鈍的外傷で生じる損傷、変性疾患（変形性関節症や関節リウマチなど）や骨折などによって起きた骨と関節の変形に伴う腱の摩耗による損傷があります。

　手関節部では、関節リウマチで滑膜炎が起こり腱が変性して、伸筋腱断裂を生じることが多くみられます。数か月の経過で、小指から環指（薬指）・中指と橈側に皮下断裂が進行するのが特徴です。

⇒変形性関節症
　126ページ
⇒関節リウマチ
　242ページ

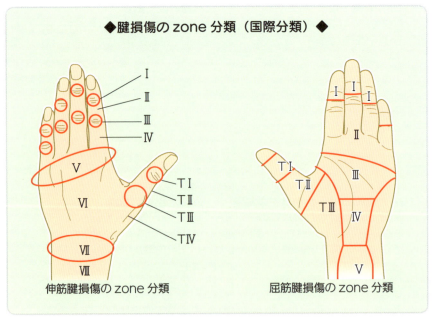

◆腱損傷の zone 分類（国際分類）◆

伸筋腱損傷の zone 分類　　屈筋腱損傷の zone 分類

✳ 症　状

損傷の程度により異なりますが、指の変形や異常指位、自動運動が困難、筋力低下などがみられます。

屈筋腱損傷

外傷やキーンベック病などに伴って生じます。指屈筋腱断裂では代表的な徴候として、手の力を抜いた状態で損傷した指が他の指より伸展位を取ります。深指屈筋腱断裂ではDIP関節（第1関節）の自動屈曲不能、浅指屈筋腱断裂では患指PIP関節（第2関節）が単独で自動屈曲不能となります。

伸筋腱損傷

骨折や変性疾患に伴って皮下断裂を生じます。指伸筋が断裂した場合は指屈曲位を取り、自動伸展不能となります。

ベネット骨折、槌指骨折（いわゆる突き指）、ボクサー骨折などの手指の骨折や、舟状骨骨折などに伴って生じます。関節リウマチなどの関節炎、変形性手関節症の骨棘による摩擦で生じることもあります。

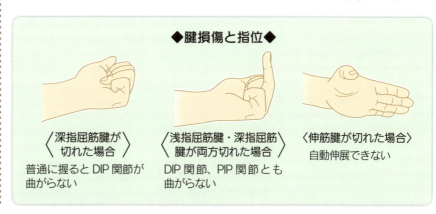

◆腱損傷と指位◆

〈深指屈筋腱が切れた場合〉
普通に握るとDIP関節が曲がらない

〈浅指屈筋腱・深指屈筋腱が両方切れた場合〉
DIP関節、PIP関節とも曲がらない

〈伸筋腱が切れた場合〉
自動伸展できない

✳ 検査・診断

⇒槌指
　116ページ
⇒問診から診断までの流れ
　8ページ
⇒徒手テスト
　117ページ
⇒画像検査
　22ページ

外傷の場合は、問診で受傷時の状況や負傷した部位を把握します。外傷がない場合は、キーンベック病、関節リウマチ、変形性手関節症などの既往を確認します。視診・触診によって、自動運動の状況を観察することで、どの腱が断裂しているか診断できます。

必要に応じて画像検査を行い、単純X線検査で骨関節損傷の有無、超音波検査で腱の滑走、CT検査で断裂や断端の位置を確認します。

✱ 保存療法

屈筋腱損傷

屈筋腱の部分断裂の場合には、腱自体の連続性があるので、保存療法が可能です。副子固定やギプス固定により腱の癒着を防止します。固定は3週間程度行います。

伸筋腱損傷

外傷による伸筋腱損傷も、損傷が激しい場合を除いて保存療法を行います。

徒手整復や副子、ギプスなどで伸展位固定を行います。槌指では、バネ式固定装具やプラスチック製固定装具が用いられます。

手指および手関節の拘縮を起こしやすいため、固定中も積極的に手指の運動を行うようにします。

⇒副子・ギプス固定
　294 ページ
⇒関節リウマチ
　242 ページ
⇒変形性関節症
　126 ページ

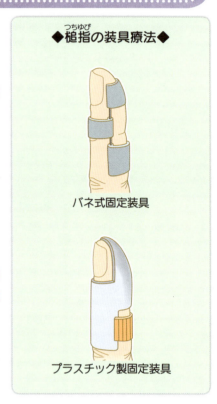

◆槌指の装具療法◆

バネ式固定装具

プラスチック製固定装具

✱ 手術療法

屈筋腱損傷

完全断裂の場合は、手術が必要です。できるだけ早期に腱縫合術を行います。腱の挫滅や感染がある場合は、創が治癒し、炎症が治まってから腱移植術を行います。

屈筋腱損傷は深指屈筋腱と浅指屈筋腱の癒着が生じやすいため、手術直後からゴムの力を利用した早期運動療法を開始します。

伸筋腱損傷

保存療法が無効な場合や損傷が激しい場合は、手術を行います。外傷によるもので、伸筋腱が実質部で断裂している場合は、腱縫合術が検討されます。関節リウマチ、変形性手関節症など外傷のない伸筋腱皮下断裂の場合は、腱移行術や腱移植術が行われます。

◆腱損傷の主な手術◆

腱縫合術 糸を用いて断裂した腱を縫合する
腱移行術 隣接する健常な腱を用いて断裂した腱を縫合・固定する
腱移植術 長掌筋腱など体の他の部分から腱を採取して移植する

術前・術後に患肢挙上を指導します。患肢挙上には枕、三角巾、ストッキネット、アームスリングなどを使います。

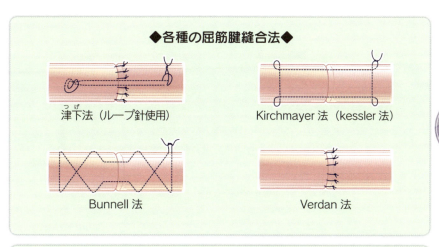

◆各種の屈筋腱縫合法◆
- 津下法（ループ針使用）
- Kirchmayer法（kessler法）
- Bunnell法
- Verdan法

⇒三角巾 293ページ
⇒ストッキネット 295ページ

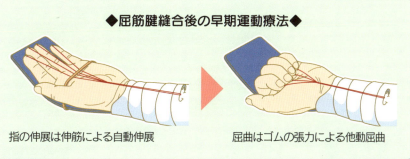

◆屈筋腱縫合後の早期運動療法◆

指の伸展は伸筋による自動伸展　▶　屈曲はゴムの張力による他動屈曲

第6章 手関節・手疾患とケア

ここポイント！

　治療には患者の年齢や職業などの社会的背景に配慮して、**社会復帰をサポート**することが大切です。
　手術を行った場合、**修復した腱の術後再断裂を防ぐためには、腱にストレスが加わる指の動きや危険肢位を十分に理解してもらう**ことが大切です。例えば、指を反らす、重い物をつかんで持つなどの動作に注意が必要です。ナースが理解したうえで介助や看護にあたるのはもちろんのこと、患者にも十分説明しましょう。
　また、術後は**腱の癒着を防ぐため、リハビリ**が大切です。屈筋腱損傷では手術直後から早期運動療法を開始しますが、伸筋腱損傷では通常、術後、数週間の固定を行った後、リハビリ開始となります。医師の許可がおりたら、積極的なリハビリを指導しましょう。

手の腱損傷

三角線維軟骨複合体損傷

手首の小指側の部分での痛みの原因として、比較的多くみられる疾患です。従来は手首の捻挫と片づけられてしまいがちな疾患でしたが、なかなか回復しない手関節尺側部に起こる痛みの原因として判明してきました。

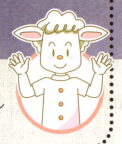

✳ 原因とメカニズム

三角線維軟骨複合体（triangular fibrocartilage complex：TFCC）は、手関節尺側（小指側）にある関節円板を含む靱帯構造です。三角線維軟骨複合体の役割は主に3つあり、手関節の尺側を安定させること、手首を各方向に動かすこと、手根骨と尺骨の間にかかる負荷を均等にするクッションとしての役割を果たすことです。

三角線維軟骨複合体損傷は、転倒して手をついたときなどの外傷や慢性的な使い過ぎ、加齢変性などによって起こります。

症状としては、
- 手首を曲げると、手関節の尺側（小指側）が痛む
- じっとしていても痛みが出ることがある（安静時痛）
- ドアノブを回す、蛇口をひねる、タオルを絞るなど、前腕をひねる動作で痛みが出る

> スポーツ外傷としては、テニスやバドミントンなどのラケットを使うスポーツの選手に多くみられるとされています。

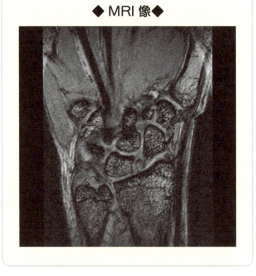

◆三角線維軟骨複合体の構造◆
- ハンモック構造
- 尺側側副靱帯
- 関節円板
- 三角靱帯
- 尺骨

◆MRI像◆

- 手首を動かすとポキポキと音がする
- 手首を使わなければ痛みは治まるが、手首を使うと痛みがぶり返す
- 重度になると、物を渡す動作や手首を動かし始めたときなどに手が抜ける感じが現れる

⇒徒手テスト
117ページ

検査・診断

⇒画像検査
　22ページ
⇒関節造影
　28ページ
⇒関節鏡
　36ページ

　徒手テストでは診断に有効な誘発テストが様々あり、尺屈テストや尺屈回外テストなどを行います。非外傷性の場合は、問診で職業やスポーツ歴、繰り返し動作の有無などを把握します。
　画像検査は単純X線、MRI、関節造影などを必要に応じて行い、損傷を診断します。詳細な診断には手関節鏡が有効です。

治療法

【保存療法】
　装具などによる保存療法で改善する場合が多くあります。安静を保持するため、外固定（手から上腕部分までのギプス固定）、手関節の弾力包帯固定、サポーター固定などが有効です。痛みがあれば、非ステロイド性消炎鎮痛薬の投与などの薬物療法を行います。

【手術療法】
　3か月以上保存療法を行っても症状が改善しない場合には、手術を検討します。手術は関節鏡視下三角線維軟骨複合体部分切除術や尺骨短縮術が一般的に行われています。最近では、三角線維軟骨複合体の関節鏡視下縫合術や再建術も行われるようになってきています。
　三角線維軟骨複合体損傷が陳旧化し、遠位橈尺関節の損傷が著しい場合には、関節固定術が適用されます。

装具で固定をしている間は、固定方法に応じて、洗面や排泄、入浴方法などを指導しましょう。

⇒ギプス固定
　294ページ
⇒包帯固定
　292ページ

ここポイント！

　ギプスによる外固定を行っている間は、指尖の腫れ、色調、運動、知覚や外固定による合併症の観察が大切です。また、**ギプス内は皮膚のかゆみや蒸れ**など、不快感が起こるので、**固定している皮膚や周辺の皮膚の清潔**に配慮します。
　保存療法で利き手を固定している間や、**利き手の手術**を行った場合は、食事、洗面などの**日常生活動作で介助**が必要になります。患者の状態に応じて、適宜サポートしましょう。

Dupuytren拘縮

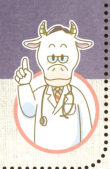

Dupuytren拘縮の発症には遺伝的要因が関係しているといわれ、北欧人に比較的多い疾患です。日本人では少ないとされてきましたが、近年では増加傾向がみられます。男女比は約7対1で、特に中年以降の男性に多くみられます。

✱ 原因とメカニズム

手掌（手の平）の皮膚は皮下にある線維性の手掌腱膜により、動きにくく、物を握りやすくなっています。Dupuytren拘縮は、各指に向かって扇状に広がる手掌腱膜が肥厚収縮して指の屈曲拘縮を起こす原因不明の進行性の疾患です。糖尿病と合併しやすいことや抗てんかん薬の服用、アルコール依存との関係が指摘されていますが、因果関係は明らかではありません。

特に罹患しやすいのは、環指（薬指）と小指。線維化が広がると腱様の索状物として触れるようになり、MP関節、続いてPIP関節の屈曲拘縮が出現。症状が強いと、皮下の肥厚がPIP関節の背側、足底、陰茎背側にも起こることがあります。

> 半数以上が両側性の発症で、利き手からの発症が多いとされています。

> 初期では可動域制限はほとんどみられません。

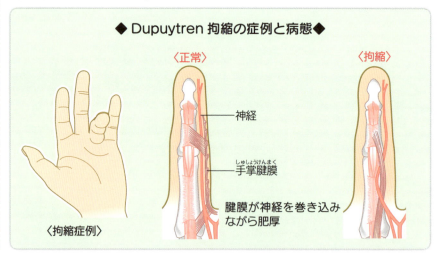

◆ Dupuytren拘縮の症例と病態 ◆

✱ 症状

⇒ MP関節・PIP関節 114ページ

- 手の平から指にかけて小さなこぶのような結節（しこり）ができる
- 結節はゴルフや野球の素振りでできるマメのような程度だが、進行す

- ると大きくなり、皮膚がひきつれて徐々に伸ばしにくくなる
- 指をひっかけやすい、大きな物を持ちにくい、両手を合わせにくい、洗顔の際に指が邪魔になるなどADLに支障が出る

治療法

問診、視診、触診でほぼ診断が可能。Dupuytren拘縮の家族歴、糖尿病の既往の有無、変形の進行の速さなどを把握し、結節や変形の程度を調べます。さらに結節と腫瘍の鑑別検査を行います。

手を机などの平らなところについて手掌部が浮かない程度の屈曲拘縮で、日常生活に支障がなければ、経過観察を行います。

屈曲拘縮がある程度進行し、手をついたときに手掌部が浮くようになると、手術を検討します。30度以上（MP関節、PIP関節）の屈曲拘縮が手術適応の目安です。拘縮やADL障害の程度などを考慮して、主に腱膜切離術や腱膜切除術が行われます。

手術は合併症のリスクが高く、手術操作の途中での指神経損傷が起こる可能性があります。また、術後は皮膚壊死にも注意が必要です。

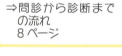
術後はリハビリや夜間伸展位固定などの装具療法を行います。

◆ Dupuytren拘縮の手術の種類と内容 ◆

腱膜切離術
方法　索状の腱膜を小切開で数か所切離する
　　　病的な腱膜の切離のみのため、再発の可能性が高い

腱膜切除術
方法　索状の腱膜を全切除する
　　　拘縮の程度によって切除範囲が変わり、手掌腱膜を切除するだけの場合から皮膚も一緒に切除する場合まで様々である。皮膚を切除する場合は、皮膚を延長するための形成術などを同時に行う。皮膚の欠損が大きい場合には、皮膚移植を行う場合もある

⇒問診から診断までの流れ
　8ページ

ここポイント！

進行性の疾患のため、徐々に悪化しますが、進行の速度や程度には個人差があります。あまり進行すると、手術が難しくなるため、適切な時期に手術を受けることが勧められます。

ただし、術後、完治する場合もあれば、2～3年で再発する場合など様々です。一般的に再発傾向は高く、特にPIP関節での再発例が多くみられます。変形が高度になると、切断を余儀なくされることもあり、術前に患者に再発のリスクを十分に説明しておくことが重要です。

術後は、食事や洗面などADLのサポートが必要です。また、手関節の拘縮予防のために可能な範囲での積極的な手指の自動運動を指導しましょう。

手の変形性関節症

手指に起こる変形性関節症は、中高年の女性に多いのが特徴。発症頻度が高い順番は、ヘバーデン結節、母指CM関節症、ブシャール結節です。手指はよく使う部位であるため、症状によっては日常生活に大きな支障をきたします。

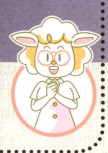

原因とメカニズム

手関節に起こる変形性関節症は、指関節の骨を覆う軟骨がすり減って、痛みや変形が出現します。発症する部位によって分類され、DIP関節に起こるものをヘバーデン結節、PIP関節に起こるものをブシャール結節、また親指の付け根の関節（母指CM関節）に起こるものを母指CM関節症といいます。

ヘバーデン結節やブシャール結節は原因不明の疾患です。母指CM関節症は、使い過ぎや加齢変性によって、母指の関節軟骨が摩耗しやすくなるもので、進行すると母指に変形をきたします。

手指の変形性関節症が女性に多く起こる原因として、女性ホルモンの影響や、男性に比べて関節や靱帯が軟らかいため、手指の関節に負担がかかりやすいことなどが考えられています。

症　状

ヘバーデン結節・ブシャール結節
- ヘバーデン結節ではIP関節（指節間関節）・DIP関節に、ブシャール結節ではPIP関節に、痛み、腫れ、変形、可動域の制限が起こる
- 痛みで強く握ることが困難になる
- ヘバーデン結節ではDIP関節背側に水ぶくれのような透き通ったコブのようなもの（粘液嚢腫）を伴う場合もある

母指CM関節症
- 母指CM関節に痛みや腫れが起こる
- 筋力低下により、物をつまむ、ビンのふたを開ける、ドアノブを回す、タオルを絞るなど、母指に力を必要とする動作で強い痛みが出る

発症する部位に応じて、疼痛、変形、可動域制限などが起こります。

⇒ PIP 関節
　 114 ページ
⇒ DIP 関節
　 114 ページ
⇒ 母指 CM 関節
　 114 ページ

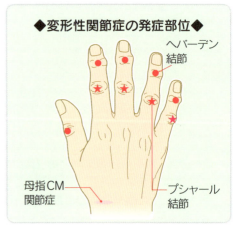

◆変形性関節症の発症部位◆
- ヘバーデン結節
- ブシャール結節
- 母指CM関節症

治療法

ヘバーデン結節・ブシャール結節

保存療法が原則として行われます。痛みの軽減には、非ステロイド性消炎鎮痛薬の内服、外用（塗り薬、貼り薬）などの薬物療法で対処します。ヘバーデン結節は痛みが強い場合には、関節を絆創膏やテーピング、副子などを使って固定し、安静を保ちます。

保存療法を行っても変形や痛みが強く、日常生活に支障をきたす場合は、手術を検討します。手術はヘバーデン結節では結節切除術や関節固定術など、ブシャール結節では関節軟骨移植術や人工関節置換術などが行われます。

母指CM関節症

症状の進行度に応じて治療法を選択しますが、基本的には保存療法が第一選択になります。痛みの軽減には薬物療法で、非ステロイド性消炎鎮痛薬の内服や外用（塗り薬、貼り薬）を行い、痛みが強い場合にはステロイドの関節内注射を行います。対立装具などの装具療法も有用です。

保存療法で症状が改善されない場合は手術を考慮します。手術は関節固定術や関節形成術などが行われます。

> ブシャール結節は関節が固まると手指が使いにくくなるので、固定せずに動かします。手を握ったり開いたりするグーパー運動を無理のない範囲で行うよう指導します。

⇒副子固定　294ページ
⇒整形外科の薬　308ページ
⇒関節内注射　313ページ

◆変形性関節症の主な手術◆

ヘバーデン結節
- 結節切除術：主に関節裂隙が比較的温存されている場合、骨棘や結節の切除を行う
- 関節固定術：関節の変形や拘縮が強い場合は、DIP関節を固定する

ブシャール結節
- 関節軟骨移植術：第2・第3CM関節より軟骨を採取し、中節骨関節面に移植する
- 人工関節置換術：PIP関節に人工関節を挿入し、関節機能を再建する

母指CM関節症
- 関節固定術：CM関節を固定することで安定化をはかる
- 関節形成術：関節の両側の骨の一部を切除して靭帯を再建する

ここポイント！

患者は中年以降の女性に多いため、家事をはじめとした**日常生活動作に大きく影響**します。そのため、治療には**家族の理解や協力**が不可欠です。特に**装具療法を行っている間の家事や入浴**など日常生活動作を指導しましょう。

容姿（外見）を気にしている人も多いのでメンタルにも細心の注意を払うようにします。

> 手関節・手疾患の

ポジショニング

> 骨折、腱損傷（けんそんしょう）、靭帯損傷（じんたいそんしょう）、手根管症候群などで、腫脹（しゅちょう）や熱感、疼痛（とうつう）、浮腫（ふしゅ）（しんしゅう）が強い場合は、患部を心臓より高くポジショニングします。これは、組織の侵襲による腫脹や、循環障害によるうっ血のために浮腫が強くなるのを防ぐためです。浮腫が強くなると、手指の運動が障害され、拘縮（こうしゅく）が起こる可能性があります。
> 　また、三角巾で患肢をつるす方法は、静脈血やリンパ液の滞りを招き、肩の拘縮の原因になるのであまり行いません。正しいポジショニングを指導しましょう。

◆ 夜間のポジショニング

大小の枕を重ねて患肢を上に乗せます。仰臥位の場合、下にする大きい枕の長さが、腋窩（えきか）から指先まであると疲れにくくなります。

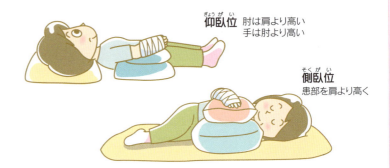

仰臥位（ぎょうがい）　肘は肩より高い　手は肘より高い

側臥位（そくがい）　患部を肩より高く

◆ 昼間のポジショニング

患肢を心臓より高くあげたままでは疲れるので、歩行時は患肢を頭の上に乗せます。座る時は机の前に座り、患肢を乗せて下垂（かすい）を防ぎます。

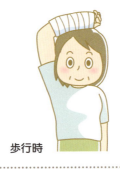 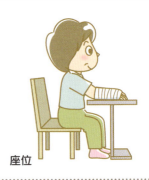

歩行時　　　　座位

◆ 悪いポジショニング

手は手関節より高く、手関節は前腕より高く、前腕は肘より高く、肘の遠位部は近位部より高く、近位部は心臓より高くが原則です。

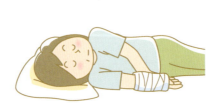 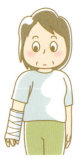

就寝時　患肢を下にしている　　歩行時　患肢が下垂している

第7章
骨盤・股関節疾患とケア

　上半身と下半身をつなぎ、生殖器や内臓を守る骨盤。骨盤に接し下肢の運動の始点となる股関節。この大切な部位の障害は、大きな可動性を有する股関節に多く起こります。その機能が損なわれると、歩行という人間の基本的な営みに関わりQOLを大きく左右するため、人工股関節置換術や人工骨頭置換術など、整形外科領域における積極的な挑戦が進められています。

骨盤・股関節と疾患

股関節は人体の最大荷重関節であり、立つ、歩くなど様々な動作に重要な働きをしています。機能が損なわれると、脊椎や膝関節にも影響が及び、QOLが著しく低下します。高齢社会において、その機能再建は大きなテーマといえます。

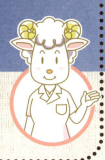

✴ 骨盤・股関節疾患の種類と特徴 ✴

骨盤は、左右1対の寛骨と仙骨、尾骨で成り立っています。これらの骨は靱帯でしっかり結ばれ、骨盤にはほとんど可動性がありません。

寛骨は、腸骨、坐骨、恥骨が11〜16歳頃に癒合して1個の骨となったもので、ちょうどその結合部が大腿骨と接して股関節になっています。股関節は可動域が最も大きい球関節であると同時に、大腿骨頭の2/3が寛骨臼に包み込まれていることにより、安定性と体重支持において重要な役割を果たしています。

股関節や骨盤は強固で安定しており、骨折や脱臼などの重篤な急性外傷が発生することはまれですが、大きな運動負荷による小さな損傷が積み重なって起こる股関節の障害が増えています。高齢社会を反映し、変形性股関節症や骨粗鬆症を基盤とする大腿骨頭頸部の骨折などが増え、対応が急がれています。

> 変形性股関節症や大腿骨頭壊死症、関節リウマチなどで破壊された股関節の機能を再建する方法として、1960年代チャンレー博士の成功以来、人工股関節置換術が世界各国で飛躍的に発展しています。

⇒運動器の機能解剖
　11ページ
⇒変形性股関節症
　134ページ
⇒臼蓋形成不全
　138ページ
⇒大腿骨頭壊死症
　140ページ
⇒化膿性股関節炎
　142ページ
⇒骨粗鬆症
　214ページ
⇒関節リウマチ
　242ページ

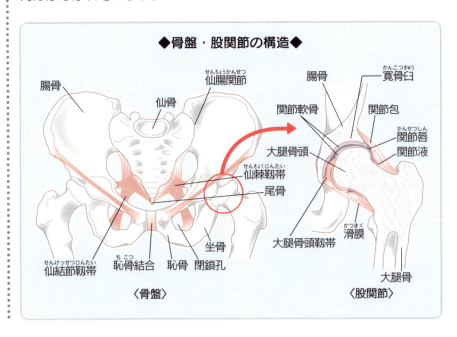

◆骨盤・股関節の構造◆

◆骨盤・股関節疾患の主な種類と特徴◆

		特徴	症状
股関節	臼蓋形成不全	大腿骨頭を覆う寛骨臼（かんこつきゅう）の面積が狭い股関節の形成不全。成人の場合は前股関節症に当たる	無症状。変形性股関節症の原因になる
股関節	変形性股関節症	加齢などにより関節軟骨がすり減り、股関節が変形し、骨の増殖や破壊を生じる。40～50歳代の女性に多い	股関節などの疼痛、可動域制限、跛行（はこう）など
股関節	大腿骨頭壊死症	大腿骨の一部の血流が低下し壊死する疾患。特発性大腿骨頭壊死症は30～50歳代に好発	突然に股関節などに疼痛が起こる、可動域制限、跛行
股関節	大腿骨頭軟骨下脆弱性骨折	骨粗鬆症（こつそしょうしょう）などで骨がもろくなり、大腿骨頭の軟骨下に骨折が起こる。高齢女性に多い	強い痛み、歩行困難など
股関節	特発性一過性大腿骨頭萎縮症	妊娠後期の女性、中年男性に多い大腿近位の骨萎縮。関節裂隙の極小化はなく、数か月で自然治癒する	一過性の股関節痛
股関節	弾発股	運動に伴って股関節に起こる弾発現象。筋肉や腱が骨に引っかかり、ポキッとかガリガリなどの音がする	炎症が起こると疼痛を伴う
股関節	股関節周囲石灰沈着症	多くは誘引なく、腱や滑液包など股関節周囲の軟部組織に石灰が沈着し急性炎症を引き起こす	疼痛
股関節	化膿性股関節炎	黄色ブドウ球菌などの細菌が股関節に感染し、関節軟骨などが破壊される。血行感染、医原性感染が多く、乳児に好発	股関節痛。発熱、下痢などの全身症状など
股関節	結核性股関節炎	結核菌が血行感染して関節炎を引き起こす。関節炎が続くと軟骨や骨が破壊される。糖尿病、高齢者に多い	疼痛。微熱を伴うこともある
股関節	股関節インピンジメント	スポーツ等で過度な股関節の屈曲を繰り返すことで、大腿骨頸部と臼蓋が衝突（インピンジメント）し、関節の損傷や、骨や軟骨の変化が起こる	しゃがんだり、あぐらをかくような姿勢で痛みが生ずる
骨盤	骨盤輪不安定症	靱帯の異常により仙腸関節と恥骨結合部にゆるみが生じ、骨盤輪が不安定に。妊娠、出産に関連することが多い	腰仙部痛、殿部から大腿部にかけての痛み、しびれ
骨盤	仙腸関節炎	強直性脊椎炎、関節リウマチ、痛風、変形関節症、感染症など、様々な疾患により仙腸関節に炎症が起こる	疼痛など

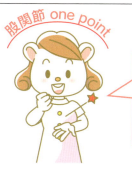

股関節 one point

股関節は、屈曲125度、伸展15度、外転45度、内転20度、内旋・外旋各45度と、大きな可動域を有しています。これを動かすのは、大殿筋や中殿筋、腸腰筋、大内転筋など、脊椎、骨盤、大腿骨を結ぶ筋肉です。

✳ 骨盤・股関節の観察

股関節に痛み、損傷、神経障害などがあると異常な歩行パターンがみられます。股関節に痛みがあると、床にそっと足をつき、体重をかけている時間が短くなる逃避性跛行が現れます。可動域制限があると、それを健側の股関節の動きで補おうとして、患側の下肢を骨盤ごと振り出すような動きがみられます。また、中殿筋に萎縮が起こるなど股関節外転筋力が低下していると、立脚時に骨盤を支えきれず対側の腸骨が下降するトレンデレンブルグ徴候を示します。

姿勢を観察して、内転内旋位の肢位がみられれば股関節脱臼が、外転外旋位がみられれば大腿骨頸部の骨折が疑われます。立った状態で骨盤の傾きが認められれば、脚長差や、股関節の内転、または屈曲拘縮が考えられます。腰椎の過度の前弯も、股関節の屈曲拘縮によって生じることがあります。

瘢痕、筋萎縮など、皮膚や皮下の状態も見逃さないように観察します。

⇒逃避性跛行
　13 ページ
⇒骨折と脱臼
　42 ページ
⇒下肢
　XIV ページ

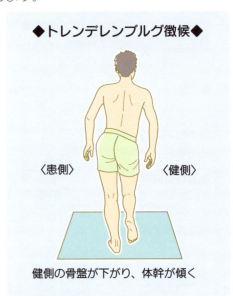

◆トレンデレンブルグ徴候◆

〈患側〉　〈健側〉

健側の骨盤が下がり、体幹が傾く

✳ 触診と徒手テスト

患者を観察してみかけの脚長差があるときは、患者を診察台の上に乗せて、下肢を伸展させて上前腸骨棘から足関節内果までを実際に計測します（棘果長：SMD）。みかけの脚長差は、骨盤傾斜や股関節の拘縮などによって起こっていることもあります。

さらに股関節の可動域や、股関節の動きに関わる筋肉の筋力を調べる徒手テストなどを行います。股関節の屈曲筋としては腸腰筋、伸展筋の大殿筋、外転筋の中殿筋、内転筋の大内転筋などがあります。

大転子に圧痛がある場合は滑液包炎が、叩打して股関節に響く痛みがあれば股関節の異常を考えます。

股関節は体の奥にあるため、他の関節のように体表から触れることはできません。

◆股関節の徒手テスト◆

関節可動域の検査

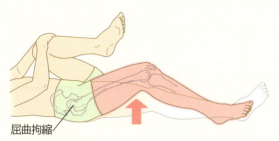

トーマステスト
仰臥位で脚を伸ばした状態で、片脚の膝を曲げながら股関節を屈曲させる。反対側の股関節に屈曲拘縮があると、伸ばしていられずに大腿部がもちあがる

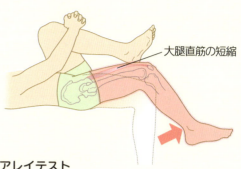

アレイテスト
仰臥位で膝から下を診察台から垂らした状態で、片脚の膝を曲げながら股関節を屈曲させる。反対側の大腿直筋に短縮があれば、膝が伸びて足があがる

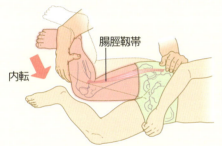

オーバーテスト
側臥位で股関節、膝関節を軽く屈曲した状態で、上の脚の膝関節を屈曲、股関節を伸展させてから、股関節を内転させていく。内転によって通常は膝が下降するが、腸脛靱帯に短縮があると下降しない

疼痛誘発テスト

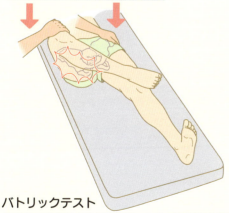

パトリックテスト
仰臥位で片脚を反対側の膝にのせ、股関節を屈曲、外転、外旋させていく。手を膝と骨盤に置き、可動域を広げるように2点を下に押すと、仙腸関節に異常があれば痛みが強まる

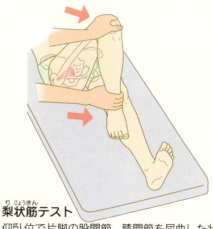

梨状筋テスト
仰臥位で片脚の股関節、膝関節を屈曲した状態で、大腿と膝を内転方向に押しながら、患者に膝を押し返すように指示し、痛みが誘発されれば坐骨神経に絞扼がある

第7章　骨盤・股関節疾患とケア

変形性股関節症

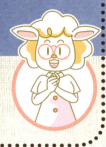

股関節疾患のある人は推定400～500万人で、その大半が変形性股関節症といわれています。特に女性に多く、40～50歳代での発症が多いのが特徴。進行性の疾患のため、放置しているとADLに様々な障害をきたします。

✴ 原因とメカニズム

変形性股関節症は、関節軟骨のすり減りによって股関節が変形し、骨の増殖や破壊を生じ、痛みや様々な機能障害を引き起こす疾患です。原因は、一次性と二次性に分けられます。

一次性は、股関節の形状に特に異常はなく、加齢変性によって生じるものです。激しいスポーツや重量物を持ち上げる仕事、過度の肥満などが危険因子としてあげられます。

二次性は、他の疾患や股関節の形状に関連して発症。先天性股関節脱臼（発育性股関節脱臼）、臼蓋形成不全などに続いて発症し、子どもの時の疾患や発育障害の後遺症が主な原因となっています。通常は20～30歳前後で何らかの痛みなどを訴えるようになります。

日本では二次性の頻度が圧倒的に多くみられ、約9割を占めています。しかし、近年では、高齢社会を反映して、一次性も少しずつ増加傾向がみられるようになってきました。

> 変形性股関節症は日本人では女性に多く、男性の5倍以上というデータもあります。

> 二次性の原因は先天性股関節脱臼や臼蓋形成不全がほとんどです。最近は先天性股関節脱臼が増えています。

⇒臼蓋形成不全 138ページ

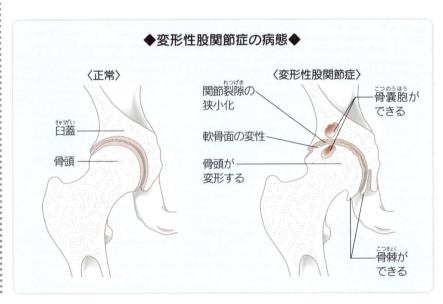

◆変形性股関節症の病態◆

症状

股関節の関節軟骨がすり減ってくると、股関節の違和感から始まり、痛みなどの症状が出てきます。進行するにつれて、可動域制限や変形を生じ、顕著な跛行が出現します。

【疼痛】
痛みは股関節痛が主体となり、徐々に鼠径部痛、大腿部痛、殿部痛などを訴えるようになります。初期には、立ち上がりや歩き始めに生じる運動開始時痛が多く、長時間の歩行後に痛みが強くなります。進行すると痛みが持続し、安静時痛や夜間痛も現れます。

【可動域制限】
初期には可動域制限はあまりありませんが、進行するにつれて股関節の内旋・外転・屈曲・伸展に制限が現れます。正座や階段昇降などが困難になり、日常生活動作の制限が大きくなります。

【跛行】
痛みをかばうため、患側の下肢を引きずるように歩きます。進行すると、大腿骨頭の位置がずれることによって、患側の下肢が短くなり、脚長差を生じるため、体を揺らしながら歩きます。また、股関節の可動域が狭くなり、小股になりやすいです。

> 病気の進行と痛みの悪化が一致しないこともあり、疼痛が軽減する場合もあります。

> 痛みによって長時間の立位や歩行がつらくなり、台所仕事などの家事や立位での労働に支障を訴えます。

> 可動域制限により、足の爪が切りづらい、靴下が履きにくい、和式トイレの使用が困難など、日常生活動作に支障をきたすようになります。

検査・診断

股関節の機能評価には「日本整形外科学会股関節機能判定基準」が用いられ、病期を前・初期・進行期・末期の4段階に分類。単純X線検査により、関節裂隙の状態、骨構造の変化、臼蓋と骨頭の変化などを確認します。必要に応じてCTやMRIなどの検査を行います。

⇒問診から診断までの流れ
　8ページ
⇒画像検査
　22ページ
⇒跛行
　13ページ

◆変形性股関節症の病期分類◆

前股関節症	臼蓋形成不全や骨頭変形はみられるが、関節裂隙は正常
初期股関節症	関節裂隙の軽度狭小、骨硬化がみられる
進行期股関節症	関節裂隙の狭小が強い、関節裂隙の部分的な消失、骨頭・臼蓋縁の骨棘形成、骨硬化や骨嚢胞がみられる
末期股関節症	関節裂隙の広範囲消失、骨硬化や骨嚢胞がみられ、骨棘形成や臼蓋の破壊などがみられる

保存療法

基本的には保存療法を行い、進行を抑えることが大切です。股関節への負担を減らす日常生活の改善、関節の可動域や筋肉を訓練する運動療法、脚長差による負担を減らすための装具療法、痛みをやわらげる薬物療法などを、症状に応じて組み合わせて行います。

【日常生活指導】
- 長時間の歩行・立位、しゃがみ込む、かがむ、階段昇降など痛みが出る動作は控える
- 和式の生活スタイルは股関節に負担がかかりやすいので、できるだけ洋式の生活スタイルに切り替える（イスに座って食事、トイレは洋式便座、寝具はベッドなど）
- 自宅の階段や浴室、トイレに手すりを設置する
- 痛みが強い場合は、歩行時に杖やカートを使用する
- 肥満がある場合は減量し、適正体重を保つ

【運動療法】
股関節の動きをよくすることによって、痛みを軽減し、進行の予防につなげます。股関節外転筋を中心とした筋力トレーニング、可動域訓練やストレッチにより、股関節の柔軟性を高め可動域を保ちます。

【装具療法】
脚長差により歩き方に影響が出ている場合は、中敷きや補高靴（ほこうぐつ）を使用し、下肢の長さが同じになるように調整します。

【薬物療法】
- 非ステロイド性消炎鎮痛薬の内服、外用（塗り薬、貼り薬）、坐薬で

> カルシウムやタンパク質が不足すると骨が弱くなるため、食事で積極的にとることが大切です。タンパク質は動物性より植物性を多めにとります。

> 水中運動は股関節に負担をかけず、効率よく筋肉を鍛えられます。変形性股関節症の運動療法におすすめです。

> 非ステロイド性消炎鎮痛薬を飲み続けて長時間の歩行や無理な仕事を行っていると、関節軟骨の早期破壊につながります。また、長期間の服用は胃潰瘍などの副作用を引き起こす場合もあります。

⇒杖
　306ページ
⇒カート
　316ページ
⇒筋力トレーニング
　144ページ

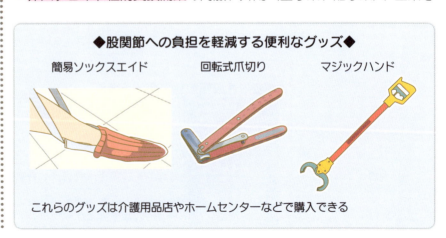

◆股関節への負担を軽減する便利なグッズ◆

簡易ソックスエイド　　回転式爪切り　　マジックハンド

これらのグッズは介護用品店やホームセンターなどで購入できる

- 炎症や痛みをやわらげる
- 痛みや炎症が強い場合には、ステロイド（副腎皮質ホルモン）やヒアルロン酸製剤を関節包内に直接注射をすることもある

手術療法

保存療法で症状の改善がみられず、生活の支障が大きい場合は、手術を検討します。病期や年齢、性別、職業、生活様式などを考慮し、患者に最も適した手術を選択します。

手術は、関節鏡視下手術（関節部分切除術、関節デブリドマン、関節授動術）、骨切り術（寛骨臼移動術、寛骨臼回転骨切り術、大腿骨骨切り術、キアリ骨盤骨切り術）、人工股関節全置換術などがあります。

手術の方法によって、入院期間や術後の生活への影響などが異なります。それぞれの方法のメリット、デメリットを十分に説明し、患者の社会的背景などにも考慮が必要です。

◆変形性股関節症の手術の種類と適応◆

関節鏡視下手術
- 方　法　内視鏡を使い、損傷部分や骨棘などを取り除く
- 対　象　どの病期でも可能
- 特　徴　手術創が小さく、社会復帰が早い
  - 効果の持続が短い場合がある

骨切り術
- 方　法　寛骨臼や大腿骨の一部を切って変形を整える
- 対　象　骨の強度が十分な50歳代までの前〜末期股関節症
- 特　徴　自分の骨を残したまま症状を改善できる
  - 矯正した骨が癒合（ゆごう）するまで2〜3か月程度かかる

人工股関節全置換術
- 方　法　傷んだ股関節を取り除き、人工関節に変える
- 対　象　50〜60歳代以降の中高年・高齢者の進行期〜末期股関節症
- 特　徴　痛みを取り除く効果が高い
  - 脱臼することがあり、耐久性に問題がある

⇒整形外科の薬
　308ページ
⇒関節内注射
　313ページ
⇒関節鏡
　36ページ
⇒人工股関節全置換術
　276ページ

ここポイント！

保存療法においては**進行を遅らせ、症状を悪化させない**ために、手術を受けた場合は**成果を長く保ち、再発を予防する**ために、**生活習慣の改善や運動療法**が決め手となることを、患者さんに十分に理解してもらえるように説明しましょう。

ポイントは、**股関節に負担をかけない日常生活動作を身につけること**です。イスから立ち上がる動作は、いったんお尻を前に動かして浅く腰掛け、その姿勢から立ち上がる、というように、具体的にパンフレットなどにまとめて提供すると実践に結びつきやすくなります。

人工股関節全置換術を受けた患者さんに対しては、転倒や股関節のひねりなどで脱臼することもあるので、**どの肢位が脱臼しやすいのか**、また、**転倒にも注意**するように指導が必要です。

臼蓋形成不全

変形性股関節症の原因として最も多いのは、股関節の形に問題がある臼蓋形成不全です。日本人は成人男性の0〜2%、女性の2〜7%に股関節の形成不全があるといわれています。

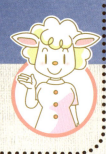

原因とメカニズム

臼蓋形成不全は、変形性股関節症に進む前の段階、日本整形外科学会の変形性股関節症病期分類の「前股関節症」にあたります。寛骨臼が大腿骨頭を覆う面積が狭いため、荷重が狭い面積に集中し、負荷が大きくなります。

小児期の臼蓋形成不全は、基本的には乳児の時に単純X線検査や超音波検査などで診断される画像上の診断名です。そのため、臨床的に問題となるような症状はありません。ただし、先天性股関節脱臼のように、大腿の皮膚の溝（しわ）が非対称や開排制限などはみられます。

小児期の臼蓋形成不全は、基本的に自然に改善すると考えられていますが、成人の臼蓋形成不全が、いつ、どのような形で成立するかは、現時点ではわかっていません。将来的な変形の進行は個人差があるため、変形性股関節症へ移行するかどうかの断定的な予測は困難です。

 前股関節症の段階では、臼蓋形成不全があるものの、関節軟骨のすり減りがまだ生じていないため、痛みはほとんど感じていないことが多いです。

CE角は、寛骨臼が大腿骨をどのくらい覆っているかを表しています。CE角が20度以下の場合に臼蓋形成不全とすることが多くなっています。

⇒変形性股関節症 134ページ
⇒先天性股関節脱臼 266ページ

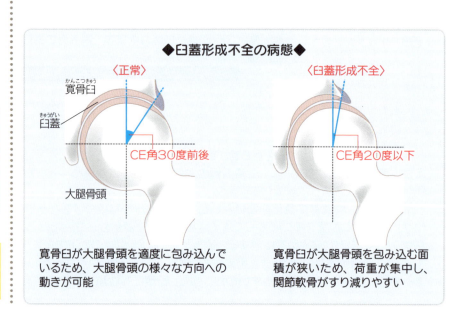

◆臼蓋形成不全の病態◆

〈正常〉寛骨臼が大腿骨頭を適度に包み込んでいるため、大腿骨頭の様々な方向への動きが可能　CE角30度前後

〈臼蓋形成不全〉寛骨臼が大腿骨頭を包み込む面積が狭いため、荷重が集中し、関節軟骨がすり減りやすい　CE角20度以下

治療法

【保存療法】

　小児期の臼蓋形成不全は、生まれつきと考えられるため、予防できません。治療として、先天性股関節脱臼と同様にリーメンビューゲル装具で下肢をM字型に固定することもありますが、必要ないという考え方もあります。装着する場合も、通常、短期間にとどめます。

　成人の臼蓋形成不全は、変形性股関節症の「前股関節症」にあたるため、基本的には保存療法を行い、進行を遅らせることが大切です。股関節への負担を減らす日常生活の改善、関節の可動域を広げ、筋力をつける運動療法、痛みがある場合は非ステロイド性消炎鎮痛薬などの薬物療法を、症状に応じて組み合わせて行います。

【手術療法】

　成人の臼蓋形成不全で、保存療法で症状の改善がみられない場合は、手術を検討します。手術は、関節鏡視下手術や寛骨臼回転骨切り術などがあり、変形性股関節症への進行を防ぎます。症状、年齢、性別、職業、生活様式などを考慮し、患者に適した手術を選択します。

◆臼蓋形成不全の手術の種類と適応◆

関節鏡視下手術
- 方　法　内視鏡を使い、不安定な股関節の形を整える
- 対　象　年齢は問わない
- 特　徴　手術創が小さく、社会復帰が早い
  - 効果の持続が短い場合がある

寛骨臼回転骨切り術
- 方　法　臼蓋を骨切りし外側に引き出して、臼蓋の荷重面積を拡大する
- 対　象　骨の強度が十分な50歳代まで
- 特　徴　自分の骨を残したまま症状を改善できる
  - 矯正した骨が癒合（ゆごう）するまで2～3か月程度かかる

変形性股関節症への進行を防ぐため、運動療法は継続して行うことが大切です。特に痛みがあまりない場合は、積極的に指導します。モチベーションを維持できるよう介入しましょう。

歩行時の負担を減らすためには、靴底に適度なクッション性のある靴を選び、ヒールの高い靴や先の細い靴を避けます。また荷物はなるべく軽くし、両手に分けて持つことや、リュックサックを利用します。

⇒リーメンビューゲル装具
　267ページ
⇒日常生活の改善
　136ページ
⇒運動療法
　144ページ
⇒薬物療法
　308ページ
⇒関節鏡
　36ページ

ここポイント！

　股関節に負担をかけない生活のポイントは、**長時間の歩行・立位を避ける、しゃがみ込む動作をできるだけ控える、生活環境を和式から洋式に変える**ことです。住環境を見直し、**トイレ、浴室、階段などに手すりを設置する**と、股関節への負担を減らせます。

大腿骨頭壊死症

大腿骨頭壊死症は、原因となる疾患が明らかな症候性と、明らかな原因のない特発性に分類されます。働き盛りの30～50歳代に好発する特発性大腿骨頭壊死症は、厚生労働省の特定疾患に指定されています。

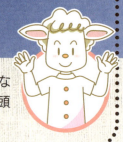

✳ 原因とメカニズム

大腿骨頭壊死症とは、大腿骨頭の一部が血流の低下に伴い、壊死（骨が腐った状態ではなく、血が通わなくなって骨組織が死んだ状態）に陥り、股関節の機能が障害される疾患です。

骨壊死の発生と、痛みの出現までには時間差があり、骨壊死に陥った部分が潰れると痛みが現れ、次第に変形性股関節症が進行します。骨壊死はあっても、生涯にわたり痛みが起きない場合もあります。

症候性（続発性）大腿骨頭壊死症は、大腿骨頚部骨折や潜函病（潜函内で作業した人や潜水した人が急激な気圧変化によって生じる健康障害）などが原因で起こります。

特発性大腿骨頭壊死症は危険因子によって、ステロイドの大量投与によるステロイド性、大量飲酒によるアルコール性、明らかな危険因子のない狭義の特発性に分類されます。

> 特発性は飲酒歴やステロイド使用歴などを参考に、臨床所見、各種診断画像所見、病理所見をもとに、厚生労働省特発性大腿骨頭壊死症調査研究班による診断基準、病期分類、病型分類と照合して診断します。症候性もこれに準じます。

✳ 症状

- 荷重時に突然、股関節痛を生じる。股関節周辺には自覚症状がなく、腰痛、膝部痛、殿部痛などで初発する場合もある。痛みは2～3週間で軽快することが多い
- 痛みが強い場合には、足を引きずるように歩く（跛行）
- 足の爪が切りにくい、靴下が履きにくいなど日常生活に支障が出る
- 関節可動域の制限として、外転制限、内旋制限を生じる

> 階段を踏み外した時や、歩道から車道へ降りた時など、日常の動作で股関節にささいな負担がかかった時に急に痛みが起こります。

⇒変形性股関節症
　134ページ
⇒大腿骨頚部骨折
　52ページ
⇒跛行
　13ページ

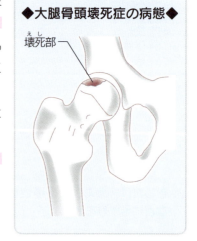

◆大腿骨頭壊死症の病態◆

✲ 治療法

治療法は、患者の背景（年齢、性別、内科的合併症の有無、職業、活動性、片側・両側性など）、病型分類、病期分類を検討して決定します。

【保存療法】

壊死の範囲が狭い場合や、壊死が非荷重部に存在する場合は、保存療法を行い、注意深く経過を観察します。杖による免荷歩行が基本となり、長距離歩行の制限、重量物の運搬禁止、肥満がある場合は減量などの生活指導を行います。痛みがある場合は、非ステロイド性消炎鎮痛薬の内服などの薬物療法で対処します。

> 壊死範囲が広い場合は、保存療法で圧潰の進行を予防することが難しく、手術が選択される場合が多くなります。

【手術療法】

自覚症状があり、大腿骨頭が押しつぶされる圧潰の進行が予想される場合は、速やかに手術を検討します。手術は、骨切り術（内反骨切り術、外反骨切り術、大腿骨頭回転骨切り術）、人工骨頭置換術・人工股関節全置換術が選択されます。

◆大腿骨頭壊死症の手術の種類と適応◆

骨切り術

方 法	荷重面を残存する健常部に移動する
対 象	若年者で圧潰の進行の恐れがある場合
特 徴	自分の骨を残したまま症状を改善できる

▸ 矯正した骨が癒合（ゆごう）するまで2〜3か月程度かかる

人工骨頭置換術・人工股関節全置換術

方 法	圧潰した大腿骨頭や股関節を人工物に変える
対 象	壊死範囲が特に広範な場合や骨頭圧潰が進んだ場合、高齢者
特 徴	痛みを取り除く効果が高い

▸ 脱臼することがあり、耐久性に問題がある

⇒杖
　306ページ
⇒整形外科の薬
　308ページ
⇒人工股関節全置換術
　276ページ

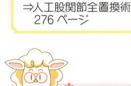

✲ ここポイント！

人工股関節全置換術を受けた患者さんに対しては、転倒や股関節のひねりなどで脱臼することもあるので、**どの肢位が脱臼しやすいのか**、また、**転倒にも注意**するするように指導が必要です。

難治性疾患であることから、患者さんや家族が病気に対して過度に恐怖感を抱くことがあります。ソーシャルワーカーなど**他の職種との連携**をはかりながら、**精神的なサポート**も行い、治療に前向きに取り組んでいけるように導きましょう。

また、特発性大腿骨頭壊死症についての最新情報は「難病情報センター」ホームページを参照してください。

難病情報センター　http://www.nanbyou.or.jp/

感染性疾患(化膿性股関節炎)

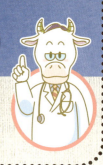

股関節に生じる感染性疾患は、主に化膿性股関節炎、結核性股関節炎、急性化膿性腸腰筋炎などがあります。ここでは、感染性疾患の中で、比較的発症頻度の高い化膿性股関節炎について解説します。

✱ 原因とメカニズム

> 起炎菌は黄色ブドウ球菌以外にグラム陰性桿菌(かんきん)などもみられます。

> 乳児の発症は男児に多く、90%以上は片側性です。

化膿性股関節炎は、主に細菌感染が原因で発症します。起炎菌で最も多いのは黄色ブドウ球菌です。感染経路は、ほとんどの場合が肺炎、中耳炎、臍帯炎など遠隔部からの血行感染です。

乳幼児では、大腿骨化膿性骨髄炎からの波及や、大腿動静脈穿刺による医原性感染がみられます。

成人では、ステロイド薬の内服、高齢者や糖尿病患者など易感染宿主(コンプロマイズド・ホスト)で抵抗力が低下している場合、また、人工股関節全置換術などの術後の合併症として起こる場合もあります。

いずれの年齢でも発症しますが、乳児に多いのが特徴です。特に生後1か月以内の新生児で、免疫機能の低い低出生体重児に多く発症します。適切な処置をとらないと、早期に関節軟骨の消失や関節破壊が生じ、股関節の機能が失われます。

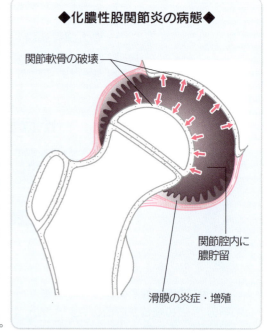

◆化膿性股関節炎の病態◆
- 関節軟骨の破壊
- 関節腔内に膿貯留
- 滑膜の炎症・増殖

✱ 症 状

- 股関節に自発痛や運動時痛が起こる
- 全身症状として発熱や感染性の下痢を生じることがある。乳幼児では、

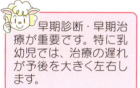
乳児ではオムツ交換のときに号泣する場合は、発症が疑われます。乳児は自分では症状を伝えられないため、家族からの訴えが重要です。

- 不機嫌、食欲不振などがみられる
- 股関節は屈曲・外転・外旋はするが、自動運動は制限される。乳児では、患肢を動かさない、下肢を動かすと激しく泣く、などがみられる
- 早期には腫れは明らかではないが、進行すると股関節周囲に硬結、発赤、熱感を生じる。股関節の前面を押すと痛みが出る

治療法

診断は、臨床所見と単純Ｘ線検査により比較的容易です。ただし、新生児では、単純Ｘ線像が明らかでない初期の診断が困難で、治療開始が遅れることがあります。発症が疑われる場合には、積極的に関節液検査を行い、診断を確定します。

治療は、早期の手術と抗生剤の投与が必要です。

【手術療法】

手術の目的は、細菌巣を除去することです。早期に関節切開を行い、排膿し、抗菌薬入りの生理食塩水で洗浄し、細菌巣を掻爬（そうは）します。成人では、感染が沈静化した後、必要に応じて人工股関節全置換術や関節固定術などを二次的に行う場合があります。

【保存療法】

局所の安静を保ち、適切な抗生剤の点滴治療を行います。起炎菌の特定のため、培養検体用関節液を採取した後、速やかに抗生剤の静脈内投与を開始します。

抗生剤の点滴は、血液検査で炎症反応に陰性がみられるまで継続します。免疫低下がある場合は、さらに１か月以上、抗生剤の内服を行う必要があります。

早期診断・早期治療が重要です。特に乳幼児では、治療の遅れが予後を大きく左右します。

⇒問診から診断までの流れ
　8ページ
⇒単純Ｘ線検査
　22ページ
⇒人工股関節全置換術
　276ページ

ここポイント！

早期診断により、適切な治療を迅速に開始することが重要です。点滴の投与中は、点滴部位の異常や違和感がないかなどを定期的に観察しましょう。

乳幼児では、家族の不安が大きいこともあるので、付き添いの家族への声かけを心がけ、**精神的な面でもサポート**することが大切です。

寝たまま行う 股関節の体操

　股関節の可動域に制限があると、ADLに大きな障害が発生します。保存療法や術後リハビリテーションとして、体操で股関節を動かしやすくしたり、股関節を支える周辺の筋力を付けることが大切です。なお、術後は、脱臼リスクなどがあるため、必ず医師や理学療法士と確認しながら行いましょう。

◆ ひざ抱き体操（仰臥位）

股関節を屈曲させる深部筋群や伸展させる大殿筋などを動かすことで、腰の動きを滑らかにします。

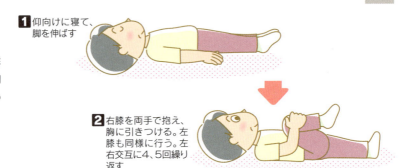

1 仰向けに寝て、脚を伸ばす

2 右膝を両手で抱え、胸に引きつける。左膝も同様に行う。左右交互に4、5回繰り返す

◆ 横上げ体操（側臥位）

股関節を内転させる大内転筋や外転させる小・中殿筋などの筋力を増強し、腰を支える力を強くします。

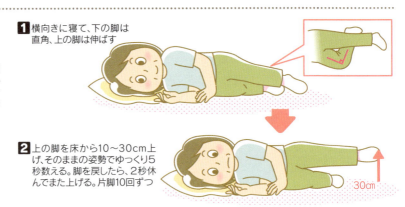

1 横向きに寝て、下の脚は直角、上の脚は伸ばす

2 上の脚を床から10〜30cm上げ、そのままの姿勢でゆっくり5秒数える。脚を戻したら、2秒休んでまた上げる。片脚10回ずつ

30cm

◆ ワイパー体操（伏臥位）

股関節、脊柱の動きを滑らかにすると同時に、股関節を内・外旋させて大殿筋や中殿筋など鍛えます。

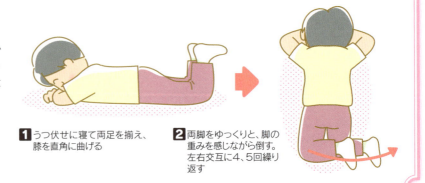

1 うつ伏せに寝て両足を揃え、膝を直角に曲げる

2 両脚をゆっくりと、脚の重みを感じながら倒す。左右交互に4、5回繰り返す

運動禁忌 ●急性炎症 ●新鮮骨折 ●痛みが強い時 ●皮下血腫・浮腫 ●全身状態が悪い時

第8章
膝疾患とケア

　膝関節は身体を支える荷重関節であり、さらに他の荷重関節に比べ不安定な構造をしています。そのため障害が起こりやすく、それがADLに直結。特に高齢者においては、痛みや動きにくさから活動性が低下し、さらなる退行を招くという悪循環が生じやすいといえます。疾患のケアに加え、できるだけ早期からリハビリに配慮するなど、きめ細かな対応が必要です。

膝関節と疾患

膝関節は人体で最も大きな関節で、身体を支える、下肢を動かすという2つの大きな役割を担っています。外傷や変性疾患などで膝関節に障害が起こると立位や歩行などADL（日常生活動作）への支障が大きい関節です。

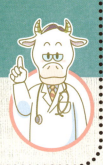

✳ 膝疾患の種類と特徴 ✳

膝関節は体重を支える<u>荷重関節</u>であると同時に、歩く時には約60度、しゃがむ動作では約100度、正座では約140度というように<u>大きな可動域</u>を有しています。そのため他の荷重関節に比べて<u>複雑で不安定な構造</u>をしており、障害が起こりやすい関節といえます。

膝関節の構造を詳しくみると、関節面（関節として動く部分）が2つあり、大腿脛骨関節面は可動性を、膝蓋大腿関節面は安定を主に生み出しています。また、大腿脛骨関節面には<u>関節軟骨</u>や<u>半月板</u>があり、骨同士が直接擦れあわないように保護したり、関節にかかる負担を分散したりしています。それぞれの骨は強い線維組織である4つの靭帯（<u>前十字靭帯、後十字靭帯、外側側副靭帯、内側側副靭帯</u>）で連結され安定性が保たれています。これらの軟骨組織や靭帯などに、外傷、オーバーユース、加齢変化などによって様々な障害が生まれます。

> 可動域が大きい膝関節には、歩行時には体重の約3倍、階段昇降時には約5倍の負担がかかるといわれています。

⇒下肢
　ⅩⅣページ
⇒変形性膝関節症
　150ページ
⇒半月板損傷
　154ページ
⇒膝靭帯損傷
　156ページ
⇒離断性骨軟骨炎
　160ページ
⇒習慣性・反復性膝蓋骨脱臼
　158ページ

◆膝関節の構造◆

〈右膝前面〉
- 後十字靭帯
- 大腿骨
- 外側半月板
- 関節軟骨
- 内側半月板
- 内側側副靭帯
- 脛骨
- 外側側副靭帯
- 前十字靭帯

〈側面〉
- 大腿四頭筋
- 膝蓋骨
- 膝蓋腱

膝蓋骨は大腿四頭筋に含まれ、大腿四頭筋の先端は膝蓋腱となって脛骨に付着している

◆膝疾患の主な種類と特徴◆

	特徴	症状
変形性膝関節症	関節軟骨に変性、摩耗が起こり、次第に関節面が荒廃、変形する。高齢者、特に女性に多い	違和感、運動時痛、腫れ、可動域制限など
半月板損傷	加齢やスポーツなどによりストレスが繰り返される、外傷などにより、半月板が傷つく	疼痛、腫れ、可動域制限、ロッキングなど
半月板嚢腫	変性、外傷、腫瘍などにより、半月板に粘液物質のこぶができる。20〜30歳代に多い	疼痛など
膝靭帯損傷	膝の外反や下腿外旋によって前十字靭帯に、膝の強打によって後十字靭帯に起こることが多い	疼痛、腫れ、ぐらつきなど
膝の特発性骨壊死	膝の軟骨下骨が突然に壊死。原因は特定できない。50歳代以上の女性に多い	疼痛、夜間痛など
膝蓋腱・大腿四頭筋断裂	大腿四頭筋の過度の緊張によって発生。スポーツ外傷や高齢者に多い	疼痛、膝が伸びないなど
軟骨損傷	外傷や過度の使用により関節軟骨が損傷。高齢者、若年層のスポーツ障害にも多い	無症状、変形性膝関節症に進むことが多い
発育期の膝関節障害 / 膝変形およびBlount(ブラウント)病	関節部の脛骨の発育障害で内反変形を生じる。1〜3歳の幼児型、6〜8歳の年長型がある	O脚との鑑別が難しい
円板状半月	半月板の横径が長く、分厚くなる発達障害。先天的なものと考えられる。10歳代に多い	無症状、可動域制限、ロッキングなど
離断性骨軟骨炎	関節軟骨や軟骨下骨に剥離が起こる原因不明の疾患。10歳代の男児に多い	違和感、脱力感、運動時痛、可動域制限など
習慣性・反復性膝蓋骨脱臼	膝蓋骨や大腿骨の関節面の形成不全により、膝蓋骨が脱臼しやすい	無症状、転びやすいなど
膝のスポーツ障害 / オスグット・シュラッター病	脛骨粗面が傷害される。小学校高学年〜中学生のスポーツ少年に多いオーバーユース障害	運動時痛、可動域制限など
ジャンパー膝	ジャンプやダッシュなどの急激な繰り返しで、膝蓋腱などに起こるオーバーユース障害	運動時痛など
腸脛靭帯炎（ランナー膝）	機械的な摩擦が繰り返されることで腸脛靭帯に炎症が起こる。長距離ランナーに多い	運動時痛、腫れなど
鵞足炎	機械的摩擦の繰り返しで鵞足（縫工筋腱、薄筋腱、半腱様筋腱の付着部）に炎症が起こる	運動時痛、腫れなど
シンスプリント	ランニングなどで下腿の負荷が繰り返されることで起こる脛骨前面の疼痛の総称	運動時痛、疲労骨折との鑑別が重要

第8章 膝疾患とケア

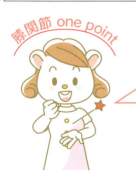

膝関節 one point

膝関節は骨の構造上不安定で、安定性は靭帯や大腿四頭筋などの筋群で支えられています。

＊ 膝関節の観察

患者が診察室に入って来た時から、歩容や下肢の形状を注意深く観察するなど、診察は始まっています。

膝に痛みがある場合は、疼痛回避歩行がよくみられます。歩行中にガクンとなる膝くずれは靭帯損傷や膝蓋骨亜脱臼、膝がある角度で動かなくなる嵌頓症状、ロッキングは半月板損傷などが疑われます。

両脚の太さや長さの違い、膝の内反膝（O脚）や外反膝（X脚）など下肢の形状も観察します。日本人は民族的に内反膝が多く、高齢者に多い変形性膝関節症の一因となっていると考えられます。また、小児や学童の内反膝では、脛骨の内側の骨端線（成長線）が早く閉じてしまう病気、Blount病の可能性もあります。

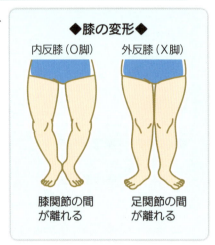

◆膝の変形◆
内反膝（O脚）　外反膝（X脚）
膝関節の間が離れる　足関節の間が離れる

> 正常な歩行姿勢が保てない状態を跛行（はこう）といい、疼痛回避歩行もそのひとつ。障害のある足が床についている時間が短くなる歩き方です。

＊ 触診と徒手テスト

膝関節の触診では、大腿脛骨関節面の隙間や、膝蓋骨のまわりなどを指で押して圧痛を調べます。膝関節は、関節の隙間の様子などが実際に触って調べやすく、また、圧痛がみられる場所がほとんど病変部と一致するのが特徴です。

膝の腫れや赤みがみられる場合は、膝蓋骨周辺を触って滑膜の肥厚の程度を調べ、膝蓋跳動テストを行います。

さらに、膝疾患特有の徒手テストでは、関節を他動的に動かして痛みの誘発状態や関節の可動域、筋萎縮の程度などを評価します。側副靭帯に関するテストとしては外反ストレステストや内反ストレステスト、十字靭帯に関するテストとしては前方引き出しテストや後方押し込みテスト、半月板に関するテストとしてはアプレイテストやマクマーレテストなどがあります。

徒手テストを覚えておくと、どんな障害の人はどういう動作が痛いのかがよくわかり、看護に役立てることができます。

> ⇒問診から診断までの流れ　8ページ
> ⇒変形性膝関節症　150ページ
> ⇒靭帯損傷　156ページ
> ⇒膝蓋骨脱臼　158ページ
> ⇒半月板損傷　154ページ
> ⇒膝蓋跳動テスト　151ページ

◆膝関節の徒手テスト◆

十字靱帯損傷を調べる検査

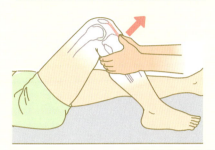

前方引き出しテスト（前十字靱帯損傷）
仰臥位で膝を90度曲げた状態で、下腿を前方に引き出す

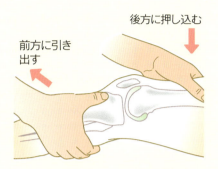

ラックマンテスト（前十字靱帯損傷）
仰臥位で膝を10〜20度曲げた状態で、片手で大腿遠位、反対の手で下腿近位をもち、下腿の手を前方に引き出す

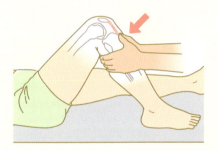

後方押し込みテスト（後十字靱帯損傷）
仰臥位で膝を90度曲げた状態で、下腿を後方に押し込む

半月板損傷を調べる検査

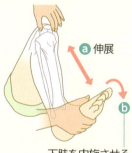

マクマレーテスト
膝最大屈曲位にして片手で踵部をもち、もう一方で、指を関節裂隙にあてるようにして膝をもち、内側半月板をみるときは下腿を外旋しながら、外側半月板をみるときは内旋しながら伸展していく

側副靱帯損傷を調べる検査

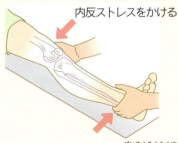

内反ストレステスト（外側側副靱帯損傷）
仰臥位で膝を伸ばした状態で、片手を膝の内側に当て、反対の手で足関節部をもち、膝に内反ストレスをかける

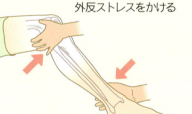

外反ストレステスト（内側側副靱帯損傷）
仰臥位で膝を20〜30度曲げ（または伸ばした状態で）、片手を膝の外側に当て、反対の手で足関節部をもち、膝に外反ストレスをかける

変形性膝関節症

中高年の膝関節痛の原因として最も多い疾患で、患者数は推定で約800万人。特に女性に多く、50歳を超えると急増します。寝たきりや要介護状態を招く要因のひとつとして社会問題となっており、対策が急がれています。

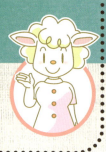

✻ 原因とメカニズム ✻

変形性膝関節症は様々な危険因子が重なって発症すると考えられており、病因は主に一次性と二次性に分けられます。

一次性は、加齢変化によって関節軟骨や半月板がすり減り、徐々に膝関節が変形していくもの。関節辺縁部に骨棘ができたり、滑膜に炎症が起こって膝が腫れたりすることもあります。肥満や脚の筋肉の衰え、膝を酷使する仕事、ハードなスポーツ、O脚・X脚などが危険因子とされています。

二次性は、靭帯や半月板の損傷や関節内骨折などの外傷、化膿性関節炎や関節リウマチなどの炎症性疾患、痛風などの代謝・内分泌疾患が引き金となって発症します。比較的短期間に症状が現れ、進行も速いのが特徴で、30～40歳代の人にもみられます。

高齢社会を反映して、全体の9割を占めるのは一次性です。片側だけの場合や、片側から始まって次第に両脚に発症する場合があります。

> 60歳以上の人の膝関節をX線で調べると、80％以上に変形が認められるそうです。そのうち約40％に症状があり、約10％が生活に支障をきたしているといわれます。

> ⇒膝の機能解剖　IVページ
> ⇒膝関節の構造と機能　XIVページ
> ⇒膝靭帯損傷　156ページ
> ⇒半月板損傷　154ページ
> ⇒化膿性関節炎　142ページ
> ⇒関節リウマチ　242ページ
> ⇒痛風　220ページ

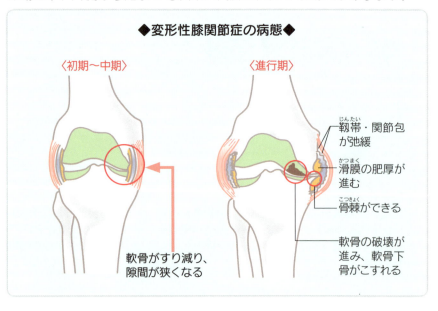

◆変形性膝関節症の病態◆

〈初期～中期〉軟骨がすり減り、隙間が狭くなる

〈進行期〉靭帯・関節包が弛緩／滑膜の肥厚が進む／骨棘ができる／軟骨の破壊が進み、軟骨下骨がこすれる

症状

関節液は滑膜でつくられ、関節の潤滑油の働きをするとともに、関節軟骨への栄養補給を行っています。粘り気のある液体ですが、膝に水が貯まった状態になると濃度が薄くなっています。

的確なケアや指導をするために、また転倒などの事故を予防するためにも、痛みや困難な動作を具体的に把握しておくことが大切です。

関節軟骨に変性が起こっても無症状のことも多いのですが、膝のだるさ、鈍重感、こわばりなどから症状が出始めることが多いといえます。さらに、進行につれて疼痛や可動域制限、変形などが出現します。

【疼痛】
膝のクッション機能が低下するため、初期にはイスから立ち上がる、階段を降りるなど、膝に荷重がかかる運動開始時痛が多くみられます。進行すると運動時痛が持続し、安静時痛や夜間疼痛なども出現することがあります。

【膝の腫れ】
いわゆる「膝の水」の正体は、関節軟骨や骨の摩耗粉が滑膜を刺激し炎症が起きたために多量につくられた関節液。それが貯まって、膝が腫れるもので、繰り返すと症状の悪化が加速する可能性があります。

【可動域制限】
はじめは、正座ができないなどの訴えが多く、次第に膝を伸ばすことが困難になり、日常生活動作の制限が大きくなります。

【変形】
関節面の不適合などで、膝の内側に変形を生じてO脚が強くなることが多いです。変形が強くなると膝のぐらつきが起こるようになります。

検査・診断

まず、問診、視診、触診で、症状や膝の状態や脚の形などを把握します。膝の腫れがみられる場合は、膝蓋跳動テストを行います。次に単純X線検査で、関節軟骨の摩耗の程度、関節の隙間の状態、骨棘の有無などを確認することができます。

さらに、必要に応じて、MRIや血液検査などを行います。MRIでは、X線ではわからない、ごく初期の変化もとらえられます。

⇒問診から診断までの流れ
　8ページ
⇒画像検査
　22ページ
⇒徒手テスト
　148ページ

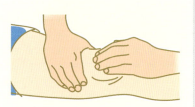

◆膝蓋跳動テスト◆

手掌を膝蓋骨の上部に広く押し当てて関節液を下へ押しやり、反対の手で膝蓋骨を押す。水腫があれば、膝蓋骨が浮き上がる（膝蓋跳動）のを感じる

✱ 保存療法

基本的には保存療法を行い、進行を遅らせることが大切です。膝に負担をかけないための日常生活の改善、関節の可動域や筋肉を訓練する運動療法、膝にかかる負荷やぐらつきを補正する装具療法、痛みをやわらげる薬物療法などを、症状によって組み合わせて行います。

【生活習慣の改善】

- 正座、階段昇降、長時間歩行、重いものを持つなど、痛みが出る動作はできるだけ控える
- 肥満を解消し、適正体重を保つ
- 杖や手すりなどを利用し、膝の負担を減らす
- ヒール、つっかけ、スリッパをやめ、安定性のいい履きものを選ぶ
- 膝を冷やさない

【運動療法】

セッティングや下肢挙上運動などで、大腿四頭筋（だいたいしとうきん）などを鍛えて膝の安定性を高め、痛みを軽減。同時に可動域を改善・維持します。エビデンスで認められた効果の高い治療法ですが、毎日の継続が必要です。

【装具療法】

- 足底挿板を使用して、内側（O脚）変形のために膝の内側に集中していた荷重負荷を分散し、膝の負担を軽減する
- 膝装具を装着し、負荷の軽減、安定性を高める、膝の保温などを行う。サポーターから支柱付きまで様々なタイプがある

【薬物療法】

- 非ステロイド性消炎鎮痛薬の内服、外用（塗り薬、貼り薬）、坐薬で痛みをやわらげる

> 生活習慣の改善指導のポイントは膝にかかる荷重を減らすこと！「体重、持つもの、立っている時間、膝を深く曲げる動作を減らし、杖や手すりに負荷を預ける」です。

> 運動療法の効果が実感できるまでに、最低1か月はかかります。途中で止めてしまう人も少なくないので、モチベーションを維持できるよう介入しましょう。

⇒杖
　306 ページ
⇒大腿四頭筋訓練
　162 ページ
⇒整形外科の薬
　308 ページ

◆装具療法◆

足底挿板の装着例

支柱入りの膝装具

- 関節液の主成分であるヒアルロン酸製剤を関節包内に直接注射して、膝の痛みをやわらげ、関節軟骨の保護を図る

手術療法

保存療法で症状の改善がみられず、生活の支障が大きい中期型・重度型の場合は手術を検討します。関節鏡視下手術、高位脛骨骨切り術、人工膝関節置換術があり、重症度や関節の状態、患者の年齢などを考慮して適用します。

手術の検討にあたって、患者は様々な不安や迷いを抱いています。術前の準備や術後の経過など、患者さんも家族も十分に理解できるように説明しましょう。

社会の高齢化にともない、入院患者の平均年齢が高くなっています。疾患だけでなく、身体能力、既往歴、精神面など総合的な理解が必要です。

⇒関節内注射　313ページ
⇒周術期のケア　276ページ
⇒歩行器歩行　316ページ
⇒整形外科的感染症　230ページ

◆変形性膝関節症の手術の種類と適応◆

関節鏡視下手術
- 方法　内視鏡を使い、傷んだ半月板や軟骨の処理を行う
- 対象　中期型までで関節の変形が軽い。年齢は問わない
- 特徴　手術創が小さく、社会復帰が早い
  - 効果の持続が短い場合がある

高位脛骨骨切り術
- 方法　脛骨の一部を切ってO脚を矯正
- 対象　中期型までで骨の状態がよく、O脚がある
- 特徴　自分の膝が残せ、膝に負担のかかる仕事やスポーツも可能
  - 矯正した骨が癒合（ゆごう）するまで2〜3か月かかる

人工膝関節置換術
- 方法　膝関節の悪い部分を切除し、人工関節に変える
- 対象　重度型で65歳以上、活動量が少ない
- 特徴　痛みを取り除く効果が高い
  - 正座など膝の深い屈曲は困難、耐久性に問題がある

第8章　膝疾患とケア

ここポイント！

　運動療法や生活習慣の改善で進行を遅らせ、症状を悪化させないことが治療の決め手になることを、患者さんに十分理解してもらいましょう。手術をした場合でも、**大腿四頭筋の運動や生活習慣の改善が必要**です。
　患者さんが実践しやすいよう、「和式トイレは簡易便座などを利用して洋式に」「正座は止めてイスを利用」「布団よりベッド」など、**具体的に説明する**と有用です。
　介護保険制度による要介護高齢者の10〜15％は変形性関節症に起因して生活機能を低下させていると推定されています。特に高齢者は、膝が痛いから、動かしにくいからと活動を制限したり、家に閉じこもったりしがちです。受診のたびに訴えに耳を傾け、保存療法を組み合わせながら**活動的に過ごす**よう指導していくことが大切です。

変形性膝関節症

半月板損傷

膝のスポーツ外傷として多い疾患ですが、半月板の加齢変性が原因で生じることもあり、若年者から高齢者まで発症します。近年では、画像診断技術が向上し、関節鏡視下手術の発達とともに、治療方針も大きく変わってきています。

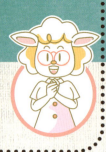

✳ 原因とメカニズム

半月板に過剰な体重負荷や外傷などの強い衝撃やねじれが加わると、半月板の一部が大腿骨と脛骨との間に挟まり、亀裂が入ったり、欠けたりします。損傷の形は様々で、断裂形態によって分類されます。

半月板損傷の原因は主に2つに分けられます。1つはスポーツなどによる外傷が原因で、半月板のみが損傷する場合と、前十字靭帯損傷などに合併して起こる場合があります。もう1つは、加齢による半月板そのものの変性が原因で、変形性膝関節症を合併している場合もあります。壮年以降では、軽微な外傷でも半月板損傷が起こりやすくなります。

⇒前十字靭帯損傷 156ページ
⇒変形性膝関節症 150ページ

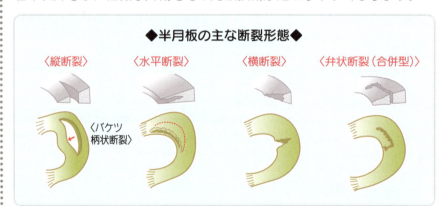

◆半月板の主な断裂形態◆
〈縦断裂〉　〈水平断裂〉　〈横断裂〉　〈弁状断裂（合併型）〉
〈バケツ柄状断裂〉

✳ 症 状

問診で受傷時の状況など原因を把握します。徒手テストの結果と合わせて、MRIを中心とした画像検査に基づき診断します。

- 受傷直後に痛みがあり、いったん膝の痛みは治まるが、運動すると再び痛みが出る
- 歩いたときなどに急に力が抜けて膝がガクンとなる
- しゃがみこむ動作、階段の昇降で膝に痛みやひっかかり感が出る
- 膝に水がたまる
- 膝を曲げたあとに伸ばす動作ができない状態（ロッキング）になる

治療法

【保存療法】

半月板の断裂が軽い場合（損傷断裂部位が辺縁内で1cm以内の縦断裂）は、まずは保存療法を行います。日常生活指導では、半月板に負担がかかる膝関節の深屈曲の肢位（正座など）を避けるよう指導します。運動療法では、膝周囲の筋力トレーニングや大腿四頭筋訓練などを行って、筋力を強化し、膝関節の安定化をはかります。

症状に応じて薬物療法を行い、非ステロイド性消炎鎮痛薬の内服や、ヒアルロン酸製剤などの関節内注射が用いられます。また、アイスパックなどによる物理療法や、サポーターの装着なども適宜行います。

【手術療法】

半月板の断裂部位が大きい場合や自然治癒が期待できない場合は、手術を検討します。手術法は損傷の状態や年齢などによって考慮し、選択されます。半月板縫合術（はんげつばんほうごうじゅつ）または半月板部分切除術（はんげつばんぶぶんせつじょじゅつ）が、通常は関節鏡視下（かんせつきょうしか）で行われます。

◆**半月板損傷の手術の種類と適応**◆

関節鏡視下半月板縫合術
- 方　法：断裂部の縫合修復を行い、半月板の本来の機能を取り戻す
- 対　象：若年者で半月板辺縁部の縦断裂の場合
- 特　徴：半月板機能をできるだけ温存する

　　前十字靱帯損傷を合併の場合、靱帯再建も同時に行う

関節鏡視下半月板部分切除術
- 方　法：変性部を部分的に切除する
- 対　象：年齢が比較的高い人、また水平断裂や横断裂の場合
- 特　徴：健常部は温存できる

　　10～20年経過後、変形性膝関節症を生じる場合がある

損傷形態や断裂の大きさなどによって治療法が異なります。適切な治療方法を選択し、低侵襲で早期治癒、社会復帰を目指します。

⇒検査から診断までの流れ
　8ページ
⇒徒手テスト
　148ページ
⇒杖
　306ページ
⇒足底板、装具の使い方
　301ページ
⇒服薬指導
　308ページ
⇒関節内注射
　313ページ
⇒周術期のケア
　276ページ
⇒整形外科的感染症
　230ページ
⇒関節鏡
　36ページ
⇒大腿四頭筋訓練
　162ページ

第8章　膝疾患とケア

ここポイント！

手術後の看護は、手術法によって対応が異なります。

関節鏡視下半月板縫合術の術後は、断裂形態や縫合方法によって、安静やリハビリの指導が様々です。術者の指導によるリハビリ内容を十分に確認しましょう。

関節鏡視下半月板部分切除術の術後は、麻酔の完全覚醒後から歩行が許可されるので、積極的なリハビリを行いましょう。麻酔覚醒後、最初に起き上がるときには注意深く見守り、足関節の自動運動を促していきます。

膝靱帯損傷

膝靱帯損傷は部位によって、内側側副靱帯損傷、前十字靱帯損傷、後十字靱帯損傷、外側側副靱帯損傷に分けられます。多くはスキー、サッカー、ラグビー、バスケットボールなどのスポーツ外傷や、交通事故で発症します。

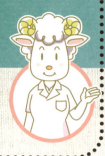

原因とメカニズム

前十字靱帯損傷は、半月板損傷を合併することが多くあります。

外側側副靱帯の単独損傷は少なく、多くは前十字靱帯や後十字靱帯との複合損傷です。

⇒問診から診断までの流れ
　8ページ
⇒徒手テスト
　148ページ

膝には内側側副靱帯（MCL）、外側側副靱帯（LCL）、前十字靱帯（ACL）、後十字靱帯（PCL）の合計4本の靱帯があり、関節が不安定にならないように制動する役割を果たしています。これらの靱帯がスポーツ外傷や交通事故などで大きな外力が加わったときに、その外力の方向に応じて、部分的にまたは完全に切れてしまうことを膝靱帯損傷といいます。

損傷が多くみられるのは内側側副靱帯と前十字靱帯です。また、非常に激しい外力を受けると、複数の靱帯に同時に損傷が及ぶ複合靱帯損傷となる場合もあります。

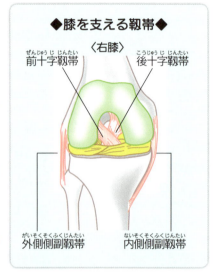

◆膝を支える靱帯◆
〈右膝〉
前十字靱帯　後十字靱帯
外側側副靱帯　内側側副靱帯

症状

前十字靱帯損傷では、受傷時の状況を患者さんが「膝が外れた」「膝の中でボキッと音がした」と表現することが多くあります。

徒手テストで膝関節にストレスを加えて、緩みの程度を正常側の脚と比較します。

- 急性期（受傷後3週間くらい）には、膝の痛みと可動域制限がみられる。しばらくすると、腫れ（関節内血腫）が目立ってくることもある
- 急性期を過ぎると痛み、腫れ、可動域制限は軽くなるが、損傷部位によっては膝の不安定感が徐々に現れる。下り坂や膝をひねる動作などで膝に違和感が出る
- 不安定感がある状態を放置しておくと、半月板損傷や軟骨損傷などを合併し、膝に慢性的な痛みが生じたり、膝に水がたまったりする

治療法

膝靭帯損傷は、単独損傷の場合、複合損傷の場合、また、損傷した靭帯によって治療法の選択が異なります。

【急性期の治療】

受傷直後は、疼痛や腫脹が著しいため、まずは局部の安静と急性炎症の軽減をはかります。非ステロイド性消炎鎮痛薬の内服やアイシングなどを行います。患肢に荷重をかけないように歩行には松葉杖を使用し、就寝時には患肢を挙上します。

【保存療法】

内側側副靭帯損傷は保存療法で改善することが多くあります。後十字靭帯の単独損傷の場合は、多少の緩みが残ったとしてもスポーツ活動などにも支障をきたさないことが多く、まずは保存療法を選択。支柱付き装具などを装着する装具療法を行います。筋力低下を最小限に留めるため、なるべく早期の段階から運動療法を行います。

【手術療法】

保存療法で膝の不安定性が改善されない場合は手術を検討。また、前十字靭帯損傷は保存療法による改善が期待できないため、スポーツ継続を希望する場合などには手術を選択することが多くなります。手術法は、自家組織（ハムストリング腱や膝蓋腱など）を用いた靭帯再建術が、主に関節鏡視下で行われます。

◆膝靭帯損傷の主な手術と適応◆

関節鏡視下靭帯再建術

方 法	自家腱、同種腱、人工靭帯などを用いて靭帯を再建する
対 象	スポーツ活動に支障をきたす場合、日常動作に支障をきたす陳旧例
特 徴	手術侵襲が少ない

人工靭帯を使用の場合、再建した靭帯の再断裂が問題になる

個々の症例に応じた治療法が選択されます。高度な損傷や合併損傷の場合には、素早い診断と治療が重要です。

術後は3～6か月程度のリハビリを行い、徐々にスポーツ復帰を目指します。

⇒松葉杖　306ページ
⇒支柱付き装具　152ページ
⇒足底板、装具の使い方　301ページ
⇒服薬指導　308ページ
⇒周術期のケア　276ページ
⇒整形外科的感染症　230ページ

ここポイント！

装具の装着方法を十分に指導します。特に装具の装着が長期にわたる場合は、患者さんの治療に対する理解や協力が重要です。医師の説明後も、治療方法や治療の経過をどの程度理解しているかを把握するようにしましょう。

術後は、部分荷重、全荷重の期間が守られているか確認、指導します。松葉杖の指導は転倒に注意することが大切です。また、患者さんが積極的にリハビリに取り組み、社会復帰するためには、入院時よりリハビリ継続の必要性を十分に説明し、サポートしていくことが大切です。

反復性膝蓋骨脱臼

スポーツをする10代の女性に発症が多く、特にバレーボールやバスケットボールなどで多くみられます。自然に整復しやすいため、脱臼したことに気がつかず、それが脱臼を繰り返す原因となっています。

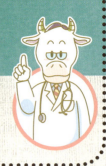

原因とメカニズム

反復性膝蓋骨脱臼は、初回の膝蓋骨脱臼から繰り返し脱臼が起き、予期しないときに脱臼を繰り返す状態です。膝蓋骨脱臼は、ジャンプの着地時などで、大腿四頭筋が強く収縮したときに起こります。ほとんどの場合、膝蓋骨が大腿骨に対して外側に脱臼し、自然に整復されることも少なくありません。

膝蓋骨脱臼には先天的な要因も影響しており、膝蓋骨や大腿骨などの骨の形態異常、大腿四頭筋の作用する方向と膝蓋靱帯の方向が異なっているなどの軟部組織の異常があげられます。

> 外傷の既往がなく、膝を一定の肢位（通常は屈曲位）をとると常に脱臼するものを、「習慣性脱臼」といいます。

⇒膝関節の構造
　146ページ
⇒検問診から診断までの流れ
　8ページ
⇒徒手テスト
　148ページ

◆膝蓋骨脱臼の要因◆

1 骨の形態異常		2 軟部組織の異常	
①膝蓋骨	膝蓋骨低形成	①膝蓋骨	脛骨付着部外方偏位
②大腿骨	大腿骨顆部の低形成 大腿骨頚部前捻角の増大	②大腿四頭筋	筋力低下 内側・外側広筋の不均衡 大腿四頭筋筋力のベクトル異常、膝蓋骨高位
③脛骨	脛骨上端の外捻	③膝蓋支帯	外側支帯の拘縮・過緊張 内側関節包の弛緩
		④関節弛緩	反張膝、全身関節弛緩

症 状

- 膝に痛みや腫れが出る
- 膝を伸ばしたときに膝蓋骨の外側に不安定感がある
- 膝がガクッとなり外れる感じが起きる（膝くずれ感）
- 脱臼を繰り返すようになると、痛みや腫れなどは少なくなり、不安定感を強く訴える
- 立っている姿勢で前足部をそろえるようにすると、膝蓋骨が内側へ向く（やぶにらみ徴候）

 徒手テストで膝蓋骨の不安定性などをチェックします。

✲ 治療法

スポーツ復帰は、膝の痛み、腫れが改善し、筋力が回復してからです。医師の許可が出るまで厳守するよう説明しましょう。

【保存療法】

　膝蓋骨の不安定性が軽度な場合は、まずは保存療法を選択します。装具療法では、脱臼を防ぐための膝蓋骨用装具などを装着します。運動療法では、大腿四頭筋訓練などを行い、徐々に関節可動域訓練を開始します。

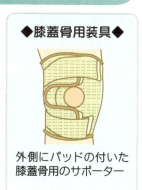
◆膝蓋骨用装具◆
外側にパッドの付いた膝蓋骨用のサポーター

【手術療法】

　保存療法を行っても膝蓋骨の不安定感が残る場合は、手術を検討します。一般的に、初回脱臼から反復性膝蓋骨脱臼に移行し、特に膝蓋骨の不安定性が高度な場合は手術が勧められます。

　手術は症状に応じて、脛骨結節内方移動術（膝蓋骨制動術）や内側膝蓋大腿靭帯再建術などが行われます。

　スポーツ復帰は手術を受けた場合、手術法にもよりますが、術後3～6か月程度かかります。

◆反復性膝蓋骨脱臼の手術の種類と適応◆

脛骨結節内方移動術
方　法	膝蓋腱の脛骨付着部を骨ごと一度剥がし、内側に移行させる
対　象	X脚が強く、膝蓋骨が外方に向かう力が強い場合
特　徴	膝蓋骨が外方に向かう力が弱くなり、膝蓋大腿関節が安定化する

　他の術式と組み合わせて行われることがある

内側膝蓋大腿靭帯再建術
方　法	自家腱や人工靭帯を移植して、損傷した内側膝蓋大腿靭帯を再建する
対　象	膝蓋骨の不安定性が強い場合
特　徴	自己腱は内側ハムストリング腱を用いることが多い

　反復性膝蓋骨脱臼で一般的に多く行われている

⇒大腿四頭筋訓練　162ページ
⇒杖　306ページ
⇒足底板、装具の使い方　301ページ
⇒服薬指導　308ページ
⇒周術期のケア　276ページ
⇒整形外科的感染症　230ページ

✲ ここポイント！ ✲✲✲

　治療方法は**年齢**や**病態**などによって様々です。治療方針を十分に把握しましょう。
　術後は装具で一定期間固定するため、**装着方法**や**入浴方法**を患者さんが十分に理解できるよう指導しましょう。
　手術をしても、**再脱臼が起きる**場合や**不安定感が残る**場合などは、膝蓋大腿骨に**変形性膝関節症**を引き起こすこともあります。経過に注意することが重要です。

第8章　膝疾患とケア

離断性骨軟骨炎
(りだんせいこつなんこつえん)

比較的まれな疾患です。活発にスポーツを行う10代（特に小中学生）に発症が多く、男性は女性の約2倍で発生しています。成長期では保存療法で自然治癒することが多くあり、早期発見で適切な治療を専門医で受けることが重要です。

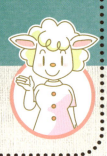

✽ 原因とメカニズム

関節軟骨下の骨組織が離断し、壊死組織（遊離体）となり、引き起こされる疾患です。原因は不明で、スポーツなどによって繰り返しかかる力や外傷により、関節軟骨下の骨組織に負荷がかかることで起こると考えられています。

大腿骨の内側での発生が多く、外側やまれに膝蓋骨にも発生。外側に起こる場合には、円板状半月障害（通常は三日月形の半月板が、円板状で厚く大きいため、断裂などが起きやすい状態）をしばしば合併。離断性骨軟骨炎は膝関節以外に肘・股・足関節でも起こります。

> 10代での発症が多いのですが、治療が不完全だった場合や、発症しても無症状で放置されたままの場合には、20代以降で発症することもあります。

✽ 症 状

- 初期で病巣部が周囲と完全に分離していない時期には、膝に違和感や脱力感、鈍痛が出る程度
- 病巣部が不安定になると、膝のズレやひっかかり感が起きる。運動時に痛みが強くなり、走ることや階段の昇降が困難になる
- 病巣部が完全に遊離した場合、膝の中でゴリッと音がすることがある。膝を曲げたあとに伸ばす動作ができない（ロッキング）
- 膝に水がたまったり、激痛を訴えることもある

> 初期は単純Ⅹ線では写りにくいため、MRIで病巣部の発見や病巣部の広がり、遊離体を見つけ、病期分類を行います。

⇒肘の離断性骨軟骨炎
　110 ページ
⇒問診から診断までの流れ
　8 ページ
⇒画像検査
　22 ページ

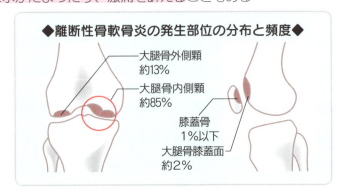

◆離断性骨軟骨炎の発生部位の分布と頻度◆

- 大腿骨外側顆 約13%
- 大腿骨内側顆 約85%
- 膝蓋骨 1%以下
- 大腿骨膝蓋面 約2%

治療法

若年者の患者さんは治療に対する不安が特に大きいので、丁寧な説明を心がけることが大切です。

ギプス固定では、患部の清潔を保ち、過度の締めつけによる異常に注意しましょう。

⇒松葉杖
　306ページ
⇒足底板、装具の使い方
　301ページ
⇒整形外科の薬
　308ページ
⇒周術期のケア
　276ページ
⇒整形外科的感染症
　230ページ
⇒ギプス固定
　294ページ
⇒関節鏡
　36ページ

【保存療法】
　身長が伸びている発育期で、骨軟骨片が安定していれば、保存療法を選択します。ギプス固定や運動制限、免荷歩行（松葉杖の使用）を行います。単純X線やMRIで症状の改善がみられれば、徐々に活動を許可します。

【手術療法】
　骨軟骨片が浮き上がってはいるが剥がれていない状態で、病巣が安定している場合や発育期以降では、関節鏡視下でのドリリング（患部の数カ所に穴を開けて出血を促す）で、骨癒合を促進させます。
　保存療法で改善がみられない場合や骨軟骨片が離断し遊離している場合は、整復固定術により、不安定な骨軟骨片を骨釘（自家骨で作製した釘）や生体吸収性ピンなどを使って固定します。
　遊離骨軟骨片と病巣が小さい場合には、遊離骨軟骨片の摘出と穿孔術が行われます。
　遊離骨軟骨片の状態が悪く、骨癒合を期待できない場合は、大腿骨非荷重部より採取した円柱状の自家骨軟骨片を移植する、モザイク形成術を行います。
　さらに、最近では自家培養軟骨を用いた再生医療が行われつつあります。

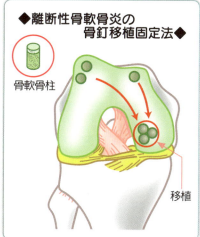

◆離断性骨軟骨炎の骨釘移植固定法◆

骨軟骨柱　移植

ここポイント！

　軟骨の修復には時間がかかるため、一定の期間中は松葉杖を使用します。患部に**体重をかけないようにする**ことが必要なことを十分に説明し、理解してもらったうえで、**正しい松葉杖の使用方法**を指導しましょう。
　松葉杖指導のポイントは
❶日常生活の中で荷重制限が守れているか
❷脇をしめ、上腕と体幹の間で松葉杖を安定させられているか
実際に患者さんが松葉杖を使用しているところを観察し、指導します。

> 膝を守る

大腿四頭筋訓練（だいたいしとうきん）

膝関節に働く代表的な筋肉、大腿四頭筋を鍛えることで、膝にかかる負担を軽減し、可動域を改善・維持することができます。保存療法においては運動療法として、手術療法においては術前・術後のリハビリテーションとして、毎日の継続を指導しましょう。

◆ 大腿四頭筋セッティング

大腿四頭筋に力を入れるだけの運動です。術後や、痛みがある場合でも可能。膝が伸ばせない人は、枕を大きくします。
1セット20回が目安。

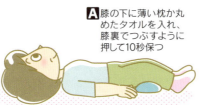
A 膝の下に薄い枕か丸めたタオルを入れ、膝裏でつぶすように押して10秒保つ

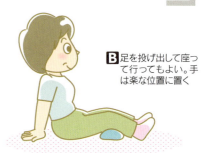
B 足を投げ出して座って行ってもよい。手は楽な位置に置く

◆ 下肢伸展挙上訓練（かしせんてんきょじょうくんれん）

横になったままできる脚上げ運動。無駄な力が入らないよう、ゆっくり呼吸しながら行います。
1セット片脚20回ずつが目安。

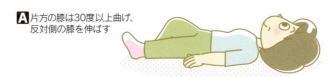
A 片方の膝は30度以上曲げ、反対側の膝を伸ばす

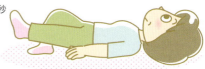
B ゆっくりと10cm上げて5秒保ち、ゆっくり下ろす

◆ 大腿四頭筋訓練

膝の運動療法の基本。足首を90度以上曲げて上げると大腿二頭筋（だいたいにとうきん）やふくらはぎのストレッチにもなります。
1セット片脚20回ずつが目安。

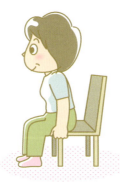
A 安定のいいイスに浅く腰かけ、ふちをつかむ

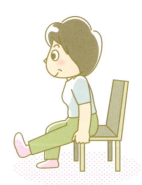
B 膝を伸ばしてゆっくり10cm上げ5秒静止。ゆっくり下ろす

運動禁忌 ●急性炎症 ●新鮮骨折 ●痛みが強い時 ●皮下血腫・浮腫 ●全身状態が悪い時

第9章
足関節・足疾患とケア

　立つ、歩く、走る、止まるなど移動に関する基本的な動作を行う時、直接地面に接する部位です。そのため、靱帯損傷や骨折などの外傷がよく発生します。加齢変化や長年の歩き癖などによる変形や退行性変性も多種多様です。30〜50歳のスポーツ愛好家に多いアキレス腱断裂もその1つで、基盤に腱の退行性変性があると考えられています。

足関節・足疾患

足関節には、歩行時に体重の2〜3倍の負荷がかかると考えられています。安定した歩行のために、グラグラしない安定性と、必要な範囲でよく動くという相反する機能が要求され、様々な外傷や退行性変化が起こりやすい部位です。

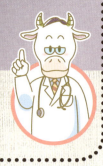

✳ 足関節・足疾患の種類と特徴

足関節の捻挫のほとんどは、足関節を内側に捻って生じます。足関節外側にある前距腓靱帯が損傷します。

縦アーチが低下したものを扁平足、横アーチが低下したものを開帳足と呼びます。外反母趾では、母趾の変形のみならず、扁平足や開帳足変形を伴っている場合が多くあります。

⇒下肢
　XIVページ
⇒外反母趾
　176 ページ
⇒変形性足関節症
　168 ページ
⇒足根管症候群
　192 ページ
⇒アキレス腱断裂
　178 ページ
⇒糖尿病足病変
　174 ページ
⇒先天性内反足
　172 ページ

足関節は足部の関節とともに働き、直接、荷重を地面に伝え、反力を受けます。また歩行時の衝撃の吸収や、重心の微妙な調整なども担っています。足関節を安定させるために、内側には三角靱帯、外側には前・後距腓靱帯、外側距踵靱帯があり、過度な内外反を防いでいます。捻挫などで過度の内反力を受けると、前距腓靱帯や外側距踵靱帯が損傷します。

また、跳躍や高所からの転落・転倒などにより、足関節に強い外力が働くと、足関節周囲の靱帯損傷や骨折が生じます。多くは、足部が回外または回内位をとるような肢位で、距骨が外旋または内転、外転するような強い外力が働いた結果起こり、いろいろな骨折や靱帯損傷を組み合わせた病態になります。

足部は、26個の骨が靱帯や筋肉で結合して、アーチ構造をつくっています。歩行時に地面から受ける衝撃を受け止め、推進力を有効に地面に伝えています。アーチ構造が低下すると、外反母趾や足底腱鞘炎など様々な疾患の原因となります。

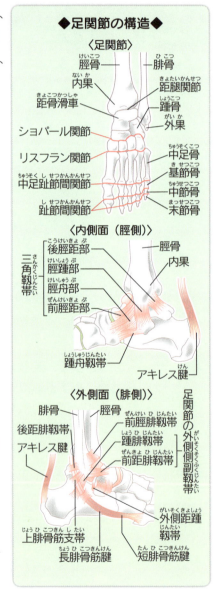

◆足関節の構造◆

◆足関節・足疾患の主な種類と特徴◆

		特　徴	症　状
	変形性足関節症 (へんけいせいそくかんせつしょう)	加齢変化などで足関節の軟骨がすり減り、関節が変形する退行性疾患。中年以降の女性に多い	運動開始時痛、安静時痛、可動域制限、変形など
	足根管症候群 (そくこんかんしょうこうぐん)	足根管内で脛骨神経などが圧迫され、足底にしびれや放散痛を生じる絞扼（こうやく）性神経障害	足首周囲のしびれ・疼痛、足底の違和感など
	足関節靱帯損傷 (そくかんせつじんたいそんしょう)	足関節捻挫において損傷が激しい場合、足関節靱帯損傷を生じる。足関節外側靱帯の頻度が高い	疼痛、腫れ、皮下出血、関節の不安定性など
	アキレス腱断裂 (けんだんれつ)	スポーツなどで、下腿三頭筋が急に伸縮・伸展した時に生じやすい腱断裂。30歳以降に好発	断裂部の疼痛、陥凹（かんおう）など
	糖尿病足病変	糖尿病の合併症として起こる末梢神経障害、末梢血管障害、感染症などによって生じる足の病変	胼胝（べんち）、鶏眼、潰瘍（かいよう）など
先天性足変性	先天性内反足 (ないはんそく)	徒手的に矯正できない内返しの形態異常などが起こる足部の代表的先天性変形。男児に多い	内反足、内転足、尖足（せんそく）、凹足（おうそく）
	先天性内転足 (ないてんそく)	出生時から、後足部に対し前足部が内転している変形。内反や尖足変形はみられない	変形は4歳ぐらいまでに自然に改善する傾向
	足根骨癒合症 (そっこんこつゆごうしょう)	足関節が線維性、軟骨性、骨性に癒合（ゆごう）する、中足部や後足部の骨の分離障害	疼痛、無症状のことも多い
	外反踵足 (がいはんしょうそく)	出生直後にみられる足関節の過度な背屈位。足背が下腿前面に接触することもある	3～6か月で自然に正常になる
後天性足趾変形	外反母趾 (がいはんぼし)	靴などの影響により母趾がくの字に変形。MTP関節の内側突出部に、膨隆や滑膜炎を生じる	母趾の疼痛、変形、足底の有痛性胼胝
	第2～5趾変形	第2～4趾にかけてPIP関節が屈曲するハンマー趾、神経筋疾患にみられる鉤爪趾などがある	足趾の疼痛、変形、胼胝など
	爪の変形	爪の両端が先端部で強く内方に弯曲する巻き爪、角がトゲのように軟部組織に刺さる陥入爪など	足趾の痛み、炎症、歩行への影響など
足部の骨端症	Freiberg病 (フライバーグ)	中足骨頭に無腐性壊死が起こり、関節の変形をきたす原因不明の障害。思春期の女性に多い	関節の痛み、腫れ、変形など
	Kohler病 (ケーラー)	足舟状骨の二次骨化核の一過性の無腐性壊死。2年ほどで自然治癒する。2～7歳の男児に好発	歩行時の足部内側の痛み、跛行（はこう）
	Sever病 (セーバー)	踵骨の二次骨化核が癒合する前に骨端部に生じる踵部痛。10～12歳の男児に多い	運動時の踵部の痛み
スポーツ障害	距骨離断性骨軟骨炎 (きょこつりだんせいこつなんこつえん)	足関節の捻挫など強い力が加わり、距骨が脛骨や腓骨の関節面と衝突し骨軟骨損傷が生じる	足関節の疼痛、腫れ、無症状のこともある
	アキレス腱炎 (けんえん)	運動による酷使の繰り返しと疲労の蓄積により、アキレス腱に微細断裂が生じ炎症を起こす	運動時痛、腫れなど
	衝突性外骨腫 （フットボーラーズアンクル）	キックなど足関節の底屈強制により、関節包や骨軟骨の損傷が起こり骨棘（こつきょく）ができる	運動時痛、足関節の可動域制限など

✽ 足関節・足部の観察

患者が診察室に入ってきたら、まず歩行状態を観察します。足関節に働く筋肉が弱っていたり、踵部や足趾に異常があると、変則的な歩容がみられます。また、靴の減り具合を観察しましょう。扁平足では内側のカウンター（靴のかかとまわりに装着する硬い芯）崩れがよくみられます。尖足やうちわ歩行は、靴底が偏って減っています。

素足になったら、腫脹や発赤、変形などに注目します。関節に腫脹がみられれば、痛風による関節炎や関節リウマチなどが疑われます。外反母趾では、母趾の中足趾節関節の腫脹や発赤とともに、横アーチが弱くなっています。足部の形状の変化は荷重時の方が顕著になるため、素足のまま床に立ってもらい、扁平足や開張足などを調べます。

足趾の状態もよく観察します。足趾は、正常なら真っ直ぐ伸びていますが、マレット変形、槌趾変形、鉤趾変形などがみられることがあります。3つの変形は一見よく似ていますが、DIP関節だけが変形しているのがマレット変形で、足先に胼胝（たこ）ができていることが多いです。PIP関節だけが曲がっている槌趾変形は外反母趾によくみられます。MTP関節が伸展し、それ以外が屈曲している鉤趾変形は内在筋不全の可能性があります。

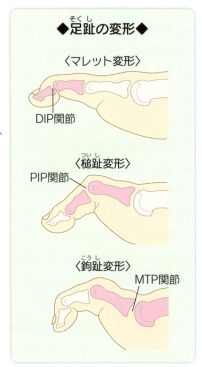

◆足趾の変形◆

〈マレット変形〉
DIP関節

〈槌趾変形〉
PIP関節

〈鉤趾変形〉
MTP関節

> 尖足とは、アキレス腱が縮み、甲側が伸びて、足先が下を向いたまま元に戻らなくなった状態。他に足部の変形では、足関節が背屈する踵足（しょうそく）、外反足や内反足、凹足（おうそく）、扁平足、開張足のアーチの異常などが観察できます。

⇒内反足　172ページ
⇒外反母趾　176ページ
⇒アキレス腱断裂　178ページ
⇒関節リウマチ　242ページ
⇒痛風　220ページ

✽ 触診と徒手テスト

足部、足関節は皮下組織が少ないという特徴的な構造をしています。そのため、骨格、関節、筋や腱、靱帯などが容易に触診できます。また、健側と比べてみると異常所見がよくみてとれます。

足根骨は複雑に入り組んだ構造をしているので、自動的や他動的に動かしてどの部位が痛むか丁寧に確認することが大切です。

◆足関節・足部の徒手テスト◆

―足関節の安定性の検査―

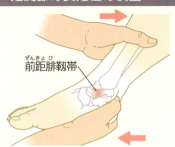

前方引き出しテスト
足部をやや底屈させた状態で、下腿遠位を後方に、踵部を前方に引く。疼痛が誘発されれば、前距腓靱帯損傷による捻挫の疑い

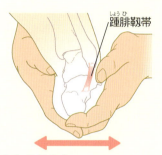

内外反ストレステスト
両方の母指を内・外果の直下に置き、両手で踵部を包み込んで左右に揺らす。外側では前距腓靱帯と踵腓靱帯が切れた場合、内側では三角靱帯が損傷している場合、果間関節が開く

―特殊テスト―

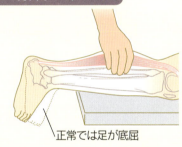

トンプソンテスト（アキレス腱断裂）
足部を検査台から出して伏臥位で寝る。腓腹部を握ると、正常なら足が底屈するが、アキレス腱が断裂していると底屈しない

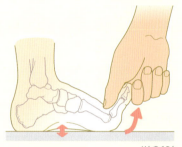

巻き上げ機構を調べるテスト（腱膜炎）
荷重立位で足趾を屈曲させると、足底腱膜が巻き上げられて、内側縦アーチが高くなり、腱膜炎があれば疼痛を誘発する

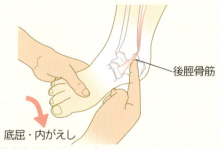

腱鞘炎を調べるテスト
底屈・内がえしして後脛骨筋の疼痛を誘発する。扁平足や関節リウマチでは、内果後方の圧痛がみられることがある

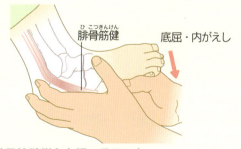

腓骨筋腱脱臼を調べるテスト
外果後方に軽く指を当てて底屈・内がえしすると、腓骨筋腱脱臼がある場合は腱の滑脱がわかる

変形性足関節症

足関節は関節が小さいために、体重がかかる負荷が大きく、関節症が起こりやすい部位です。膝関節や股関節に比べて、足関節は加齢変化に伴う発症は少なかったのですが、高齢化に伴い近年は増加傾向にあります。

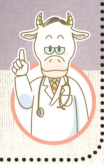

原因とメカニズム

足関節の軟骨がすり減ったり、骨の変形が起こったりする退行性疾患です。原因により一次性と二次性に、変形の向きにより内反型と外反型に分けられます。さらに、内反型は病期がⅠ～Ⅳ期に分類されます。

一次性は、加齢変化によって関節軟骨がすり減り、徐々に足関節が変形していくもの。日本では内反型の発症が圧倒的に多く、特に中年以降の女性にみられます。両側に出現します。長年の使用や繰り返される負担が主な原因と考えられますが、欧米ではみられないことから、正座をはじめとした日本独自の生活様式も関係していると考えられています。

二次性は、骨折や捻挫に伴う靭帯損傷などの外傷、関節リウマチ、化膿性関節炎などの炎症性疾患、多発性骨端骨異形成症、先天性内反足遺残変形などの先天性疾患が引き金となって発症します。

> 外反型を生じると、扁平足（へんぺいそく）を合併することがあります。

> 同じ荷重関節である膝関節や股関節と比べて、外傷が原因での発症頻度が高いです。骨折に伴う合併例や、捻挫などの治療を中途半端にして放置した移行例が多くみられます。

⇒化膿性関節炎 234ページ
⇒関節リウマチ 242ページ
⇒先天性内反足 172ページ

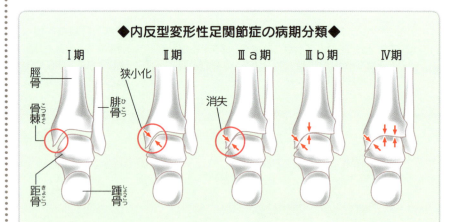

◆内反型変形性足関節症の病期分類◆

Ⅰ期（前関節症期）：骨棘はあるが関節裂隙（れつげき）の狭小化を認めない
Ⅱ期（初期）：関節裂隙が一部狭小化している
Ⅲ期（進行期）：関節裂隙が一部消失している
　a期：関節裂隙の消失が内果関節面に止まっている
　b期：距骨滑車上面にまで及んでいる
Ⅳ期（末期）：全体に関節裂隙が消失している

症状

　足関節の軟骨がすり減り、痛みが強くなっていきます。疼痛や可動域制限、変形などの出現の程度は、原因によって異なります。

【疼痛】
　初期では、長時間の歩行や激しい運動で足首に痛みが出ます。進行すると、短時間の歩行や運動でも痛みを生じるようになります。さらに重症化すると、歩き始めや立ち上がりなど、足関節に荷重がかかる運動開始時痛を生じるようになります。安静時痛、夜間痛などが出現することもあります。

【腫れ】
　破壊された関節軟骨や骨の摩耗粉が滑膜を刺激することによって、関節液が足関節に貯まり、腫れを生じます。

【可動域制限】
　一次性によるものでは、末期になるまで関節可動域の制限を生じることは少なく、多くは動揺性を認めます。進行すると正座や階段昇降が困難になります。
　骨折後に生じるものでは、足関節の拘縮と隣接している関節の障害によって、著しく制限されることが少なくありません。

【変形】
　発症の原因により、足関節が内側または外側に変形を生じます。一次性では、脛骨下端関節面が内側に変形することが多くみられます。

> 転倒などの事故を防止するためにも、痛みの程度や困難な動作を具体的に把握し、的確なケアや指導をすることが大切です。

検査・診断

　問診、視診、触診で、症状や外傷歴の有無、足関節の形態を把握。単純Ｘ線検査で、関節軟骨の摩耗の程度、関節の隙間の状態、骨棘の有無、変形の程度などを確認し、病期を評価します。
　関節リウマチや化膿性関節炎などの炎症性疾患が疑われる場合には、血液検査や関節液の検査もあわせて行います。また、著しい熱感を伴う場合は、炎症性疾患との鑑別が必要です。

⇒問診から診断までの流れ
　8ページ
⇒Ｘ線
　22ページ

❊ 保存療法

病期に応じて治療法を選択しますが、基本的にはまず保存療法を行い、症状を改善し、進行を遅らせます。初期の治療で効果的なのは薬物療法ですが、装具療法や運動療法を併用し、なるべく長期の投薬は避けるようにします。足関節への負荷を軽減するため、生活習慣の改善を指導します。

【日常生活指導】

- 正座、長時間歩行、激しい運動、階段昇降、坂道の上り下りなど、痛みが出る動作はできるだけ控える
- 杖や手すりなどを利用し、足関節にかかる負担を減らす
- 肥満がある場合は、減量し適正体重を保つ

◆運動療法（タオルつかみ訓練）◆

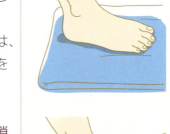

❶素足になってイスに座り、両手でイスをつかむ

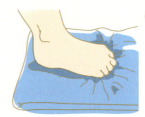

❷足全体を使いながら、足趾でタオルをたぐりよせる

【薬物療法】

- 非ステロイド性消炎鎮痛薬の内服、外用（塗り薬、貼り薬）で痛みをやわらげる
- 急激な痛みに対しては、ステロイド（副腎皮質ホルモン）やヒアルロン酸製剤の関節内注射を行う

【装具療法】

一次性の内反型では足底挿板を使用。外側を高くした足底挿板を靴の中に入れることによって、足関節の内側への荷重負荷を分散します。

【運動療法】

一次性によるものでは、腓骨筋腱（ひこつきんけん）の強化を中心とする運動を行うことで、痛みや腫れを軽減し、同時に可動域の改善・維持や筋力の低下を予防します。タオルつかみ訓練や足趾の可動域訓練、アキレス腱（けん）のストレッチなどを無理のない範囲で継続して行います。

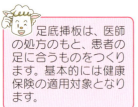

足底挿板は、医師の処方のもと、患者の足に合うものをつくります。基本的には健康保険の適用対象となります。

足趾の可動域訓練は、足趾を開く・閉じるの動作を繰り返す運動です。可動域だけでなく、腫れの軽減もはかれるため、術後のリハビリにも適した運動です。

⇒整形外科の薬　308ページ
⇒関節内注射　313ページ
⇒足底挿板　301ページ
⇒腓骨筋腱　164ページ
⇒運動療法　180ページ

✱ 手術療法

保存療法で症状の改善がみられず、日常生活に支障をきたす場合は、手術を検討します。特にⅢ期より進行している場合では、保存療法が無効な場合が多くあります。関節鏡視下手術、足関節外側靱帯再建術、下位脛骨骨切り術、足関節固定術、人工足関節置換術を、**病期や関節の状態、年齢、活動性、職業の有無・内容**などを考慮して選択します。

◆変形性足関節症の手術の種類と適応◆

関節鏡視下手術
- 方　法　内視鏡を使い、骨棘（こつきょく）など痛みの原因を取り除く
- 対　象　Ⅰ、Ⅱ期、主に一次性が原因のもの
- 特　徴　手術創が小さく、社会復帰が早い

足関節外側靱帯再建術
- 方　法　自家腱を用いて損傷した靱帯を再建する
- 対　象　Ⅰ期、主に足関節靱帯損傷を伴ったもの
- 特　徴　日常生活レベルの社会復帰は早期に可能

下位脛骨骨切り術
- 方　法　脛骨の一部を切って、関節の向きを矯正する
- 対　象　足関節の形態や機能が保たれているもの
- 特　徴　自分の足関節が残せ、負担のかかるスポーツも可能

足関節固定術
- 方　法　関節を良肢位に固定し、機能の回復をはかる
- 対　象　Ⅲb期～Ⅳ期、活動量が多い
- 特　徴　大きな支障はなく歩行でき、軽度のスポーツも可能

人工足関節置換術
- 方　法　足関節の悪い部分を切除し、人工関節に変える
- 対　象　Ⅲb期～Ⅳ期、60歳以上で活動量が少ない
- 特　徴　痛みを取り除く効果が高い。耐久性に問題がある

> 術後、ギプス固定をする場合は、痛みやギプスから出ている皮膚の状態、運動、神経症状を観察し、異常はすぐに医師に連絡します。

⇒周術期のケア　276ページ
⇒整形外科的感染症　230ページ

✱ ここポイント！ ✱

　変形性足関節症のような変性疾患は、**生活環境や生活習慣、体の使い方**といったライフスタイルそのものに深く根ざしています。長年にわたり培われたものは、本人は意外に気づきにくいものです。患者さんとのコミュニケーションのなかから、個々の問題点を見つけ、**本人の気づきを促しながら治療をサポート**していくことが大切です。特に高齢者は、痛みや動きにくさから極端に活動を制限したり、閉じこもりがちになったりしがちです。保存療法、手術療法、どちらを選択しても、**足への負担を減らしながら活動的に**過ごせるように助力しましょう。

先天性内反足

足固有の先天性変形の1つです。発生率は1,000人におよそ1人で、2対1の割合で男児にみられます。生まれてすぐにわかるので、産科から整形外科に紹介されることが多く、出生後、できる限り早期に治療を開始します。

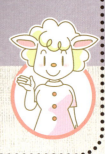

原因とメカニズム

先天性内反足は、代表的な足部の先天性変形で、徒手的には矯正できない内返しの形態異常などがみられます。内反足に伴って内転足（足の内縁前半部が内転位をとる足の変形）、尖足（足関節が底側屈曲位に拘縮した足の変形）、凹足（足の内側縦足弓が正常より著しい足の変形）が認められ、放置すると足部外側を接地して歩くようになります。一方、拘縮を伴わず徒手的に矯正できるものは、子宮内での不良肢位による内反足位で、先天性内反足ではありません。

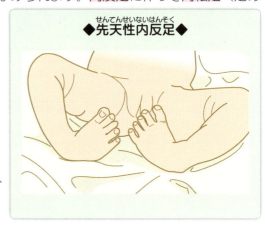

◆先天性内反足◆

先天性内反足の原因としては、複数の遺伝子変異による多因子遺伝などがあげられていますが、いまだ明らかになっていません。両側性と片側性の頻度は同程度です。

> 内反足は先天性のものと、後天性のものとに分けられます。後天性内反足は、ポリオや脳性麻痺（まひ）など下肢の麻痺によるものがあります。

検査・診断

前足部の内転、後足部の内反、尖足、凹足の4つの変形要素を、視診と触診で容易に診断することができます。しばしば、足関節の後ろ側や足底の内側に深い皮線（しわ）がみられます。

単純X線による画像検査では、足部の正面像と、最大背屈位での側面像が重要になります。しかし、新生児は足根骨の多くが骨化していないため、距骨や踵骨が骨化する生後3か月を待って変形を評価することになります。

> ⇒問診から診断までの流れ
> 　8ページ
> ⇒画像検査
> 　22ページ

治療法

できるだけ早期に、**矯正ギプス包帯法**を開始します。近年、わが国でもPonseti法が普及し、距骨下関節に重度の変形を残す症例が少なくなっています。Ponseti法では、約90%が蹠行足（足の裏全体を地面につけて歩くこと）が可能になるといわれています。

Ponseti法は、大腿から足先までのギプス包帯を装着。週1回のペースでギプスを変えながら、5～7週間かけて凹足、内転、内反変形を矯正していきます。その後、アキレス腱皮下切腱術を行って残った尖足変形を矯正。ギプス固定を行って、前足部外転70度、足関節背屈20度をおよそ3週間保ちます。

その後は、矯正位が保持できるよう**デニス・ブラウン装具治療**を開始し、4歳まで続けます。デニス・ブラウン装具は、膝関節を動かすと両足間のバーによって足部に矯正力が働くもの。つかまり立ちまでは入浴時以外は常に装着し、独り歩き開始後は夜間のみ装着、昼間は**矯正靴**を使用します。

矯正ギプス包帯法で十分な矯正位が得られず、**独り歩きを開始する10か月～1歳前後に明らかな変形が残っている場合**は、手術を検討します。手術は、変形を矯正する軟部組織解離術が行われます。

◆矯正ギプス包帯法◆

◆デニス・ブラウン装具◆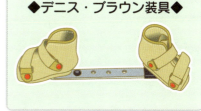

> ギプスは樹脂ではなく、石膏ギプス包帯を用いる場合が多いです。

> ギプスを巻いての自宅での日常生活指導を行います。ギプス障害やギプス破損のチェック方法、衣服の着脱・清拭・入浴・おむつ交換などを十分に説明します。

> デニス・ブラウン装具に移行したら、在宅での管理について実技指導を行います。

⇒ギプス固定
294ページ

ここポイント！

　先天性疾患であるため、家族の精神的ショックが大きいことが多く、十分な配慮が必要です。**治療に前向きに取り組めるよう支援**していきましょう。
　新生児・乳児では、ギプス固定に伴う苦痛や不快感を自分では表現できないため、**ギプスを巻いた後のギプス障害のチェック**を十分に行います。**指先部の色調、指の動き、患児の機嫌**などをよく観察しましょう。

糖尿病足病変

糖尿病足病変は糖尿病の合併症の1つです。重症化すると、下肢の大切断を余儀なくされることもあり、ADLやQOLに大きく影響します。糖尿病の主治医や皮膚科医などと連携し、継続的な観察と指導により重症化を防ぎます。

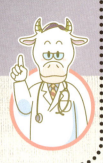

✱ 原因とメカニズム

糖尿病足病変は、糖尿病によって引き起こされる末梢神経障害、末梢血管障害、感染症が複雑に合併して生じる足の病変の総称です。足趾間や爪の白癬菌症、足趾の変形や胼胝（たこ）、鶏眼（うおのめ）、足潰瘍、足壊疽まで幅広い病態が含まれます。

糖尿病足病変で足の切断に至る場合の多くは、潰瘍が壊疽に進行したものです。糖尿病患者では、足病変があっても自覚症状に乏しく、発見が遅れ、重症化しやすい傾向があります。

> 糖尿病足病変は、糖尿病の合併症の中でも網膜症、腎症、脳血管障害、下肢閉塞性動脈硬化症などと比べて、見逃されがちです。

✱ 症 状

⇒末梢神経障害　35ページ
⇒末梢血管障害　282ページ
⇒感染症　230ページ
⇒足のアーチ構造　164ページ

- 運動神経障害により、足内筋の機能障害が生じ、足趾の変形（鎚状足趾や足のアーチ構造の消失など）が起こる
- 足趾の変形により、胼胝や鶏眼などができやすくなる
- 知覚神経障害によって足趾の感覚が麻痺し、靴ズレ、胼胝、鶏眼、白癬菌症、ケガ、火傷などに対する痛みを感じにくいため、放置して化膿し潰瘍を形成する。進行すると壊疽が生じ、足趾が黒くなる
- 自律神経障害により骨・関節が脆くなりやすい傾向があり、足根骨周囲に複雑骨折が生じるシャルコー関節（神経病性関節症）を発症する。片側の足が腫れ、熱感、発赤が現れる。慢性化すると、足部が変形し、変形によってできた骨突出部分に潰瘍を生じる
- 動脈硬化や血栓により末梢血管障害に陥り、進行して壊疽を生じる

> 末梢神経障害は、運動神経障害、知覚神経障害、自律神経障害の3つが混ざり合った病態です。

✱ 検査・診断

足病変のリスクが高い場合は、足の診察を定期的に行うことが重要です。問診で足の違和感や痛みなどを把握します。視診・触診で、足の乾

> 知覚神経障害、末梢血管障害、足変形、潰瘍の既往を危険因子として、これらの有無によってリスクの程度を評価します。

燥や角化、足趾の変形や胼胝の有無、白癬菌症の有無、末梢血管障害の有無などを確認。さらに、アキレス腱反射やモノフィラメント検査（皮膚の感覚を調べる検査）などで知覚神経障害の程度や変化を確認します。必要に応じて画像検査なども行います。

✻ 治療法

【保存療法】

　感覚低下やアキレス腱反射の消失、皮膚の変化、足趾の変形や胼胝を認めた場合は、フットケアを指導し足潰瘍の予防に努めます。靴選びの指導や足部の保護のため、必要に応じてトータルコンタクト（全面接触型）の足底挿板や靴型装具などを使用します。

> 靴は足部の形状に合ったもの、十分なトゥーボックス※の高さのあるものを選びます。

　足潰瘍を生じている場合は、足部の免荷・保護が重要です。症状に応じて、足潰瘍治療用靴やトゥースペーサーなどの装具を使用。軽度のシャルコー関節を生じている場合は、ギプス固定による免荷を行います。

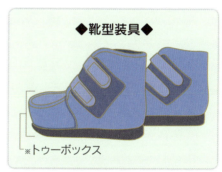
◆靴型装具◆
※トゥーボックス

⇒アキレス腱反射　21ページ
⇒モノフィラメント検査　20ページ
⇒画像検査　22ページ
⇒足底挿板　301ページ
⇒ギプス固定　294ページ

【手術療法】

　壊死を生じた場合は、手術により壊死部の切断を行います。切断後の機能を考慮し、切断位置と切断方法を選択することが重要です。シャルコー関節が進行すると足関節固定術、さらに進行して変形が褥瘡の原因となっている場合には骨突出部の切除術が適用となります。

ここポイント！

継続して足や足趾の観察とフットケア指導を行うことで、重症化を防ぎます。
【フットケアのポイントと日常生活の注意点】
- 毎日こまめに足のチェックをする。目が悪い場合は、家族にチェックしてもらう
- 靴ずれやケガを防止するため、**室内外を問わず素足を避け、常に靴下を履く**。靴下のみでの歩行は、すべりやすく転倒の危険があるので注意。靴を履く際は、**異物などが中に入っていないか必ず確認**
- 足の爪は**爪やすりを使い、深爪に注意**。切りにくい爪は、**医師に処置してもらう**
- **入浴時は、必ず手や肘で湯船の温度を確かめてから入り**、足の火傷を防ぐ。また、皮膚がふやけるほどの**長時間の入浴は避ける**
- ストーブ、湯たんぽ、電気あんか、カイロなどは、**低温火傷に十分注意**

第9章　足関節・足疾患とケア

糖尿病足病変

外反母趾
がいはんぼし

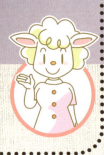

発症比率は男女比10対1と女性に多い疾患で、近年は若年化傾向がみられます。最も多いのが中年期で、履物に加えて、肥満や筋力低下など生活習慣が発症の引き金に。足の機能にも影響を及ぼすため、早期治療が大切です。

✱ 原因とメカニズム

> 体の中心線から見て母趾が外側に向いているため、外反母趾と呼ばれています。

> 足のタイプはエジプト型のほか、足趾の長さがほぼ同じの正方形型、第2趾が他趾より長いギリシャ型があります。

　母趾（足の親指）の先が第2趾に向かって「くの字」（左足の場合は「逆くの字」）に変形し、様々な障害が生じる疾患です。母趾の付け根の関節（MTP関節）の内側の突出したところが靴によって圧迫され、バニオンと呼ばれる膨隆と滑液包炎を生じます。
ぼうりゅう　かつえきほうえん

　発症にはハイヒールなどの靴が大きく影響しています。幅の狭いつま先が細い靴を履くと、母趾の付け根から先が圧迫されて変形。ヒールの高い靴は、さらに付け根に力が加わり変形を強くします。内的要因としては、生まれつき母趾が第2趾より長いエジプト型の足、扁平足、先天性内反足、第1中足骨内反、関節弛緩などが関与しています。
へんぺいそく

✱ 症 状

- 母趾の変形によって、靴を履くと母趾のMTP関節に痛みを生じ、靴を履いているのが困難になる
- 第2・第3中足骨頭部の足底に有痛性の胼胝（たこ）ができる
べんち
- 痛みと変形の程度は比例しないため、痛みなどの自覚症状が出る頃には、変形が進行していることもある
- 単純Ｘ線検査による診断で、外反母趾角が20～30度未満を軽度、30～40度未満を中等度、40度以上を重度に分類する

⇒問診から診断までの流れ
　8ページ
⇒先天性内反足
　172ページ

◆単純Ｘ線像◆

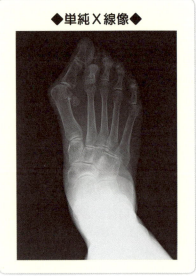

治療法

【保存療法】

　原則として保存療法で、痛みを軽減し進行を抑えます。足に合った締め付けない靴を履くとともに、装具療法、運動療法を並行して行います。

靴の指導

　足趾が動かせるよう靴の先端部分が広く、足が靴の中で前に滑らないように紐やストラップの付いた靴を選ぶ。ヒールの高い靴は避ける

装具療法

　痛みの軽減に、外反母趾用装具や足底挿板を装着する

運動療法

　母趾外転筋訓練やホーマン体操など行い、変形の軽減や予防をはかる

【手術療法】

　保存治療では症状が改善されず、日常生活に支障をきたす場合は、手術を検討します。主訴、年齢、職業、変形の程度などを考慮して、手術方法を選択します。

　外反母趾の手術は、大きく分けて4つあります。❶軟部組織の手術、❷中足骨遠位部での骨切り術、❸中足骨近位部での骨切り術、❹関節固定術。これらを病態に合わせて組み合わせて行います。手術の合併症として骨頭壊死、変形癒着、関節可動域制限、内反母趾変形などを生じる場合があります。

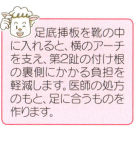

◆外反母趾用装具◆

> 足底挿板を靴の中に入れると、横のアーチを支え、第2趾の付け根の裏側にかかる負担を軽減します。医師の処方のもと、足に合うものを作ります。

⇒足底挿板
301ページ

ここポイント！

　外反母趾の手術法は種類が多く、**術前のインフォームド・コンセント**が重要です。

　術後は転倒に注意します。ピンが入っている時などは、前足部に荷重をかけないよう指導します。しばらくは踏み返しが禁止となり、**踵部荷重歩行**を指導します。**ポイント**は、「1歩目を患側から出し、健側を患側より前に出さない」です。

　術後の包帯は、変形を再現したり、瘢痕が残ったりしないよう、ゆるめに巻き、足趾まで巻くのは禁物です。足趾間にさばいたガーゼを挟んで、足趾の矯正位を保持します。ガーゼがずれていないか観察することが大切です。

アキレス腱断裂

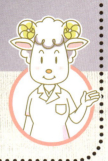

アキレス腱断裂は代表的なスポーツ外傷ですが、近年では、高齢化に伴い、高齢者が転倒などで生じるケースも目立ってきています。整形外科を受診せずに見逃され、放置されているケースもみかけられます。

原因とメカニズム

アキレス腱は、下腿三頭筋（腓腹筋、ヒラメ筋）と足底筋の腱で、足関節を伸ばす働きがあります。アキレス腱断裂は、スポーツで踏み込みやダッシュ、ジャンプなどの動作、また、日常生活中の転倒などによって、下腿三頭筋が急激に収縮した時や、段差がある場所での着地動作などで急に伸びた時に発生します。

長期間スポーツをしていなかった人が急に行った場合や、準備運動不足で起きることが少なくありません。腱そのものの加齢変性が基盤にあると考えられ、30歳以降から中年にかけて多く発症します。

> 比較的若年者ではスポーツによる外傷が多く、高齢者では日常活動中の受傷が多くみられます。

症状

- 断裂部に痛みがあり、へこみ（陥凹）を触知できる
- 「ブチッ」というアキレス腱の切れた音を自覚している
- 「後ろからボールをぶつけられた」「後ろから蹴られた」「ふくらはぎをバットで叩かれた」などの衝撃を訴える
- 足首は動かすことができ歩行は可能な場合があるが、つま先立ちや階段昇降はできない
- 受傷直後は受傷した下肢に体重をかけることができず、しゃがみ込んだり、転倒したりする

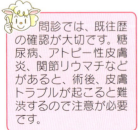

> 問診では、既往歴の確認が大切です。糖尿病、アトピー性皮膚炎、関節リウマチなどがあると、術後、皮膚トラブルが起こると難渋するので注意が必要です。

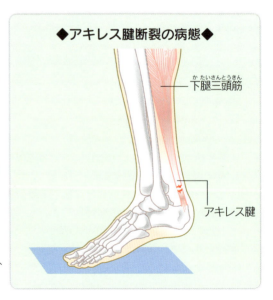

◆アキレス腱断裂の病態◆

✱ 治療法

これまで手術療法が選択される割合が高い疾患でしたが、近年では保存療法が選択されることも多くなりました。保存療法にも手術療法にも、それぞれ利点と欠点があるため、患者の年齢、職業、ライフスタイル、症状の程度などを考慮して、医師と患者が十分に相談し、治療法を選択することが重要です。

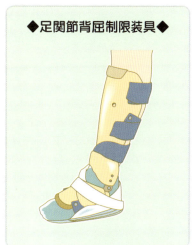

◆足関節背屈制限装具◆

【保存療法】

一般的にはギプス固定を行った後で、着脱可能な装具による固定に切り替え、リハビリを行っていきます。最近では、足関節背屈制限装具を用いた保存療法で良好な成績が報告されています。

【手術療法】

手術では、アキレス腱縫合術（けんほうごうじゅつ）が行われます。術後は1～2週間程度の膝下ギプス固定を行った後、1cmの高さのヒールを5段程度積み重ねた足底挿板を挿入した装具を用いた荷重歩行を始め、1週ごとに1段ずつヒールを除去します。

術後の荷重歩行訓練と早期からの運動療法で、社会復帰を目指します。術後3か月程度で日常生活への完全復帰、6か月程度でスポーツへの復帰が目安です。

受傷から3週間以上経過して陳旧性断裂（ちんきゅう）に移行している場合は、断裂したアキレス腱に短縮が生じ、断端同士の縫合が困難なため、人工靱帯（じんたい）や自家腱を用いて補強します。

装具によるムレ・発汗は患者にとって不快となります。十分に清拭して、清潔を保持しましょう。

固定期間中の荷重制限は医師の指示に従い、床に足趾をタッチする程度から始まり、部分荷重歩行、全荷重歩行へと進めていきます。

⇒ギプス固定
294ページ

✱ ここポイント！

患者さんが復帰を焦ることも多くあり、再断裂を予防するため早期に動きすぎないように注意を促しましょう。ギプスや装具をはずして、**自力での歩行が可能となった時**に、再断裂の危険は高まります。特にアキレス腱に負荷のかかる**着地動作**や**階段昇降**などに注意が必要です。

足の体操

歩くを健やかにする

足は地面と接する部位であり、日常生活で使わない日はほぼありません。適切な運動を行うことで、健やかな歩行が可能になります。

◆ 足趾ジャンケン

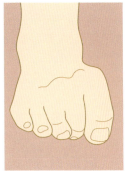

（外反母趾、幼児期・成人期扁平足（へんぺいそく））

足裏の筋肉を発達させ、足のアーチ構造の再構築を促す。足趾を使って、グー、チョキ、パーの形を作る

◆ ふくらはぎ・アキレス腱ストレッチ

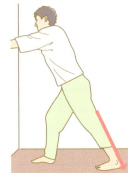

（足底腱鞘炎（そくていけんしょうえん）、成人期扁平足）

足のアーチ構造を保持、再構築する筋肉の強化。踵（かかと）が床から離れないように行うのがポイント

◆ ゴムバンド体操

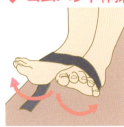

（足底腱鞘炎、成人期扁平足）

足首をスムーズに動かし、足関節周囲の筋肉を鍛える訓練。ゴムの力に逆らい、両足首を扇状に広げる

◆ 足底ストレッチ

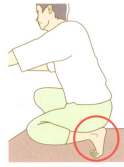

（足底腱鞘炎、幼児期扁平足）

足底筋膜の柔軟性、足趾の筋力を増強することで、足のアーチ構造を保持、再構築する。つま先立ちでもよい

◆ 足底マッサージ

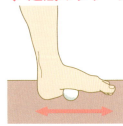

（足底腱鞘炎）

足底筋膜の柔軟性を保ち、炎症の再発を防止する。足底をゴルフボールや青竹踏みに押しつけ、前後に動かす

◆ 外縁歩行

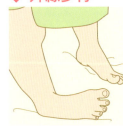

（幼児期扁平足）

バランスよく、足の筋肉が鍛えられる。幼児の場合、素足で歩くことで、自然に足のアーチが形成される

運動禁忌 ●急性炎症 ●新鮮骨折 ●痛みが強い時 ●皮下血腫・浮腫 ●全身状態が悪い時

第10章
神経・筋疾患とケア

　運動神経、運動終板、筋肉細胞のいずれかに障害が起こる疾患です。末梢神経麻痺、末梢性ニューロパチー、運動ニューロン疾患、先天性ミオパチー、筋ジストロフィーなどが該当します。特に近年は、骨や靱帯などに囲まれたトンネル状の走行経路で神経が絞めつけられ、そこから先の末梢神経に障害が生じる絞扼性神経障害が注目されています。

神経・筋疾患

脳・脊髄、末梢神経、あるいは筋肉自体の病変によって運動に障害をきたす疾患です。厚生労働省の定める特定疾患、いわゆる神経難病をはじめ、四肢に多くみられる絞扼性神経障害などがあります。

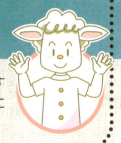

❋ 神経・筋疾患の種類と特徴

代表的な疾患として、ギラン・バレー症候群、筋ジストロフィー、筋萎縮性側索硬化症などがあります。症状・障害が進行する、高齢になるほど有病率が高い、定期的に治療を受ける必要がある、障害に応じたリハビリテーションが必要などの特徴があります。

患者数が多いのは絞扼性神経障害で、これは末梢神経が周囲組織に圧迫されることによって、そこから先の神経が障害され、痛み、筋力低下、知覚異常などの末梢神経障害を起こす疾患です。絞扼性神経障害は上肢に起こることが多く全体のおよそ80％を占めます。なかでも、手関節の掌側で正中神経が絞扼される手根管症候群が多くみられます。

> 神経の絞扼が進行すると、しびれや痛みだけでなく、筋力が低下してきます。同じような症状に脊椎の疾患や糖尿病などがあるので、早めに受診することが大切です。

◆神経・筋疾患の主な種類と特徴◆

		特　徴	症　状
神経	脳性麻痺	受胎から生後4週以内に生じた、脳の非進行性病変。遺伝的要因や脳奇形、脳血管障害など	脊柱の側弯、下肢の変形などを伴う四肢麻痺
	末梢神経損傷	外傷による末梢神経損傷と圧迫よる絞扼性障害。切創、感電、虚血など様々な原因がある	障害神経の支配領域に運動・感覚障害など
	末梢神経麻痺　胸郭出口症候群	女性に多い。鎖骨周辺で、血管と神経が骨、筋肉、頸肋などで圧迫される	首や肩を反らす運動で、激しい疼痛など
	肘部管症候群	尺骨神経が肘の内側で圧迫、伸張されて起こる神経麻痺	初期には、小指と環指の小指側半分がしびれる
	回内筋症候群	肘周辺で正中神経が絞扼。スポーツなど手、腕の使いすぎで起こることが多い	肘、指の屈曲などで、しびれ、疼痛、感覚障害など
	尺骨管症候群	尺骨神経が挫傷、腫瘍、腫瘤などで、傷害、絞扼される。手背の感覚障害はない	母指球筋以外の筋萎縮、かぎ爪変形など
	前骨間神経麻痺	前骨間神経麻痺は母指と示指第1関節の屈曲ができなくなる。皮膚の感覚障害はない	肘周辺の疼痛。疼痛が消えたあと、麻痺が起こるなど
	後骨間神経麻痺	後骨間神経麻痺では、下垂指になる。皮膚の感覚障害はない	肘周辺の疼痛。疼痛が消えたあと、麻痺が起こるなど
	手根管症候群	正中神経が手関節の手根管で圧迫される。手の使いすぎ、骨折、腫瘍、腫瘤などで起こる	母指と示指できれいなOKサインができないなど

		特　徴	症　状
神経	末梢神経麻痺		
	梨状筋症候群	梨状筋周囲の炎症、腫瘍で坐骨神経が絞扼される。坐骨神経と梨状筋の解剖学的破格	坐骨神経支配領域の感覚異常、疼痛、下垂足など
	総腓骨神経麻痺	下肢の牽引、ギプスによる、腓骨頭部への外部からの圧迫によるものが多い	下腿のしびれ、感覚障害、下垂足など
	足根管症候群	脛骨神経、外側足底神経が絞扼される。ガングリオン、骨性隆起、外傷、出血などで起こる	足関節内側の疼痛、足裏のしびれ、灼熱痛など
	末梢性ニューロパチー		
	ギランバレー症候群	免疫システム異常と考えられ、約60％の血液中に、神経に存在する糖脂質に対する抗体がある	運動麻痺、感覚障害など。自律神経障害は軽度
	慢性炎症性脱髄性多発神経炎	長期にわたる進行性、再燃性の四肢の運動・感覚性障害。髄鞘が原因不明に障害される	手足の脱力、筋力低下が左右対称性に出現など
	糖尿病性ニューロパチー	糖尿病の合併症として頻度が高い。代謝性と虚血性のものがある。進行すると下肢切断	下肢末端部のしびれ。左右対称性に範囲が拡大など
	運動ニューロン疾患		
	筋萎縮性側索硬化症	中年以降に好発。重篤な筋萎縮、呼吸麻痺。発症から死亡まで平均3〜5年といわれる	上肢の脱力、手指巧緻性低下などでの発見が多い
	球脊髄性筋萎縮症	X染色体の異常。中年男性で好発。女性化乳房、睾丸萎縮、糖尿病などを合併することもある	嚥下障害、顔面、四肢の筋萎縮など
筋	先天性ミオパチー		
	ネマリンミオパチー	筋肉細胞内に糸屑様のネマリンと呼ばれる封入体。ネマリン量と重症度に相関はみられない	外眼筋以外の顔面筋、全身骨格筋の萎縮など
	セントラルコア病	筋肉細胞内に円状の封入体。骨格異常、筋萎縮は目立たず、筋力低下は非進行	後・側弯などの脊柱異常。凹足、先天性脱臼など
	筋ジストロフィー		
	デュシェンヌ型	伴性劣性遺伝。男児に好発。3〜5歳から筋力低下が進行。20歳代で心不全などでの死亡例が多い	処女歩行遅延。約1/3で知能障害。腓腹筋肥大など
	ベッカー型	伴性劣性遺伝。発症は7歳以降に多い。進行緩慢で15歳以降も歩行可能。一般に予後は良好	大腿、上腕筋など近位筋の萎縮、腓腹筋の肥大など
	肢帯型	常染色体性遺伝。発症は小児期の重症例から、成人期の軽症例まで様々	四肢近位筋の筋力低下、萎縮など
	顔面肩甲上腕型	常染色体優性遺伝。大半が20歳以前に発症。男性が重症の傾向	顔面筋肉低下で表情に乏しいなど
	Emery-Dreifuss型	緩徐な肩甲・上腕・腓骨筋の筋力低下、筋萎縮。心筋症などで突然死。ペースメーカーで予後良好	小児期に発生する肘、足、頚などの拘縮。重篤な心筋症
	眼咽頭筋型	常染色体優性遺伝。40歳代以降で好発。頚部屈筋、四肢近位部の筋力低下。細胞核内に封入体	眼瞼下垂、嚥下障害など。四肢の筋力低下は軽度
	福山型	日本人に特有。小児期ではデュシェンヌ型の次に多い。筋肉症状とともに、重い知的発達遅滞	顔面筋肉低下で口をポカンと開けているなど
	筋強直性	先天性から成人型まである。呼吸器の合併症、心不全などで突然死を招くことがある	把握性強直、若年性禿頭、眼瞼下垂、斧様顔貌など
	周期性四肢麻痺	発作性の脱力を繰り返す。ナトリウムチャネルの遺伝子異常。アジア人の若年男性に好発	発作のない間欠期には症状はないなど
	悪性高熱症	全身麻酔の併発症の1つ。遺伝性。40度以上の高熱と筋硬直をきたす。30歳代男性で死亡率が高い	普段は無症状。遺伝性なので家族の検査も必要
	重症筋無力症	神経・筋伝達が阻害される自己免疫疾患。筋肉の易疲労性や脱力。夕方に増悪する日内変動	眼瞼下垂、筋力低下、嚥下障害。重症で呼吸困難など

手根管症候群

手関節部において最も多く起こる絞扼性神経障害で、特に中高年の女性に多くみられます。進行すると手先の細かい作業が困難になるため、特に料理や裁縫など家事をはじめとしたＡＤＬに大きな支障をきたします。

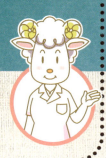

✱ 原因とメカニズム ✱

妊婦に手根管症候群がみられるのは、妊娠中は体内の水分が3割ほど増えるためです。浮腫が起こりやすく、この浮腫組織が正中神経を圧迫します。

長期間にわたる血液透析患者では、手根管内にアミロイドが沈着しやすく、これが正中神経を圧迫して発症します。糖尿病患者の増加とともに、透析患者も増加傾向です。

手関節にある正中神経は、手首の掌側の手根管と呼ばれる部位を通っていて、母指側3本半の指に分岐しています。手根管症候群は、この正中神経が手根管というトンネル内で何らかの原因によって圧迫されて、神経障害が起こる疾患です。

明らかな原因がない特発性のものが多く、妊娠中・出産後、更年期以降の女性に多く起こることから、女性ホルモンのバランスの乱れが影響していると考えられています。

その他の原因として、手関節骨折・脱臼など外傷による変形、関節リウマチによる変形、屈筋腱腱鞘炎、腫瘤やガングリオンなどの占拠性病変、血液透析によるアミロイドの沈着、キーボードやピアノなど手指の過度の使用などがあげられます。

⇒骨折・脱臼
　42ページ
⇒関節リウマチ
　242ページ
⇒腱鞘炎
　167ページ
⇒ガングリオン
　254ページ
⇒アミロイドの沈着
　224ページ

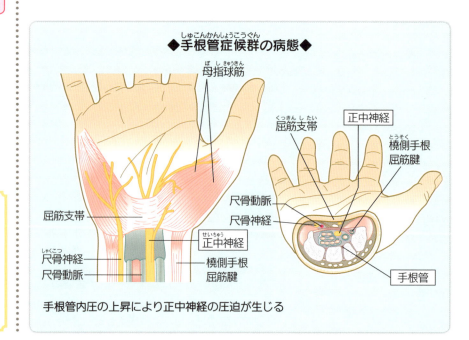

◆手根管症候群の病態◆

手根管内圧の上昇により正中神経の圧迫が生じる

✴ 症 状

正中神経の支配領域にしびれや痛みが起こります。症状が進行すると筋萎縮（いしゅく）を生じ、日常生活動作に支障をきたします。症状は基本的に片手側だけに起こりますが、両手に同時に出現することもあります。

【しびれ・疼痛（とうつう）】

初期には示指と中指にしびれが起き、痛みを伴うこともあります。進行すると、最終的には母指から環指の母指側半分までの3本半の指にしびれが及びます。主に掌側に起こります。しびれや痛みは、家事や長時間の車の運転など手根管を圧迫する動作で出現します。また、夜間・明け方に強まる傾向があり、しびれで目が覚めることもあります。手を振る、指を曲げ伸ばすなどで一時的に楽になります。

> 手のこわばりや手の脱力感などを訴える場合もあります。

【筋萎縮】

進行すると、母指球筋（ぼしきゅうきん）が萎縮します。掌が変形して猿の手のように扁平化（猿手／さるて）してきます。

【可動域制限】

母指球筋萎縮によって筋力が低下し、母指対立運動（つまみ動作）が困難になります。母指と示指できれいな丸（OKサイン）がつくれない、ボタンが掛けづらい、細かいものがつまめないなどが生じます。

> 就寝時は手をあまり動かさないため、手根管内の腱膜にむくみが生じて、正中神経を圧迫しやすくなります。

⇒問診から診断までの流れ
　8ページ
⇒神経伝導速度検査
　35ページ
⇒画像検査
　22ページ

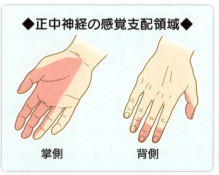

◆正中神経の感覚支配領域◆
掌側　背側

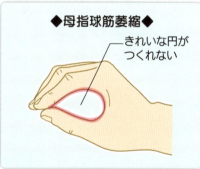

◆母指球筋萎縮◆
きれいな円がつくれない

✴ 検査・診断

問診、視診、触診、徒手テストで臨床症状を確認します。神経伝導速度検査などの電気生理学的検査や、必要に応じて単純X線、MRIなどの画像検査を行います。手のしびれをきたす疾患は他にも様々あるため、頚椎症（けいついしょう）、頚髄神経根症（けいずいしんけいこんしょう）、糖尿病性神経障害などとの鑑別診断が重要です。

第10章　神経・筋疾患とケア

手根管症候群

❋ 保存療法

軽症や中等度の場合は、まずは保存療法を行います。局所の安静を保つため、仕事や運動などの制限を指導し、装具で患肢を固定します。しびれや痛みには薬物療法を行います。手根管の内圧を上昇させないこと、神経に圧迫や牽引などの余計なストレスを与えないことが重要です。

【日常生活指導】

- 患肢で重い物を持つ・吊り下げる、床に手をつく、タオルを絞るなど手関節の掌屈・背屈を伴う動作は避ける
- 包丁やフライパンなどを使う時は両手で操作する。持ち手を布巾などで巻いて太くすると握りやすい
- パソコンのキーボードを打つ時は、手首の下に丸めたタオルを敷くなどして、手首をまっすぐに保つ
- 患肢が利き手で、副子固定や手関節固定装具を装着している場合は、非利き手でスプーンやフォークなどを使用して食事する。また、おにぎりや一口大にカットするなど食べやすいように形態を工夫する

【薬物療法】

非ステロイド性消炎鎮痛薬、ビタミンB_{12}製剤などの内服で、しびれや痛みをやわらげます。ステロイド薬（副腎皮質ホルモン）の手根管内注射は、手根管内の炎症をやわらげ、手根管内圧を低下させるのに有効で、診断的治療にも用いられます。

【装具療法】

副子固定や手関節固定装具により、手関節を安静位に保ちます。固定は通常2～3か月程度行います。

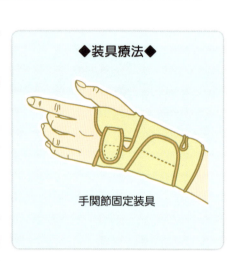

◆装具療法◆

手関節固定装具

◆入浴時の患肢の保護◆

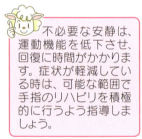

不必要な安静は、運動機能を低下させ、回復に時間がかかります。症状が軽減している時は、可能な範囲で手指のリハビリを積極的に行うよう指導しましょう。

⇒整形外科の薬
　308ページ
⇒副子固定
　294ページ

手術療法

保存療法の効果がない場合、母指球筋萎縮がある場合、腫瘍など占拠性病変がある場合には、手術療法を検討します。

手術により屈筋支帯を切離して正中神経への圧迫を取り除きます。主に内視鏡を用いた内視鏡視下手根管開放術、直視下で行う直視下手根管開放術（小皮切）が行われます。

透析患者ではアミロイド沈着が続き、再発することが多いため、手掌皮切を加えて屈筋腱膜切除術や神経剥離術を行うこともあります。

母指球筋萎縮によってつまみ動作障害が生じている場合は、手根管開放術に加え、腱移行による母指対立再建術を行います。

手術後は、しびれや痛みなどの症状は軽減しますが、すべての症状が落ち着くまでには数か月かかります。

◆手根管症候群の手術の種類と適応◆

内視鏡視下手根管開放術
- 方 法　内視鏡を用いて正中神経への圧迫を取り除く
- 対 象　特に問わない
- 特 徴　手術当日から指の使用が可能

小皮切による手根管開放術
- 方 法　手根管上に3cm程度の切開を加え、直視下で正中神経への圧迫を取り除く
- 対 象　特に問わない
- 特 徴　侵襲（しんしゅう）が比較的少なく、術後の合併症のリスクも低い

術後は局所の安静を保ち、挙上を指導します。患肢の挙上には三角巾、枕、ストッキネットなどを使用します。

手根管内は体表からの圧迫止血がしにくいため、創部をガーゼで覆います。出血を見のがさないよう、ガーゼの汚れを定期的に観察します。

⇒装具療法　298ページ
⇒透析患者　224ページ
⇒アミロイドの沈着　224ページ

ここポイント！

女性に多い疾患のため、家事を担っていることが多く、治療には**家族の協力**が欠かせません。症状の軽減には局所の安静が第一であることを、家族も含めて十分に理解してもらいます。

治癒後の再発を防ぐため、手作業を行う場合は、1時間に10分程度の手を休める時間を設けるなど、**手を酷使しない**よう指導しましょう。

母指球筋萎縮を生じている場合は、衰えた筋肉に対するリハビリが重要です。**手術の前後**に母指の屈曲・進展運動を繰り返し行うよう指導します。

肘部管症候群

上肢に発生する絞扼性神経障害の中で、手根管症候群に続いて発症頻度が高い疾患です。麻痺症状の強い場合には回復に時間がかかり、完全回復は難しいことが多いため、早期発見・早期治療が重要です。

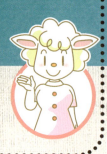

＊ 原因とメカニズム ＊

肘部管とは、骨と靱帯で構成されるトンネルのようなスペースで、中を尺骨神経が走行しています。肘部管症候群は、肘部管内で尺骨神経に圧迫が加わり、神経障害が起こる疾患です。尺骨神経を圧迫する直接的な原因は、肘部管を構成している弓状靱帯（オズボーン靱帯）です。

肘部管症候群の原因としては、変形性肘関節症に伴う骨棘形成、ガングリオンなどの腫瘤、離断性骨軟骨炎・関節リウマチなどによる滑膜炎、小児期の上腕骨外顆骨折後によって生じた外反肘、尺骨神経の習慣性脱臼などがあげられます。

> 幼少期（就学前後）に多い上腕骨外顆骨折は外反肘になりやすいため、正確な整復・固定が必要です。外反肘になると、将来的な肘部管症候群のリスクが高くなります。

⇒変形性肘関節症　108ページ
⇒ガングリオン　254ページ
⇒離断性骨軟骨炎　110ページ
⇒関節リウマチ　242ページ
⇒上腕骨外顆骨折　40ページ

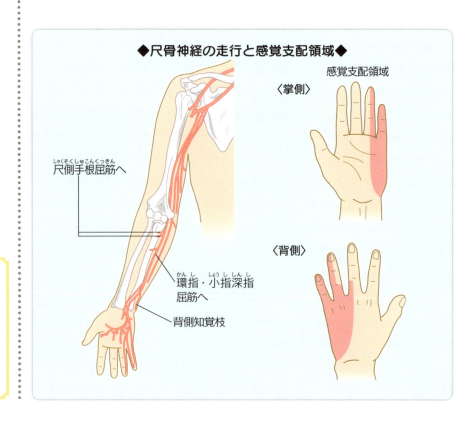

◆尺骨神経の走行と感覚支配領域◆

症状

環指の尺側半分と小指のしびれから始まり、進行に従って筋肉の萎縮や巧緻運動障害が起こります。さらに進行すると変形が生じます。

【しびれ・疼痛】

初期は、肘関節屈曲時や過度の使用時に、環指の尺側半分と小指にしびれが出ます。上肢や肩に痛みが響くことがあります。進行すると、手掌尺側、手背尺側にしびれや痛みを生じます。

【筋萎縮】

手骨間筋や小指球筋が萎縮し、握力が低下します。

【巧緻運動障害】

筋萎縮により、ボタン掛け、文字を書く、箸を使うなど指先の細かい動作に支障をきたします。

【変形】

麻痺が進行すると、環指と小指に変形が生じます（鉤爪変形）。

> 初期には痛みはあまり伴わず、しびれ感を訴えて受診することが多くみられます。

> 肘を酷使する、重労働などの職業、テニスや野球など肘を使うスポーツが発症の背景となっている場合もあります。

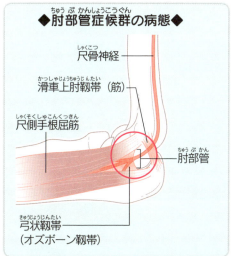

◆肘部管症候群の病態◆
- 尺骨神経
- 滑車上肘靱帯（筋）
- 尺側手根屈筋
- 肘部管
- 弓状靱帯（オズボーン靱帯）

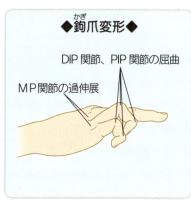

◆鉤爪変形◆
- DIP関節、PIP関節の屈曲
- MP関節の過伸展

⇒画像検査 22ページ
⇒針筋電図 34ページ
⇒神経伝導速度検査 35ページ

検査・診断

問診、視診、触診、徒手テストで臨床所見を確認します。補助診断として、単純X線、CT、MRIなどの画像検査、また、針筋電図や神経伝導速度検査などの電気生理学的検査を行う場合もあります。胸郭出口症候群、頚椎症など他の疾患との鑑別診断も重要です。

⇒胸郭出口症候群 196ページ
⇒頚椎症 65ページ

✱ 保存療法

麻痺症状がごく軽度であれば、まずは保存療法を行います。肘関節局所の安静を保持し、必要に応じて装具療法による固定を行います。しびれや痛みの軽減には、薬物療法を行います。

日常生活では、肘を過度に曲げないこと、肘の内側を圧迫しないことが重要です。特に肘関節が90度を超える屈曲位は、関節の拘縮や強直の原因となり、腫脹や浮腫を増強させるため注意が必要です。

【日常生活指導】
- 患肢で重い物を持つ、手を床につく、ほおづえをつく、傘をさすなど肘に負担や過度の屈曲を招く動作を避ける
- 患肢が利き手の場合は、非利き手でフォークやスプーンを使って食事する。おにぎりや一口大にカットするなど食べやすい形態に工夫する
- 衣服の着脱は、健側から脱ぎ、患側から着る
- 安静時にはクッションや枕を利用すると、良肢位を保持しやすい

【薬物療法】
非ステロイド性消炎鎮痛薬やビタミンB₁₂製剤の内服などで、痛みやしびれをやわらげます。

【装具療法】
安静を保持するため、就寝時などに肘関節伸展装具を装着し、患肢を良肢位に固定します。

> 患者さんの職業やライフスタイルを把握し、個々に合った生活指導を行いましょう。車の運転は控える、デスクワークはイスの高さを調整するなど、具体的に指導すると有用です。

⇒整形外科の薬 308ページ
⇒肘関節伸展装具 300ページ
⇒良肢位（ポジショニング） 128ページ
⇒装具療法 298ページ

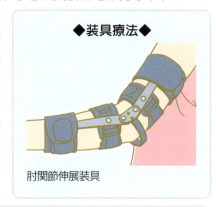

◆装具療法◆

肘関節伸展装具

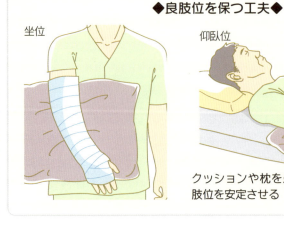

◆良肢位を保つ工夫◆

坐位　　仰臥位

クッションや枕を患肢の下に敷き、肢位を安定させる

✳ 手術療法

> 重症の麻痺や陳旧例では、鉤爪変形の矯正と母指の内転を再建するため、早期に腱移行術が選択される場合があります。

　保存療法が無効な場合は手術療法を検討します。また、**変形性肘関節症、外反肘、ガングリオン**を伴うものは進行性ですから、麻痺の進行や筋萎縮が明らかな場合などは、保存療法の効果が期待できません。手術療法を第一選択とし、早期に手術を検討します。

　手術は、オズボーン法、キング法、神経前方移行術などがあります。神経前方移行術には、神経を移行する場所によって皮下前方移行、筋層内前方移行、筋層下前方移行があります。

　術後はギプスなどによる外固定を行います。

> 術後は社会復帰に向けて、自動運動を制限されていない部位の積極的なリハビリを指導しましょう。

◆肘部管症候群の手術の種類と適応◆

オズボーン法
- **方　法**　弓状靱帯のみを切離
- **対　象**　肘関節にまだ変形性変化が起きていないなど軽症の場合
- **特　徴**　外固定を1週間程度行う

キング法
- **方　法**　上腕骨内側上顆（じょうわんこつないそくじょうか）の切除、弓状靱帯の切離
- **対　象**　変形性肘関節症や習慣性脱臼などの場合
- **特　徴**　外固定を3〜4週間程度行う

神経前方移行術
- **方　法**　尺骨神経を移動する
- **対　象**　外反肘変形による神経の伸展が障害の原因である場合など適用は広い
- **特　徴**　肘屈曲位90度の肢位を保つため、手関節中間位で外固定を2〜3週間程度行う

⇒変形性肘関節症　108ページ
⇒ガングリオン　254ページ

ここポイント！

　肘部管症候群は、多くは進行性のため、自然回復の可能性がある初期例を除いては、**手術による治療が基本**となります。患者さんに手術の必要性を十分に説明しましょう。

　術後は外固定が必要となるため、**外固定期間中は、患側上肢の使用が困難**になります。健側の上肢のみで、どの程度、日常生活動作や移動動作ができるかを**術前に確認・指導**しておきましょう。

　術後は一時的、または継続的な神経障害が起こることがあります。**神経障害の有無**や、**術前に比べて悪化していないか**を十分に観察しましょう。

足根管症候群

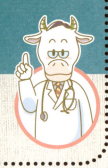

足関節に起こる絞扼性神経障害です。進行すると手術が必要になり、発症から経過している場合には手術をしても完治が難しいこともあります。患者のADLやQOLが維持できるよう、早期発見・早期治療が重要です。

✽ 原因とメカニズム

足根管は足関節内果後方の屈筋支帯に覆われたトンネルで、ふくらはぎの後ろに沿って、くるぶしから足底へと向かう脛骨神経と後脛骨動静脈が走行しています。

足根管症候群は、足根管内で脛骨神経や、ときには脛骨神経から枝分かれしている外側足底神経、さらには内側踵骨枝が圧迫され、足底にしびれや放散する痛みを生じる疾患です。

圧迫が起こる原因は大きく2つに分けられます。1つは明確な原因がない特発性のもの。もう1つは明らかな原因が存在するもので、ガングリオンなどの腫瘤、距骨・踵骨癒合性の骨性隆起、外傷やその後の出血などが原因となります。

> 複雑な病態のため、診断がつかず見逃されたままで、症状を進行させてしまうケースもみられます。

> 患肢のしびれや痛みを避けるため、健側でかばうように歩くこともあります。

⇒ガングリオン
254ページ

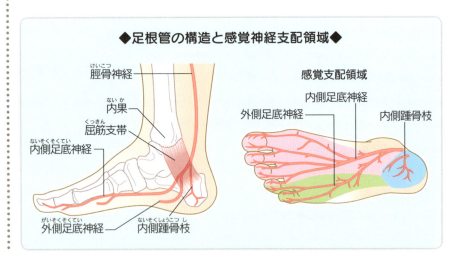

◆足根管の構造と感覚神経支配領域◆

脛骨神経／内果／屈筋支帯／内側足底神経／外側足底神経／内側踵骨枝

感覚支配領域：内側足底神経／外側足底神経／内側踵骨枝

✽ 症状

- 立ったり歩いたりした時に、足首の周囲にしびれや痛みが出て、足趾にまで響く

- 外出から帰り、暖房や入浴で足が急速に温められると、足底に違和感や灼熱感を生じる
- 安静時痛や夜間痛が起こる
- 足の裏や足趾の感覚がなくなる
- 母趾の筋肉が萎縮する

治療法

【保存療法】

　ガングリオンなどの明らかな圧迫病変がある場合を除いて、まずは保存療法を行います。局所の安静を保ち、痛みの軽減には、局所麻酔薬とステロイド薬（副腎皮質ホルモン）の局所注射が有効です（診断と治療を兼ねて行う）。非ステロイド性消炎鎮痛薬の内服や外用、ビタミンB$_{12}$製剤の内服なども必要に応じて行います。足根管の内圧を軽減するため足底挿板の装具療法を行う場合もあります。

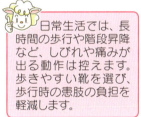

日常生活では、長時間の歩行や階段昇降など、しびれや痛みが出る動作は控えます。歩きやすい靴を選び、歩行時の患肢の負担を軽減します。

【手術療法】

　圧迫病変がある場合や保存療法で症状の改善がみられない場合は、手術を検討します。屈筋支帯を開放してガングリオンなどの腫瘤や骨性隆起など神経を圧迫している原因を切除します。

　手術を行っても、発症から長く経過している場合、ティネル徴候が残ることがあります。ティネル徴候とは、神経が切断される、軸索変性が生じるなどにより、神経線維の再生過程で断端部分などが機械的刺激に鋭敏になる現象。軽く叩いても著しい放散痛を生じます。また、特発性では、屈筋支帯開放後の予後が悪い場合が多くあります。

⇒整形外科の薬　308ページ
⇒ギプス固定　294ページ
⇒松葉杖　306ページ

ここポイント！

　手術を行った場合は、十分な術後指導を行い、**社会復帰に向けてサポート**します。
　また、**ギプス固定をしている場合は、皮膚障害や血流障害、神経障害の出現に注意**します。ギプス内は観察できないので、しびれ、痛み、圧迫感の有無など患者さんの訴えを確認し、皮膚の色調や足趾の運動状態を観察します。また、患肢への負担を避けるため、**起き上がりや立ち上がり時の動作に注意**しましょう。患肢に体重をかけないよう指導し、必要に応じて介助します。
　リハビリは医師に確認し、**術後早期から可能な部位のリハビリを開始**します。関節可動域訓練や筋力増強訓練を指導し、特に外固定がされていない部位は十分な可動域訓練を行います。
　松葉杖による免荷歩行を行う場合は、正しい歩行方法を指導し、転倒に注意しましょう。

梨状筋症候群

殿部にある梨状筋という筋肉に起こる絞扼性神経障害で、主訴は坐骨神経痛です。坐骨神経痛をきたす疾患は様々ですから、一般的には他の疾患の可能性が否定された時に、梨状筋症候群と診断されます。

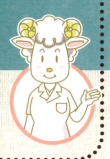

✽ 原因とメカニズム

梨状筋は仙骨と大腿骨の付け根の大転子をつなぐ筋肉で、主に股関節の外旋を行います。梨状筋症候群は、坐骨神経が梨状筋の前面を通過する場所（トリガーポイント）から、しびれや痛みが発生する疾患で、様々な坐骨神経圧迫症状がみられます。

原因として多いのは、外傷性によるもので、腰や殿部に軽微な外傷を繰り返すことによって梨状筋が肥大し、障害を起こします。

その他の原因として、梨状筋の炎症などによる梨状筋の肥厚、梨状筋周囲の腫瘍による坐骨神経の圧迫などが考えられています。また、梨状筋の先天的な異常も原因の1つとして指摘されています。

> 通常、坐骨神経は梨状筋の前方を通過して大腿へと向かいます。しかし、坐骨神経が梨状筋の後方を通過する、坐骨神経の一部が梨状筋を貫いて通過する、などの先天的な異常がみられることもあります。

⇒坐骨神経
　71ページ

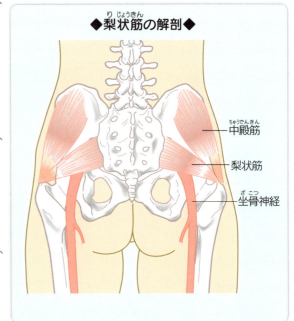

◆梨状筋の解剖◆

- 中殿筋
- 梨状筋
- 坐骨神経

✽ 症　状

- 慢性的に持続するしびれや痛みが、まず殿部に起こる
- 坐骨神経の走行に沿ってしびれや痛みが広がる（放散痛）。大腿部の後ろに引きつれるような痛みが出て、ふくらはぎにまで及ぶ
- 長時間イスに座る、車を運転する、自転車をこぐなどで特に痛みが強

> 下肢痛が主訴になることが多く、運動障害や知覚障害が起こることは少ないです。

- くなる
- 梨状筋部を押さえると痛みが出る（圧痛）
- 進行すると、足首と足趾の背屈ができなくなる（下垂足）。また坐骨神経支配領域の筋肉が萎縮する

治療法

問診、視診、触診、徒手テストにより症状を把握し、電気生理学的検査や画像検査の結果とあわせて診断します。

治療は、保存療法で症状が軽快する場合が多いので、まずは保存療法を行います。

【保存療法】

症状の程度に応じて安静や活動制限を指導し、患側の梨状筋を刺激する姿位はできるだけ控えます。

しびれや痛みの軽減には薬物療法が有効で、非ステロイド性消炎鎮痛薬や抗炎症薬、筋弛緩薬などの内服を処方します。また、梨状筋部に局所麻酔薬とステロイド薬（副腎皮質ホルモン）の局所注射を診断と治療を兼ねて行う場合もあります。

運動療法は梨状筋のストレッチが症状の改善に有用です。

【手術療法】

保存療法を3か月以上行っても症状の改善がみられない場合や、坐骨神経麻痺症状が強い場合は、手術を検討します。手術は主に梨状筋切離術が行われ、後方から大殿筋を切開し梨状筋を露出させ、腱性部を切離します。必要に応じて、梨状筋の切除や坐骨神経の神経剥離を行います。

> 排泄時に梨状筋を刺激されることがあり、便秘など排泄困難を生じている場合があります。症状によっては下剤などの処方が必要です。患者さんの排泄困難の有無を確認しましょう。

⇒電気生理学的検査　34ページ
⇒画像検査　22ページ
⇒整形外科の薬　302ページ
⇒周術期のケア　276ページ
⇒深部静脈血栓症　206ページ
⇒体位変換　284ページ

ここポイント！

日常生活では長時間の同じ姿勢（デスクワークや車の運転など）を避け、定期的に休憩をとり、ストレッチを行う習慣を身につけます。また、坐位での前かがみの姿勢、横座りで体重をかける姿勢（正座で足を崩す）は梨状筋に負荷がかかります。背筋がS字をえがく正しい姿勢を指導しましょう。

手術を行う場合は、術後の全身状態の注意深い観察が大切です。全身状態や局所症状の観察、深部静脈血栓症の予防、痛みやしびれなどの有無の確認などに努めましょう。また、褥瘡予防のため、積極的に体位変換を行います。術後、医師の許可がおりるまでは荷重歩行ができないため、下肢の筋力低下を防ぐためのリハビリを指導します。

胸郭出口症候群

胸郭出口と呼ばれる神経と血管の通り道で、神経や血管に圧迫や牽引が起こり、腕や肩に様々な症状が出現する絞扼性神経障害です。斜角筋症候群、肋鎖症候群、小胸筋症候群を総称して、胸郭出口症候群といいます。

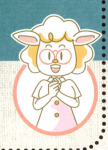

✱ 原因とメカニズム

胸郭出口症候群は、腕神経叢と鎖骨下動脈が胸郭出口部で圧迫や牽引を受け、神経障害や血流障害が起こる疾患です。

圧迫は斜角筋三角、肋鎖間隙、小胸筋部で生じ、牽引は近位の神経根部で生じます。圧迫や牽引が起こる原因の１つとして重要なのが、頚肋です。通常、肋骨は胸部にしかありませんが、先天的に頚部に肋骨の名残りのような骨があることがあり、これが頚肋です。

その他の原因としては、姿勢や肢位、小胸筋や鎖骨下筋の肥大、頚肋以外の先天性変異、腫瘤や腫瘍、外傷などがあげられます。

> 好発年齢は20〜30代です。圧迫型は筋肉質の男性に多く、牽引型は20代のなで肩の女性に多いのが特徴です。

> デスクワークやパソコン作業など、同じ姿勢を長く続けることが、症状発現の引き金となる場合もあります。

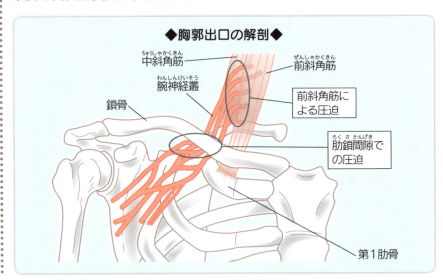

◆胸郭出口の解剖◆

✱ 症状

- 吊り革につかまる時や、洗濯物を干す時など、上肢をあげる動作で頚肩部や上肢に痛みやしびれなどが起こる
- 肩・首のコリ、脱力感、倦怠感、疲労感、冷感などの様々な不定愁訴

- 前腕から手の尺側に沿って、うずくような痛み、刺すような痛み、しびれ感などの感覚障害が起こる
- 握力低下、手先の細かい作業の困難などの運動障害が起こる
- 発汗異常や灼熱感、レイノー現象などの自律神経症状が生じる

治療法

> レイノー現象とは、寒冷刺激や精神的緊張によって、手足の末梢の小動脈が攣縮（れんしゅく）し、手や足の指の皮膚の色が蒼白または暗紫色になること（チアノーゼ）。冷感、しびれ感、痛みを伴うこともあります。

> 手軽にできるのが肩をすくめる運動です。肩をすくめ、ゆっくり戻す動作を繰り返します。水泳やウォーキングなども、運動療法として勧められます。

⇒徒手テスト　93ページ
⇒画像検査　22ページ
⇒針筋電図検査　34ページ
⇒神経伝導速度検査　35ページ
⇒ブロック療法　314ページ
⇒運動療法　104ページ

診断は、問診、視診に加えて、各種の徒手テストを組み合わせて、総合的に行います。画像検査、皮膚温測定（サーモグラフィ）、指尖容積脈波検査、針筋電図検査、神経伝導速度検査などを必要に応じて行います。頚椎椎間板ヘルニア、頚椎症、肘部管症候群、腕神経叢腫瘍など、同様の症状が現れる他の疾患との鑑別診断が必要です。

治療は、原則として保存療法を行い、3～6か月の保存療法で症状が改善されず、日常生活に支障がある、職業が継続できない、頚肋などで明らかな筋萎縮があるなどの場合には、手術を検討します。

【保存療法】
悪い姿勢の改善、症状を悪化させる動作の禁止を指導します。肩甲帯が下がる場合には装具療法が有用で、肩甲帯装具などを装着します。

症状の軽減には非ステロイド性消炎鎮痛薬、末梢循環改善薬、ビタミンB₁₂製剤、また不安感の除去に精神安定剤の内服などの薬物療法を行います。症状が強い場合にはブロック療法が有効で、局所麻酔薬とステロイド薬（副腎皮質ホルモン）を用いて前斜角筋ブロックや星状神経節ブロックを行います。

症状が軽い時は運動療法を行い、肩甲帯挙上筋の強化運動訓練やストレッチに取り組みます。

【手術療法】
手術には頚肋の切除術、前斜角筋の切離術、第1肋骨の切除術などがあります。鎖骨の上から進入し切除・切離を行う方法と、腋の下から進入して切除・切離を行う方法とがあり、最適な方法を選択します。

第10章　神経・筋疾患とケア

ここポイント！

日常生活では、**症状を悪化させる動作の制限**を指導します。例えば、上肢を挙上した位置での仕事、長時間キーボード操作する仕事、重たい物を持ち上げる労働や運動、リュックサックなど重い物を背負う、などを避ける必要があります。

胸郭出口症候群

総腓骨神経麻痺

下肢に起こる絞扼性神経障害で最も多く、運動器疾患の治療の合併症の1つでもあります。ギプス固定中や牽引で臥床位が続いた時、術中・術後の体位などで出現しやすいため、注意が必要です。

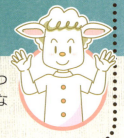

✱ 原因とメカニズム ✱

腓骨神経は、大腿骨遠位で坐骨神経から枝分かれし、さらにふくらはぎで浅腓骨神経と深腓骨神経に分かれます。腓骨神経は、足関節や足趾の背屈と下腿外側の皮膚感覚を支配しています。

総腓骨神経麻痺は、腓骨頭部の後ろで総腓骨神経が圧迫や牽引されることによって、腓骨神経領域で麻痺が起こる疾患です。

原因は、手術の麻酔、アルコールによる泥酔、また熟睡などで同じ寝姿勢が継続、長時間にわたって足を組む姿勢、草むしりのような膝を曲げた姿勢などがあげられます。また、ガングリオンなどの腫瘤、開放創などのケガ、腓骨頭骨折や膝の外傷などでも生じます。

> 総腓骨神経麻痺のリスク要因として、肥満・糖尿病・喫煙なども考えられています。

⇒ギプス固定 294ページ
⇒牽引 302ページ
⇒ガングリオン 254ページ

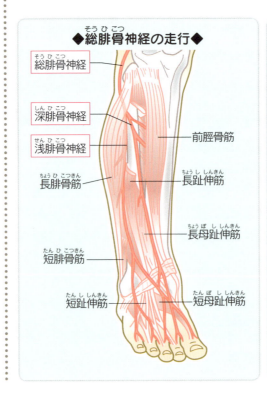

◆総腓骨神経の走行◆

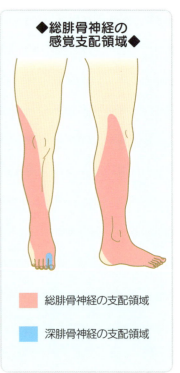

◆総腓骨神経の感覚支配領域◆

症状

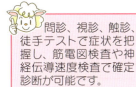
問診、視診、触診、徒手テストで症状を把握し、筋電図検査や神経伝導速度検査で確定診断が可能です。

- 総腓骨神経の感覚支配領域（下腿の外側から、足の甲と足の小趾を除いた足趾背側）にしびれや痛み、感覚低下や感覚異常が起こる
- 足首と足趾で背屈ができなくなる（下垂足）
- 歩行時にちょっとした段差でつまずいたり、スリッパやサンダルが脱げやすくなる

治療法

しびれの出現直後は、浮腫の予防と改善のために下肢の挙上、マッサージ、弾性包帯などによる圧迫などが有用です。

⇒徒手テスト
　20ページ
⇒筋電図検査
　34ページ
⇒神経伝導速度検査
　35ページ
⇒深部静脈血栓症
　206ページ
⇒松葉杖
　306ページ

原因が明らかでない場合や腓骨頭部に外力が加わって発生した場合は保存療法を行い、経過観察します。腫瘍などによる圧迫病変が原因の場合には、できるだけ早期に原因疾患を除去する手術が必要です。

【保存療法】

ビタミンB_{12}などの薬物療法。下垂足や足趾の矯正には短下肢装具などの装具療法を行います。

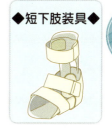

◆短下肢装具◆

【手術療法】

保存療法を3か月程度行って回復傾向がみられない場合、麻痺が進行する場合は手術の適用で、神経剥離を行います。麻痺後6か月を経過しても神経の回復がみられない場合には、後脛骨筋腱移行術を行う場合があります。

術後は、膝上から足尖まで膝関節20～30度屈曲、足関節0～10度背屈で3週間、ギプス固定します。その後、足関節と足趾の自動運動を開始します。手術後3か月くらいまでは、歩行時に短下肢装具を装着します。

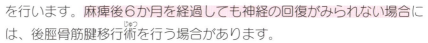
ここポイント！

治療の合併症として起こる**総腓骨神経麻痺を予防**するためには、ギプス固定中や仰向けの姿勢が続いた時などに、患者さんへの声掛けや足趾の動きの観察を十分に行うことが大切です。総腓骨神経の感覚支配領域に、**長時間正座したあとのようなしびれ感や感覚鈍麻**が生じていないか確認しましょう。異常がみられる場合には、速やかに医師に報告し、対処します。

総腓骨神経麻痺の手術を行った場合、術後は**感染症や深部静脈血栓症**などが起きないよう注意深く**観察**します。松葉杖による免荷歩行が可能となったら、**松葉杖歩行を指導**します。松葉杖は慣れるまでは、特に転倒に注意しましょう。

> 高齢者のケアに直結!

フレイル

> フレイルは、体がストレスに弱くなっている状態です。フレイルの状態になると、死亡率の上昇や身体能力の低下が起こります。もし、入院すると環境の変化に対応できずに、一時的に自分がどこにいるのかわからなくなったり、自分の感情をコントロールできなくなったりすることもあります。入院をきっかけに、フレイルから寝たきりになってしまうことがあります。高齢社会のケアの基本として、フレイルを知っておきましょう。

◆ フレイルとは

フレイルの語源は、海外の老年医学の分野で使用されている「Frailty（フレイルティ）」です。日本語に訳すと「虚弱」、「老衰」、「脆弱」などとなります。

厚生労働省研究班の報告書では、フレイルは「加齢とともに心身の活力（運動機能や認知機能等）が低下し、複数の慢性疾患の併存などの影響もあり、生活機能が障害され、心身の脆弱性が出現した状態であるが、一方で適切な介入・支援により、生活機能の維持向上が可能な状態像」と定義されています。

フレイルとは高齢期に生理的予備能が低下することで、ストレスに対する脆弱性が亢進し、生活機能障害、要介護状態、死亡などの転帰に陥りやすい状態です。身体的問題のみならず、認知機能障害やうつなどの精神・心理的問題、独居や経済的困窮などの社会的問題を含む概念です。

◆フレイルの概念◆

身体的フレイル
サルコペニア
運動器不安定症
ロコモティブシンドローム

精神・心理的フレイル
うつ
認知症

社会的フレイル
孤独
閉じこもり

◆ フレイルの評価方法（Cardiovascular Health Study Index：CHS基準）

フレイルの基準には、さまざまなものがありますが、近年、厚生労働省の研究班により、我が国で妥当と考えられる基準値に修正した日本版CHS基準（J-CHS）が作成されました。5項目のうち3項目以上該当するとフレイル、1または2項目だとプレフレイルと判断されます。

フレイルの状態に、早く気付き対応することができれば、健常に近い状態へ改善したり、要介護状態に至る可能性を減らせる可能性があります。

◆ J-CHS 基準 ◆

体重減少	6か月で2kg以上の体重減少がある
筋力低下	握力低下（男性：26kg未満、女性：17kg未満）
疲労	（ここ2週間）わけもなく疲れたような感じがする
歩行速度の低下	通常歩行速度以下（性別・身長問わず 1.0m/秒未満）
身体活動の低下	①軽い運動・体操をしていますか？ ②定期的な運動・スポーツをしていますか？ の質問に、いずれも「していない」と回答

第11章
循環障害・脈管疾患とケア

　四肢の疼痛やしびれ、間欠跛行を訴えて整形外科を受診する患者は少なくありません。これらの症状の整形外科的な原因としては、脊椎の退行性変化による神経根障害、末梢神経障害などがありますが、血管系疾患との鑑別が必要です。また、外科的治療が必要な血管系疾患、外傷や術後の合併症として注意しなければならない疾患もあります。

循環障害・脈管疾患

血管の詰まる循環障害は、しびれや疼痛ばかりか、進行すると冠動脈疾患など重大な結果を招きます。整形外科の手術後に起こりやすい深部静脈血栓症も、致死的な肺塞栓症を引き起こすことがあります。

✴ 循環障害・脈管疾患の種類と特徴 ✴

　整形外科には、四肢の疼痛やしびれなどに悩まされ、たくさんの人が訪れます。その中には、その原因が骨や関節など運動器の異常によるものだけではなく、四肢の循環や血管系の疾患であることがあります。それが循環障害・脈管疾患です。

　閉塞性動脈硬化症は、血管の詰まりが原因で、足のしびれや痛みが出る場合があります。進行すると、全身疾患であるため、壊死による四肢切断、冠動脈疾患、脳血管障害など重大な疾患を招くこともあります。早急に適切な治療が必要です。

　1970年代前半まで、末梢動脈疾患の多くを占めていたバージャー病は、四肢の血管が詰まるとともに、血管全層で炎症を起こし、冷感、しびれなどを起こします。

　深部の静脈に血栓ができる深部静脈血栓症は、血栓が血流に運ばれて肺の動脈を詰まらせる、肺塞栓症を引き起こすことがあります。肺塞栓症が起こると、ときに致命的になるので、血栓を起こさないよう予防することが大切です。

　一方、皮膚の近くの静脈に血栓ができる血栓性静脈炎は、産褥期の女性に多く、運動、マッサージなどで予防するほか、消炎鎮痛薬で管理します。

⇒閉塞性動脈硬化症
　204 ページ
⇒深部静脈血栓症
　206 ページ
⇒血栓性静脈炎
　206 ページ

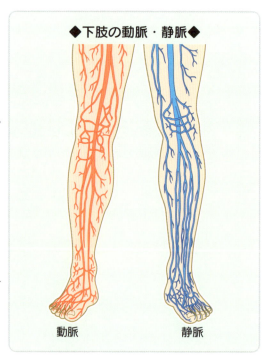

◆下肢の動脈・静脈◆

動脈　　静脈

◆循環障害・脈管疾患の主な種類と特徴◆

		特　徴	症　状
末梢動脈疾患（PAD）	末梢動脈瘤	腹部大動脈瘤に較べ発生頻度は低い。破裂による生命予後が不良となることは少ない	初期は無症状。破裂により、四肢疼痛、麻痺など
	機能性動脈疾患	器質的病変はないが、血管運動神経の異常により血管の収縮・拡張が起こる	チアノーゼ、発赤、疼痛、灼熱痛、浮腫、発熱など
閉塞性動脈疾患	閉塞性血栓血管炎	喫煙歴のある若年層に好発。男性に多い。アジア、中近東に多いといった地域性がある	指趾の冷感、痺れ、間欠跛行など
	閉塞性動脈硬化症	高齢者に多くみられる。生活習慣病に加え、喫煙、脳梗塞の既往が危険因子となる	狭窄が進行しないと無症状。冷感、疼痛など
	高安大動脈炎	大動脈、主要分枝血管が閉塞、拡張。10〜30歳代の女性に多い	発熱、全身倦怠感、めまい、立ちくらみ、失神など
	深部静脈血栓症	筋膜より深部の静脈に血栓が生じる。長期の臥床、脱水、手術後に発生しやすい	下肢の腫脹、鈍痛、色調変化など
	血栓性静脈炎	皮膚に近い表在静脈に血栓。産褥期の女性に多く、大部分は下腿、大腿に発生	発赤、腫脹、しこりのできた表在静脈を触れる
	レイノー症候群	寒冷刺激や情動変化で、四肢先端の小動脈が発作的に収縮。手指の色調が時間経過で変化する	症状進行で、皮膚硬化、潰瘍、壊疽など

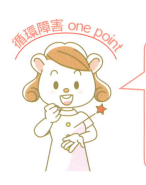

循環障害 one point

しびれ、冷感、疼痛、間欠跛行などの症状は、循環障害が疑われる場合もあります。皮膚の色調変化、腫脹など、四肢の左右差を観察しましょう。症状が悪化している場合には、いつからどのような症状が出たのかなどを循環器専門医や四肢の専門医に連絡します。

閉塞性動脈硬化症

動脈壁の粥状硬化などにより、四肢の動脈に狭窄や閉塞が起こって血流が不十分になるため、様々な症状が出現します。閉塞性動脈硬化症患者のおよそ30％は、冠動脈疾患や脳血管疾患などを合併すると報告されています。

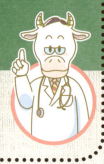

原因とメカニズム

比較的太い動脈が障害されるのが特徴です。重症となった場合は、生命予後がきわめて不良です。

腰部脊柱管狭窄症の間欠跛行は、下肢痛が後屈で悪化し、前屈で軽減するなど姿勢の影響を受けますが、閉塞性動脈硬化症では安静の影響は受けません。
ただし、腰部脊柱管狭窄症の25％が閉塞性動脈硬化症を合併しているという報告もあり、正確な診断が必要です。

四肢の血管の動脈硬化が進行すると、動脈の狭窄や閉塞が生じ、血流が悪くなります。栄養や酸素が十分に行きわたらないために、四肢に様々な障害が現れます。

代表的な下肢の症状に、虚血肢と間欠跛行があります。虚血肢とは、足の動脈が詰まったり細くなったりして、血のめぐりが悪くなった状態。重症化が進むと、足に潰瘍や壊疽が生じて、細菌感染を併発しやすくなります。血流が悪いために治りが遅く、患部が広がっていきます。間欠跛行とは、一定の距離を歩くとしびれや痛みで歩行が継続できなくなり、休息すると再度歩けるようになる症状です。

足の壊疽が重症になると、下肢を切断する可能性が高くなります。ADLやQOLの低下が著しいため、早期の適切な治療と管理によって切断を回避することが重要です。

危険因子は肥満・糖尿病・脂質異常症・高血圧などの生活習慣病、喫煙、加齢などで、50歳以上の男性に多い傾向がみられます。

症 状

進行度によって4段階に分類されています。しびれや間欠跛行は、脊柱管狭窄症など他の疾患でも起こることがあり、鑑別が必要です。

⇒間欠跛行
　13ページ
⇒腰部脊柱管狭窄症
　76ページ

◆閉塞性動脈硬化症の病期分類（フォンテイン分類）◆

Ⅰ期	四肢に冷感やしびれを感じる。無症状の場合もある
Ⅱ期	歩いた時に主にふくらはぎに締め付けられるような痛みが出現し、休むと数分で治まる（間欠跛行）。頻繁に休み、歩行距離が徐々に短くなる。階段昇降で特に痛みが出る
Ⅲ期	下肢に安静時痛が出現する。刺すような痛みが持続し、特に夜間に強くなる
Ⅳ期	足趾や踵（かかと）などに潰瘍ができ、壊疽を生じる

204

治療法

Ⅰ期、Ⅱ期では、まずは保存療法を行います。治療は、運動療法と薬物療法が中心となります。

保存療法を3〜6か月程度行っても改善しない場合、Ⅲ〜Ⅳ期に進行している場合は手術を検討します。またⅡ期でも、間欠跛行が著しい場合は、初めから手術を考慮します。

【保存療法】

運動療法では、歩行訓練を行います。血流障害が改善され、歩行距離が増加します。

薬物療法では、血液の流れを改善し、冷感や疼痛などを軽減させるため、抗血小板薬、血管拡張薬、抗凝固薬などを使用します。

また、生活習慣の改善も大切で、食生活の改善、水分摂取、禁煙、四肢の皮膚の保護・保温・清潔などを指導します。

【手術療法】

手術は、経皮的血管形成術（血管内治療）や血行再建術を行います。

経皮的血管形成術は、血管の中にカテーテルを挿入し、血管の狭窄や閉塞部を拡張します。バルーン拡張術、ステント留置術、アテレクトミーなどがあります。

血行再建術には、血栓内膜摘除術、バイパス術、交感神経切除術などがあります。

血行再建が不可能な場合や、壊疽を生じた場合は、下肢切断が検討されます。

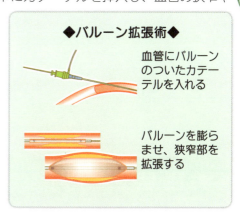

◆バルーン拡張術◆

血管にバルーンのついたカテーテルを入れる

バルーンを膨らませ、狭窄部を拡張する

食事の管理は、肥満、糖尿病、脂質異常症、高血圧など、患者それぞれの基礎疾患に応じた指導が必要です。管理栄養士と連携を図り、適切な食事指導を行いましょう。

ここポイント！

タバコは**最大の危険因子**で、タバコに含まれているニコチンと、喫煙による一酸化炭素は、動脈硬化を悪化させます。喫煙している患者さんには、禁煙指導が重要です。

また、足の血流が悪くなると、皮膚が弱くなり、傷つきやすく、治癒もしにくくなります。足の状態を観察し、ケアの方法を指導して予防します。

フットケアのポイントは、❶足の清潔を保つ、❷素足を避ける、❸足に合った靴を使用するなど。

深部静脈血栓症・血栓性静脈炎

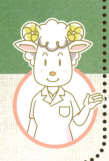

一般的に、深部静脈に血栓が発生した場合は深部静脈血栓症、表在静脈の場合は血栓性静脈炎と呼びます。前者は手術や長期仰臥、後者は静脈カテーテル留置などがリスクになるため、治療において細心の注意を払うべき疾患です。

✻ 原因とメカニズム

深部静脈血栓症は、深部の静脈内に血栓を形成する病態で、下肢に多く発生します。血栓の発生には、血流の停滞、血管内膜の損傷、血液性状の変化のVirchow（ウィルヒョー）提唱の3主徴が関わっています。

手術に伴う組織の損傷で血液凝固因子が活性化すること、手術による血管の圧迫、術中・術後の仰臥など手術そのものが強い危険因子となります。その他、下肢の静脈瘤、骨折などの外傷、悪性腫瘍、経口避妊薬の使用、妊娠中や出産直後、高齢、脱水、肥満、糖尿病、高血圧、脂質異常症などが発症リスクとされます。

深部静脈血栓症は健康な人でも、飛行機などの狭い座席に長時間座っているなど同じ姿勢を長く続けることによって起こる危険性があります。その結果、肺塞栓症が起こるエコノミークラス症候群が一般に認知されています。

一方、血栓性静脈炎は、下肢の静脈瘤、静脈カテーテル留置、静脈穿刺や薬剤注入などが原因となって表在静脈に炎症が起こり、血栓をつくる病態です。

> 下肢の手術では、25～46％に無症候性の血栓が生じ、そのうち28～38％に肺塞栓症が起こるという報告もあります。

✻ 症　状

- ふくらはぎが腫れて、痛み、圧痛、静脈上の皮膚の発赤、熱感などを生じる。足首、足、大腿などにも腫れを生じる場合がある。左側の下肢に発生することが多い
- 労作時に息切れが起こり、徐々に増強する
- 肺塞栓症を生じると、胸痛、呼吸困難、失神などを生じる。特に術後は、安静解除直後の最初の歩行時、排便・排尿時、姿勢を変えた時が起こりやすい。血痰や発熱が出現することもある

> 深部静脈血栓症が生じても無症状のことがあり、肺塞栓症による胸痛などが起こってはじめてわかることもあります。

治療法

【保存療法】

深部静脈血栓症の急性期（発症後1〜2週間以内）は、主に、凝固の働きを抑えて血液をさらさらにする薬を用いて抗凝固療法を行います。ヘパリンなどを約1週間投与した後、ワルファリンカリウムの内服に切りかえ、約3か月服用を続けます。

慢性期（発症後2週間以上経過）に入っている深部静脈血栓症は、局所の安静と弾性ストッキングの着用、間欠空気圧迫法、静脈フットポンプなどを用いた予防対策を行います。

血栓性静脈炎の急性期は、局所の安静、弾性ストッキングの着用などを行います。効果がない場合には、抗血小板薬やワルファリンカリウムの内服を行うこともあります。

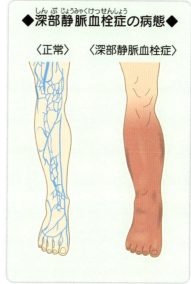

◆深部静脈血栓症の病態◆
〈正常〉　〈深部静脈血栓症〉

【手術療法】

下肢の痛みや腫れが強い場合は、手術を検討します。手術は血栓摘除術の他に、血栓を溶解するタンパク分解酵素、ウロキナーゼを静脈に直接穿刺するカテーテル血栓溶解療法も行われるようになってきました。

さらに、肺塞栓症のリスクが高い場合や、抗凝固療法の薬が使えない場合には、下大静脈という腹部の大きな静脈にフィルターを留置する下大静脈フィルターを適用することもあります。

> 弾性ストッキングは正しく着用しないと、下肢の血流を遮断して、症状をさらに悪化させる可能性があります。正しい装着法を守りましょう。

> ⇒弾性ストッキング　208ページ
> ⇒人工股関節全置換術　276ページ
> ⇒下肢の運動　279ページ

ここポイント！

ベッドで安静にしている期間が長引くと、ふくらはぎの筋肉が収縮せず、血液が心臓へ送り返されなくなって滞ります。特に人工股関節全置換術や人工膝関節置換術、股関節骨折手術などの術後は、深部静脈血栓症の発生頻度が高いので注意が必要です。

術後は、**早期離床**と**積極的な下肢の運動**を促し、十分な**予防対策**をとるとともに、注意深く経過を見守りましょう。

> 正しく着用

弾性ストッキング

> 深部静脈血栓症は、術中の手術肢位や術後の長時間に及ぶベッド上の安静により、発症しやすくなるため、予防には、術前から弾性ストッキングを正しく着用することが大切です。術後、自力で歩行できるまで、あるいは深部静脈血栓症のリスクが続く間は、継続して着用します。

◆ **正しい着用方法**

弾性ストッキングは、足首・下腿・大腿近位部の圧比が約10：7：4で、近位にいくに従って低圧となるよう設計されています。必ずサイズが合ったものを使用します。着用方法は、各部位にフィットさせ、踵部を合わせて十分に伸展させ、つま先をかぶせます。着用中は皮膚や疼痛、しびれなどをよく観察し、弾性ストッキングの正しい着用を行うよう指導します。

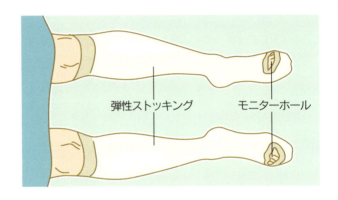

観察のポイント
- 下肢の腫脹の有無
- 下肢の疼痛・圧痛の有無
- 下肢の色調の変化の有無

◆ **誤った着用方法**

サイズが合っていないと、効果を十分に発揮できません。また、しわ・丸まりがあると局所を圧迫し、うっ血を起こす可能性があるため逆効果です。正しい着用方法を徹底しましょう。

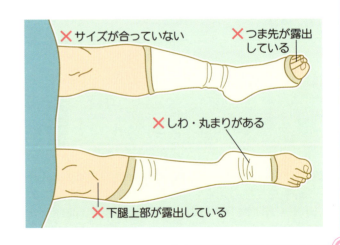

第12章
退行性・代謝性疾患とケア

現在、日本には約1000万人以上の骨粗鬆症患者がいると推計され、その多くが治療を受けていません。また、痛風患者数は約30～50万、尿酸値が高い無症候性高尿酸血症（痛風予備群）の人は約500万と推計されています。運動器の障害をもたらす退行性・代謝性疾患の勢いは衰えることを知らず、新たに透析関節症の拡大も懸念されています。

退行性・代謝性疾患

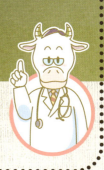

人口の高齢化、メタボリックシンドロームなどの社会問題を背景に、患者数の増加が懸念される疾患が多い領域です。人工透析患者の増加、その長期化から透析関節症という新たな問題も浮上しています。

✻ 退行性・代謝性疾患の種類と特徴

代謝性骨疾患では、骨代謝の異常によって起こる骨粗鬆症や、骨の石灰化障害であるくる病・骨軟化症など。退行性疾患では、血中の尿酸値の上昇やピロリン酸の過剰産生が急性の関節炎を引き起こす痛風・偽痛

⇒骨粗鬆症
　214 ページ
⇒くる病・骨軟化症
　218 ページ
⇒痛風
　220 ページ
⇒偽痛風
　222 ページ
⇒透析関節症
　224 ページ

◆低骨量を呈する疾患◆

低骨量を呈する疾患

原発性骨粗鬆症	続発性骨粗鬆症		その他の疾患
閉経後骨粗鬆症 男性骨粗鬆症 特発性骨粗鬆症 （妊娠後骨粗鬆症 　　　　など）	内分泌性	副甲状腺機能亢進症 甲状腺機能亢進症 性腺機能不全 クッシング症候群	Ⅰ）各種の骨軟化症 Ⅱ）悪性腫瘍の骨転移 Ⅲ）多発性骨髄腫 Ⅳ）脊椎血管腫 Ⅴ）脊椎カリエス Ⅵ）化膿性脊椎炎 Ⅶ）その他
	栄養性	吸収不良症候群、胃切除後 神経性食欲不振症 ビタミンAまたはD過剰 ビタミンC欠乏症	
	薬物	ステロイド薬 性ホルモン低下療法治療薬 SSRI（選択的セロトニン再取り込み阻害薬） その他の薬物（ワルファリン、メトトレキサート、ヘパリンなど）	
	不動性	全身性（仰床安静、対麻痺、廃用症候群、宇宙旅行） 局所性（骨折後など）	
	先天性	骨形成不全症 マルファン症候群	
	その他	関節リウマチ　　　　アルコール依存症 糖尿病 慢性腎臓病（CKD） 肝疾患	

（「骨粗鬆症の予防と治療ガイドライン2015年版」より）

風が代表的な疾患です。高齢化、食生活の欧米化、運動不足など、現代社会の問題点を色濃く反映する疾患が多いのが特徴といえます。

なかでも、骨粗鬆症はますますの増加が予想され、骨粗鬆症を基盤として起こる骨折により、要介護や寝たきりになる人も多いことから、社会全体としての対策が急がれています。

生活習慣の見直しや薬物療法で、上手にコントロールしていくことが治療法の中心となるため、治療を続けるモチベーションを維持することができるようなフェイス・トゥー・フェイスのケアが要求されます。

◆退行性・代謝性疾患の主な種類と特徴◆

		特　徴	症　状
骨疾患	骨粗鬆症	骨吸収が骨形成を上回り骨密度が減少する。高齢化により近年は増加の一途をたどる	無症状。骨折に伴って疼痛、変形などが出現する
	くる病・骨軟化症	骨、軟骨の石灰化異常に伴い、類骨が増加する。くる病は小児、骨軟化症は成人に発症する	進行すると、歩行障害、脊柱変形など
	副甲状腺機能亢進症	副甲状腺ホルモンの過剰分泌。約8割は良性腫瘍が原因。高カルシウム血症、骨粗鬆症などを呈す	高カルシウム血症では意識障害など生命危機
	副甲状腺機能低下症	副甲状腺ホルモンの分泌と作用の低下。低カルシウム血症などをきたす	手足末梢のしびれ。重症は全身性強直性の痙攣
	甲状腺機能亢進症	小児期では高身長だが、骨端線が早期に閉鎖し低身長となる。骨粗鬆症、脆弱性骨折などを起こす	多汗、頻脈、体重減少、振戦、眼球突出など
	甲状腺機能低下症	胎児から新生児期に発症で心身発育障害。骨の全てで細胞の活性が低下し、骨リモデリングが遅延	低身長。骨年齢と骨端核の発現の遅延など
	成長ホルモン過剰症	骨粗鬆症と変形性関節症などを合併。変形性関節症は全身性で手足では末節骨の花キャベツ様変形など	手足の容積拡大、顔貌変化、性欲低下など
	成長ホルモン分泌不全症	約95％は原因不明、まれに遺伝性。骨年齢、思春期ともに遅延。他ホルモン異常を伴うこともある	成長ホルモン分泌不全により異常な低身長
	腎性骨異栄養症	腎不全に伴う骨代謝異常。骨軟化症、線維性骨炎、骨折、副甲状腺機能亢進症などが起こる	血液透析を受ける患者の代表的な合併症
関節疾患	変形性関節症	関節の軟骨が変性や摩耗を起こす。慢性進行性。頻度が多いのは膝・股・遠位指関節	症状がない加齢現象。疼痛、可動制限など
	痛風	尿酸塩が関節に沈着することで急性の関節炎を起こす。男性が約90％を占める	手足の関節の腫脹。熱感をともなう激しい疼痛など
	偽痛風	ピロリン酸カルシウムの結晶が関節の軟骨組織に沈着し炎症を起こす。60歳代以降に好発	関節のはれ、痛み、発赤、熱感など。膝に多く発症
	神経病性関節症	神経疾患により、関節の変性破壊と増殖性変化をきたす。シャルコー関節ともいう	神経が通っていないため、関節が壊れても無痛
	血友病性関節症	血友病で関節内に出血を繰り返すうち、関節の変形と機能障害が進行。関節滑膜の肥厚・増殖など	関節軟骨の破壊、関節の変形・拘縮、強直など
	透析関節症	長期透析患者に好発する、アミロイド沈着に伴う関節内、関節周辺の障害	しびれ、疼痛、弾発指、運動障害、病的骨折など

骨密度測定

> 検査に伴う食事などの制限は特にありません。

骨密度測定は、主に骨粗鬆症の診断に用いられる検査で、骨の構成要素であるカルシウムやマグネシウムなどのミネラル成分の量（骨密度）を測定します。また、薬物療法や食事療法、運動療法などの治療効果を判定するために行われる場合もあります。

骨密度は、単位面積当たりの骨量を示し、BMD（Bone Mineral Density）と表記されます。一般的に行われている骨密度測定法には、DXA法（デキサ法：二重エネルギーX線吸収測定法）、pQCT法（末梢骨定量的CT法）、QUS法（定量的超音波法）などがあります。現在、DXA法が最も広く普及している検査方法です。機種によって誤差が生じるため、骨量測定の機種が異なると、同一の測定方法と測定部位でも、測定結果が異なることがあり、治療効果の評価には不適当です。

> DXA法では、あらかじめ金属の付いていない服装で来院してもらうか、検査着に着替えてもらいます。腰の湿布や磁石入りの絆創膏をはっていないか、確認しましょう。また、同じ日に他の検査で造影剤を使用した場合には、すぐ後には測定できないため、検査前に確認しましょう。

DXA法で測定した腰椎の平均骨密度の検討から、骨量は年齢によって変化することがわかっています。男女とも成長期に骨量が著しく増加し、18～20歳頃に最大値を示します。男性では、加齢に伴い微減しますが、ほぼその値が老年期まで続きます。一方、女性では40歳代以降に低下する傾向がみられます。

◆原発性骨粗鬆症の診断基準◆

低骨量をきたす骨粗鬆症以外の疾患または続発性骨粗鬆症を認めず、骨評価の結果が下記の条件を満たす場合、原発性骨粗鬆症と診断する。

I 脆弱性骨折（注1）あり
1. 椎体骨折（注2）または大腿骨近位部骨折あり
2. その他の脆弱性骨折（注3）があり、骨密度（注4）がYAMの80％未満
II 脆弱性骨折なし
骨密度（注4）がYAMの70％以下または－2.5SD以下

YAM：若年成人平均値（腰椎では20～44歳、大腿骨近位部では20～29歳）

(注1) 軽微な外力によって発生した非外傷性骨折。軽微な外力とは、立った姿勢からの転倒か、それ以下の外力をさす。
(注2) 形態椎体骨折のうち、3分の2は無症候性であることに留意するとともに、鑑別診断の観点からも脊椎X線像を確認することが望ましい。
(注3) その他の脆弱性骨折：軽微な外力によって発生した非外傷性骨折で、骨折部位は肋骨、骨盤（恥骨、坐骨、仙骨を含む）、上腕骨近位部、橈骨遠位端、下腿骨。
(注4) 骨密度は原則として腰椎または大腿骨近位部骨密度とする。また、複数部位で測定した場合にはより低い％値またはSD値を採用することとする。腰椎においてはL1～L4またはL2～L4を基準値とする。ただし、高齢者において、脊椎変形などのために腰椎骨密度の測定が困難な場合には大腿骨近位部骨密度とする。大腿骨近位部骨密度には頸部またはtotal hip（totalproximal femur）を用いる。これらの測定が困難な場合は橈骨、第二中手骨の骨密度とするが、この場合は％のみ使用する。
付記　骨量減少（骨減少）[low bone mass（osteopenia）]：骨密度が－2.5SDより大きく－1.0SD未満の場合を骨量減少とする。

「原発性骨粗鬆症の診断基準（2012年度改訂版）」より

◆骨密度の主な測定方法◆

	測定部位	測定方法	測定時間	特徴
DXA法 （二重エネルギーX線吸収測定法）	腰椎、大腿骨頸部など全身に使える。一般的には腰椎で測定	高低2種類のエネルギーレベルのX線を照射し、X線透過率の差を利用して骨密度を測定する	3〜4分程度 ※機種によって異なる	精度が高く、骨粗鬆症かどうかをほぼ確実に診断できる
pQCT法 （末梢骨定量的CT法）	橈骨（とうこつ）	前腕を検査装置でX線撮影し、その画像の濃淡により、骨密度を測定する	15秒程度 ※機種によって異なる	低被曝量で簡便に測定でき、骨皮質と海綿骨を分けて測定することが可能。橈骨は加齢による変形が少ないため、高齢者の測定に適している
QUS法 （定量的超音波法）	踵骨（しょうこつ）	超音波を踵骨に当て、跳ね返ってくる音速と透過指標を計測し、骨密度を評価する	2〜3秒程度 ※機種によって異なる	場所を選ばず、簡易に測定できるので、集団検診やスクリーニングに適している。X線を使わないので被曝がなく、妊婦の測定も可能

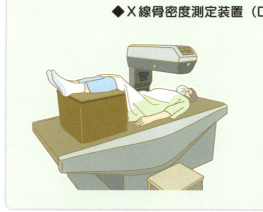

◆X線骨密度測定装置（DXA法）◆

検査台の中央に体軸が平行になるよう仰向けになる。腰椎の撮影では、膝関節と股関節を屈曲させて撮影する

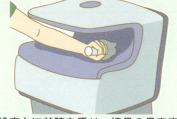

◆X線骨密度測定装置（pQCT法）◆

検査台に前腕を乗せ、橈骨の骨密度を測定する

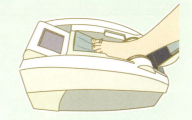

◆超音波骨密度測定装置（QUS法）◆

足を検査台に乗せ、踵骨の骨密度を測定する

第12章 退行性・代謝性疾患とケア

骨粗鬆症

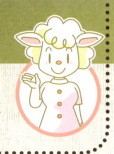

推定患者数は約1300万人で、急速な高齢化に伴い、年々増加しています。骨粗鬆症による骨折が原因で活動性が低下し、さらには寝たきりになってQOLが障害されることが、大きな社会問題となっています。

原因とメカニズム

骨密度が減り、骨質が劣化するために骨の強度が低下し、骨折の危険性が高くなる疾患です。様々な原因により、骨破壊と骨形成のバランスが崩れることによって発生します。

骨粗鬆症が起こる原因によって、明らかな原因が特定できない原発性と、特定の疾患や、疾患の治療を原因とする続発性に分類されます。

原発性には、遺伝的素因、閉経後のエストロゲンの減少、加齢、生活習慣（偏食、運動不足、飲酒、喫煙、日光照射不足）など様々な要因が関係しています。

続発性の原因は、糖尿病、慢性腎臓病（CKD）、関節リウマチ、副甲状腺機能亢進症、ステロイド薬（副腎皮質ホルモン）の長期投与などがあげられます。

⇒骨破壊と骨形成
　Ⅱページ
⇒関節リウマチ
　242ページ

◆骨粗鬆症による骨折（椎体）◆

椎体／馬尾神経／（腹側）／（背側）／椎間関節／椎間板／神経根

背側の椎間関節が支えとなるため、腰椎の腹側の椎体がつぶれやすく、圧迫骨折を生じる

症状

脊椎変形によって、食べたものが喉につかえて胸焼けなどを生じ、便秘や食欲の低下などが起こることがあります。

骨粗鬆症の特徴的な症状として、腰や背中の痛みがあげられますが、その程度はさまざまで、無症状で経過するケースも多くみられます。

【疼痛】

腰や背中の重苦しさ・倦怠感、前屈時痛、起床動作時の痛み、歩行時痛、寝返り時の痛み、安静時痛など多岐にわたります。

【骨折・可動域制限】
　頻度の高い骨折は、大腿骨近位部骨折、脊椎椎体の圧迫骨折、橈骨遠位端骨折、上腕骨近位端骨折など。骨折に伴い、発生部位を動かすことが困難になります。

⇒大腿骨近位部骨折
　52ページ
⇒脊椎椎体の圧迫骨折
　46ページ
⇒橈骨遠位端骨折
　58ページ

【変形】
　椎骨の圧迫骨折、脊椎変形によって、背中が丸くなる、身長が縮む。前傾姿勢になるため、転倒する危険性が高まります。

✻ 検査・診断

　診断は、腰背部痛などの自覚症状がある人や検診の要精検者などを対象に、日本骨代謝学会の「原発性骨粗鬆症の診断手順」が用いられます。
　必要に応じて、骨代謝マーカー、骨組織生検なども行われます。

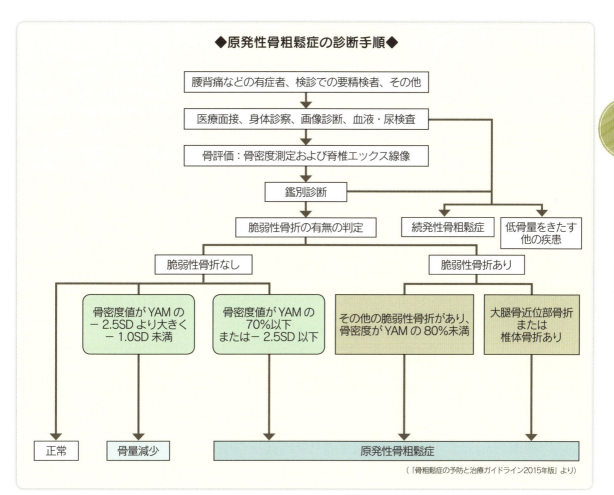

(「骨粗鬆症の予防と治療ガイドライン2015年版」より)

保存療法

骨粗鬆症の治療は、骨折の予防を目的として、薬物療法、食事療法、運動療法の3つを基本に行います。あわせて、転倒予防や骨折のリスクを軽減する日常生活の改善を指導します。

【薬物療法】

患者の症状に応じた薬を単独または組み合わせて使用します。服薬の継続が重要なため、定期的に服薬状況を確認・指導します。

骨の吸収を抑制する薬
ビスホスホネート製剤、イプリフラボン製剤、カルシトニン製剤、女性ホルモン製剤

骨の形成を助ける薬
ビタミンK_2製剤、副甲状腺ホルモン製剤

吸収と形成を調節する薬
活性型ビタミンD_3製剤、カルシウム製剤

【食事療法】

- エネルギーや栄養素をバランスよく摂取することが基本
- カルシウム、ビタミンD、ビタミンKを十分に摂取する。カルシウムは700～800mg以上、ビタミンDは400～800IU（10～20μg）、ビタミンKは250～300μg食品から摂取することが推奨されている
- リン、食塩、カフェイン、アルコールの過剰摂取を控える
- 高齢者はタンパク質が不足していることも多く、適切な摂取が必要

【運動療法】

運動には、骨を刺激して骨量を維持する、運動能力を維持し転倒の防止に役立つなどの効果があります。

まずは、散歩などからすすめるとよいです。ウオーキング、ジョギン

> 骨粗鬆症の薬物療法は、治療開始後1年で42.5％が処方通りの服薬ができず、5年以内に52.1％が脱落してしまうというデータがあります。痛みが消えても、自己判断で薬を中断しないように、指導が必要です。

> 骨の吸収を抑制する薬は2013年6月に抗RANKL抗体（デノスマブ）が登場し、治療の選択肢がさらに広がりました。

> カルシウムをサプリメントやカルシウム薬から摂取すると、心血管疾患のリスクが高まる可能性があることが指摘されています。使用の際は医師の十分な指導が必要です。

◆骨粗鬆症の食事療法◆

推奨される食品	過剰摂取を避けたほうがよい食品
● カルシウムを多く含む食品（牛乳・乳製品、小魚、緑黄色野菜、大豆・大豆製品） ● ビタミンDを多く含む食品（魚類、きのこ類） ● ビタミンKを多く含む食品（納豆、緑色野菜） ● 果物と野菜 ● タンパク質（肉、魚、卵、豆、穀類など）	● リンを多く含む食品（加工食品、一部の清涼飲料水） ● 食塩 ● カフェインを多く含む食品（コーヒー、紅茶） ● アルコール

エストロゲンの分泌状態や年齢などによって運動効果の程度は異なりますが、一般的に、衝撃荷重運動や抵抗荷重運動は、骨密度への有効性があると考えられています。

グ、エアロビクスなどの有酸素運動とあわせて、**筋力トレーニング**、**ストレッチ**、**バランス運動**を行うのが効果的です。

【日常生活指導】
- 喫煙は骨粗鬆症のリスクを高めるため、喫煙者には**禁煙**を指導する
- ビタミンDを体内で生成するためには、適度な**日光浴**が大切
- 転倒による骨折を防ぐため、住環境やライフスタイルを見直す
- 肥満がある場合は**減量**し、適正体重を保つ

手術療法

骨粗鬆症によって脊椎骨折を生じた場合、急性期にはまずは保存療法を行います。局所の安静のため、体幹ギプス固定やコルセット装着を行い、痛みの緩和には非ステロイド性消炎鎮痛薬の内服や外用（貼り薬、塗り薬）などが有用です。

バルーン椎体形成術は2011年1月から健康保険適用となっています。ただし、実施医療機関は認定が必要なため、現段階では限られています。

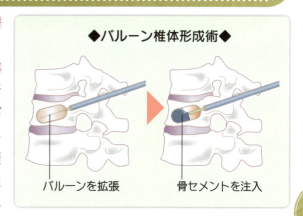

◆バルーン椎体形成術◆
バルーンを拡張 / 骨セメントを注入

これらの保存療法を**一定期間行っても**、**骨折部が癒合せず**、**下肢に麻痺などの神経障害を生じている場合**などは、手術を検討します。

近年、圧迫骨折を生じた椎体とその骨折に伴う後弯変形による痛みの改善に、バルーン椎体形成術（ついたいけいせいじゅつ）が行われるようになり、安全性と有効性に期待が高まっています。

⇒コルセット
　298ページ
⇒脊椎骨折
　46ページ

ここポイント！

　骨粗鬆症の治療の目的は、骨折の予防で、**骨折の危険性を軽減し、QOLの維持と向上を図る**ことにあります。治療は長期間にわたるため、治療に継続して取り組めるようモチベーションの維持に配慮しましょう。
　食事療法では、管理栄養士などと連携を図り、**患者さんに合った食事指導**を行います。
　運動療法では、家事や畑仕事など普段の生活で積極的に体を動かすことでも、運動効果が期待できます。特に日頃、運動習慣がない患者さんには、いきなりスポーツをすすめるのではなく、まずは**散歩など無理のない範囲で手軽に体を動かす**ことから指導しましょう。
　特に高齢者へは、自宅での転倒予防策の指導が重要となります。

くる病・骨軟化症

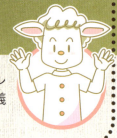

栄養状態のよくなった現代では、昔に比べると、くる病の発症数は減りましたが、近年、増加傾向が指摘されています。例えば母乳栄養の推進、菜食主義など、食品の制限、偏食、日光浴不足などの影響が考えられています。

✴ 原因とメカニズム

くる病・骨軟化症は、骨の石灰化障害です。通常、骨は骨基質の形成後に、ミネラル（カルシウム、リン）が沈着し、石灰化が起こります。くる病・骨軟化症では、ビタミンD作用の欠乏や、リン排泄の増加などにより、骨の石灰化が障害され、類骨（石灰化していない骨）が増加します。

骨の石灰化障害が発育期に生じたものは「くる病」、成人してから現れたものは「骨軟化症」と呼ばれます。

消化管の吸収障害、肝・腎臓の機能障害、薬剤（抗てんかん薬）の長期服用などで起こることもあります。

くる病の患者さんは、歯がくすむ、虫歯になりやすいなどの特徴もみられます。

◆くる病・骨軟化症の分類◆

ビタミンD作用不全 ［ビタミンDの欠乏、作用障害］	●ビタミンD欠乏性くる病・骨軟化症 ●ビタミンD依存性くる病・骨軟化症Ⅰ型 ●ビタミンD依存性くる病・骨軟化症Ⅱ型 ●腎性骨異栄養症（慢性腎不全）
リン欠乏（低リン血症） ［リン吸収障害や腎尿細管におけるリン再吸収障害］	●家族性低リン血症性ビタミンD抵抗性くる病・骨軟化症 ●X連鎖性低リン血症性くる病・骨軟化症 ●常染色体優性遺伝性低リン血症性くる病・骨軟化症 ●常染色体劣性遺伝性低リン血症性くる病・骨軟化症 ●腫瘍性骨軟化症
アシドーシス（低リン血症）	●尿細管性アシドーシス ●腎尿細管性アシドーシス ●ファンコーニ症候群 ●アルミニウム中毒、カドミウム中毒、鉛中毒
その他	●低フォスファターゼ症 ●薬剤性くる病・骨軟化症

（「標準整形外科学　第11版」医学書院より）

✴ 症 状

●乳児期では、不機嫌、下痢、発汗などの全身症状が起こりやすい。痙攣、筋力低下による発達の遅れ、頭蓋泉門閉鎖遅延、肋骨念珠（肋骨

- の一部にコブのように膨らみができる）、脱毛など
- ひとり歩きを始めると、下肢変形（O脚やX脚）や歩行異常（あひる歩行）がみられる
- 成人では、腰背部痛、下肢痛、筋力低下、骨盤・脊椎・肋骨などの骨圧痛がみられる。進行すると起立・歩行が困難になる。脊柱後弯を生じて身長が低下し、胸郭の変形も起こる

✻ 治療法

【保存療法】

　主に薬物療法を行います。乳幼児期の下肢変形（O脚、X脚）が著しい場合は、装具療法を行い、経過を観察します。治療開始が早く、薬物療法が有効であれば、下肢変形は改善しますが、5歳以上では装具の効果はあまり期待できません。

◆くる病・骨軟化症の主な薬物療法◆

ビタミンD欠乏性	活性型ビタミンD製剤を投与。通常4週間程度でX線所見は改善され、ビタミンD欠乏の原因が解決されれば、投薬は中止する
ビタミンD依存性Ⅰ型	活性型ビタミンD製剤を投与。有効であれば、X線所見は半年以内に改善する
ビタミンD依存性Ⅱ型	大量の活性型ビタミンD製剤の投与が必要だが、改善するかどうかは患者によって異なる
低リン血症性	活性型ビタミンD製剤を単独、または中性リン製剤を併用し、高カルシウム血症や腎石灰化、腎機能障害に注意しながら投与量を調節する。原則として薬物療法は成長完了まで続ける

　乳幼児は家族の治療への積極的な取り組みが大切です。特に装具療法を行う場合は、装具の必要性を十分に説明し、使用方法を指導します。

【手術療法】

　下肢変形が高度な場合、下肢骨の矯正骨切り術を検討します。

ここポイント！

　早期発見により、**骨の変形が進行する前に**、**適切な治療を開始**することが大切です。
　ビタミンD欠乏性くる病では、原因の特定のために、栄養法（母乳かミルクか）、食事内容、日光浴の頻度、その他の基礎疾患について確認しながら、対策を指導していきます。栄養指導が必要な場合は、管理栄養士と連携して指導します。

痛風(つうふう)

急性の関節炎が起こり、風が吹いても痛いことから「痛風」と呼ばれます。食生活の欧米化やアルコール摂取量の増加に伴って、患者数は年々増加傾向にあります。40歳以降の中高年男性に多く発症がみられます。

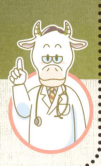

原因とメカニズム

血液中の尿酸値が高い状態を、高尿酸血症(こうにょうさんけっしょう)といいます。遺伝子DNAの原材料の1つにプリン体という物質があり、その老廃物が尿酸です。尿酸が体内で過剰につくられたり、腎臓から十分に排泄できない場合に高尿酸血症が起こります。

痛風は、血液に溶けきれなくなった尿酸が結晶化し、関節や腎臓(じんぞう)などに沈着する病気です。関節にたまって炎症を起こす痛風発作や痛風結節(つうふうけっせつ)、腎臓にたまって腎臓の働きが悪くなる痛風腎(つうふうじん)、腎臓(じんぞう)・尿管(にょうかん)結石(けっせき)など様々な症状が発生します。

痛風や高尿酸血症の原因は、食生活など生活習慣の乱れが大きく関わっており、特にアルコールの飲み過ぎや肉類に偏った食事が尿酸値を高めます。またメタボリックシンドロームとの関わりも強く、高血圧、脂質異常症、耐糖能異常、肥満などと合併することが多いと指摘されています。遺伝因子も関与し、家系内に他に痛風患者がいるケースが多くみられます。

> 痛風は、以前は中年以降に多い疾患でしたが、近年では20～30代の若年層の発症例も増えています。

> わが国では、尿酸合成過剰型が約20%、尿酸排泄低下型が約60%、混合型が約20%を占めています。

◆痛風結節の病態◆
- 炎症による発赤・膨張・熱感
- 浸食された中足骨
- 尿酸炎結晶
- 関節に沈着した尿酸
- 滑膜(かつまく)の炎症

症状

- 突然、母趾の付け根に激痛が起きる（痛風発作）。ムズムズする前兆に続いて、夜間に突然痛みが出現。痛み、腫れ、発赤が著しく歩行困難になる。くるぶし、アキレス腱、膝・手関節などに起こることや、

耳介の痛風結節や、尿路結石ができることもある
- 発作のほとんどは、単独の関節炎で、24時間以内にピークに達し、7～10日程度で軽快する。数か月～数年以上にわたってまったく無症状のこともあるが、高尿酸血症の治療をせずに放置すると、次第に発作の頻度が増加し、再発を繰り返すようになる
- 進行すると、関節滑膜、関節包、軟骨、腱に尿酸塩が沈着。関節が破壊されて、変形を伴うようになる

> 痛風の発作が起こらないからといって勝手に薬をやめると、再発作が起こります。自己判断で服薬を中止しないよう指導しましょう。

治療法

痛風の診断は、米国リウマチ学会の提唱している診断基準が一般的に用いられています。治療は、痛風発作時の治療と高尿酸血症の治療とに分けられます。日本痛風・核酸代謝学会による「高尿酸血症・痛風の治療ガイドライン」などに基づいて行われます。

【痛風発作時の治療】

局所を安静に保ち、患部を冷却し、禁酒を指導します。痛みが強い場合には、非ステロイド性消炎鎮痛薬を短期間に限って内服し、症状の軽減に伴って服用量を減らします。

痛風発作が重篤で、非ステロイド性消炎鎮痛薬が無効の場合などは、ステロイド（副腎皮質ホルモン）の内服を行います。また、膝関節などの痛風発作では、ステロイドの関節内注射を行う場合もあります。

痛風発作の前兆症状には、コルヒチンの内服が有効です。

【高尿酸血症の治療】

過食、過剰飲酒、運動不足などの生活習慣の改善を指導し、血圧・血糖・体重・脂質のコントロールに努めます。薬物療法は、尿酸生成過剰型には尿酸生成抑制薬（アロプリノールなど）、尿酸排泄低下型には尿酸排泄促進薬（ベンズブロマロンなど）を用います。

> 食事療法では、適正なエネルギー摂取、プリン体・果糖・塩分の過剰摂取制限が必要です。特にビールの飲み過ぎは禁物。
> また1日の尿の量が2000mL以上になるよう、十分な水分摂取がすすめられます。

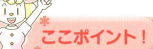
⇒運動器の機能解剖 11ページ

ここポイント！

治療は、**長期間の薬物療法**と**生活習慣の改善・管理**がポイントです。

高血圧、脂質異常症、耐糖能異常、肥満などが合併すると、虚血性心疾患（心筋梗塞など）や脳血管疾患（脳梗塞など）を起こす危険性が高まることがわかっています。

合併症の危険性や治療の継続の大切さを十分に説明し、患者さんが積極的に治療に取り組めるよう指導・支援しましょう。

偽痛風

「ピロリン酸カルシウム（CPPD）結晶沈着症」とも呼ばれている疾患です。痛風が比較的若年層の発症が多いのに対して、偽痛風は60歳以降に圧倒的に多く、特に膝関節に多く発症します。

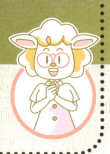

✻ 原因とメカニズム

ピロリン酸カルシウム（CPPD）の結晶が関節内に入り込み、痛風に似た急性関節炎を引き起こす疾患です。ピロリン酸は、肝臓や軟骨など様々な細胞でつくられる物質で、何らかの原因によってピロリン酸が過剰に産生されると、軟骨内でカルシウムと結合して、CPPD結晶をつくり、関節内へ沈着します。この結晶がはがれ落ちたりすると、白血球がそれを取り除こうと攻撃し、関節内に炎症が起きます。

原因は不明で、加齢による軟骨の変化などが関係するほか、遺伝的素因によって起こることもあると考えられています。病型は、大きく分けて6つのタイプに分類されます。

> 痛風が男性に圧倒的に多いのに対して、偽痛風は女性にやや多いといわれています。

> 膝関節に発症した場合は、関節の破壊が進行して、変形性膝関節症に移行することがあります。

⇒痛風　220ページ
⇒変形性膝関節症　150ページ

◆偽痛風の病型分類◆

病型	特徴
A型：偽痛風発作型	急性、亜急性の関節炎を繰り返す。好発部位は70％以上が膝関節で、手・肘・足関節にも出現する
B型：偽性関節リウマチ型	比較的慢性に経過し、多関節に及ぶ炎症症状の強いタイプ。朝のこわばり、赤沈値の亢進、CRP陽性が出現することがあるため、関節リウマチと誤ることもある
C型：偽性変形性関節症型（発作あり）	急性炎症を示すタイプで、膝関節に多くみられる
D型：偽性変形性関節症型（発作なし）	C型に類似し、急性炎症を伴わないタイプ
E型：無症状型	偽痛風の約半数を占める。関節炎を伴わないが、単純X線像で関節の隙間に石灰化が認められる
F型：偽性神経障害性関節症型	著しい機能障害が起こるタイプ。高度の関節破壊を生じることがある

✻ 症状

- 膝関節に、突然痛みが起こることが多い。肘関節、手関節、足関節、肩関節、股関節、脊椎など1か所〜数か所起こることもある

- 痛みの程度は、軽微な痛みから激痛まで様々で、発熱、めまい、幻覚、体重減少などの全身症状を伴うこともある
- 関節炎は数時間〜2日程度の間にピークに達し、数日〜2週間程度持続して軽快する
- 過労、外傷、手術などがきっかけで関節発作が起こる場合もある

治療法

単純X線検査で、膝関節半月板などに線上の石灰化像がみられれば、偽痛風が疑われます。関節液内にCPPD結晶が発見されると、診断は確定します。

【保存療法】

CPPD濃度をコントロールできる原因療法はなく、関節炎に対する対症療法が中心となります。

急性期の関節炎は、局所を安静に保ち、患部を冷却。痛みには、非ステロイド性消炎鎮痛薬を内服します。関節液の穿刺排液を行う場合もあります。

関節炎症状の強い場合や、高熱、摂食障害、見当識障害（自分が今いる場所や時間などを把握する能力が失われた状態）などの全身症状を合併した場合には、ステロイド（副腎皮質ホルモン）の内服が有用です。

また、関節炎の発作時には、ステロイドの関節内や局所への注射が有効です。

低カルシウム血症合併時には、カルシウム製剤を使用します。

【手術療法】

関節破壊が進行した場合には、手術を検討します。膝関節に生じた場合は人工関節置換術、脊椎の場合は脊椎固定術など、部位に応じた手術が行われます。

⇒単純X線検査　22ページ
⇒人工関節置換術　276ページ
⇒生活習慣の改善　152ページ

ここポイント！

膝関節に発症した場合、発作のないときには、慢性的な運動時痛、動作の開始時の痛み、膝の変形など変形性膝関節症のような症状を訴える患者さんが多くみられます。実際に、変形性膝関節症に移行することも多く、特に高齢者ではADLに大きく影響しかねません。

変形性膝関節症の**生活習慣の改善法**に準じて、膝に負担のかからない**住空間の見直し**などを指導しましょう。あわせて、気持ちが明るくなるような声掛けを心がけます。

透析関節症

長期透析患者の増加により、新たに大きな問題として浮上してきた合併症です。アミロイドという特殊なタンパク質が骨や関節に沈着することで、関節痛や手根管症候群、骨嚢胞など、様々な運動器の障害を引き起こします。

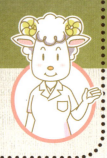

原因とメカニズム

ペプチドの一種である$β_2$ミクログロブリンは、有核細胞表面に広く分布し、過剰なものは通常、腎臓から尿に排出されます。ところが腎機能が障害されると排出がうまくいかず、さらに通常の透析では$β_2$ミクログロブリンが除去されていないことから、透析患者の血清からは普通の人の40～50倍と高濃度の$β_2$ミクログロブリンが検出されます。これがアミロイドという線維性のタンパク質に変成し、全身の骨や関節などに沈着して痛みや運動制限を引き起こすのが、透析関節症です。

代表的な症状として、手の痛みやしびれ、手掌の筋肉が落ちてくるなどがあげられます。透析関節症は、沈着した部位や症状によって、それぞれ固有の疾患名がつけられています。

> 糖尿病患者さんの増加に伴い、近年では透析療法を行う患者さんが増加しています。

症 状

【手根管症候群】
手根管内の腱などに沈着して、正中神経を圧迫。母指から環指半分まで3本半の指に痛みやしびれが生じます。透析期間20年以上では、100％発症するといわれます。

【透析肩】
肩周囲の滑液包に沈着することによって、夜間睡眠時や透析中に強い肩痛が起こります。透析期間10年以上の患者に多くみられます。痛みは、腱板に血流障害が起こるためと考えられており、仰臥位で増強し、坐位や立位で軽減します。

【弾発指（ばね指）】
手指の屈筋腱や腱鞘に沈着し、指がなめらかに伸びなくなります。

【破壊性脊椎関節症】
脊椎に沈着し、脊髄神経などを圧迫します。

> アミロイドが脳内で過剰に生産され蓄積すると、老人斑（ろうじんはん）と呼ばれる凝集体が形成されます。アルツハイマー型認知症の患者さんの脳に多数の老人斑がみられることから、アミロイドはアルツハイマー病の原因物質とも考えられています。

⇒手根管症候群
184ページ

【骨嚢胞】

上腕骨頭、大腿骨頭、手根骨、肩関節、股関節、膝関節などに沈着し、骨嚢胞ができます。骨が脆弱化し、骨折しやすくなります。

【多発性関節痛】

関節周囲に沈着し、痛みや可動域制限を引き起こします。股関節、膝関節に多く、肩関節、手関節、足関節にもみられます。

> 関節に生じる場合は両側での発症がみられます。長期にわたって無症状で、徐々に痛みや腫れ、水腫、こわばりなどを生じます。

✻ 治療法

問診、視診、触診で症状を把握し、単純Ｘ線やMRIなどの画像検査を行います。診断には、組織検査により、アミロイド物質の確認が必要です。臨床症状は組織学的所見よりも遅れて現れるため、早期診断が困難な場合が多くあります。

透析による体内へのβ_2ミクログロブリンの蓄積をできるだけ減らせるように、透析膜の改良や透析液の清浄化が行われるようになってきました。

【保存療法】

透析関節症の発症後は、薬物療法によって痛みの軽減をはかります。非ステロイド性消炎鎮痛薬やステロイド（副腎皮質ホルモン）の内服、関節内へのステロイド注射などを行います。

局所の安静を保つため、必要に応じて装具を装着をして固定します。

【手術療法】

保存療法で症状が改善しない場合は、手術を検討します。

手根管症候群を発症している場合は、手根管開放術とアミロイド除去術が行われます。骨嚢胞を生じている場合は、病巣掻爬術や人工関節置換術が適用になります。破壊性脊椎関節症を生じている場合は、除圧固定術を行うなど、部位や症状によって手術を選択します。

> 発症部位も症状の程度も様々です。進行度などに応じて治療法を検討します。
>
> ⇒問診から診断までの流れ 8ページ
> ⇒人工関節置換術 276ページ

ここポイント！

透析患者さんは、透析関節症以外にも、様々な合併症が起こりやすく、動脈硬化による心血管疾患など、命に関わる場合もあります。**透析療法を行っている主治医と十分な連携を図り、投薬の指示や日常生活における管理を指導**します。

ロコモティブシンドローム（運動器症候群）

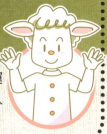

日本は、世界にさきがけて高齢社会を迎え、平均寿命は男女ともに80歳を超えました。運動器の障害も増加し、入院治療が必要となる運動器障害が50歳以降に多発しています。人生80年時代の運動器の健康を守るために、日本整形外科学会が提唱した新しい概念です。

✴ 経緯と概念

> 介護が必要になった原因を『国民生活基礎調査（厚生労働省、2016年）』でみると、要支援者は「関節疾患」17.2％、「高齢による衰弱」16.2％、「骨折・転倒」15.2％。要介護者は「認知症」24.8％、「脳血管疾患（脳卒中）」18.4％、「高齢による衰弱」が12.1％とトップ3。運動器の健康が、介護が必要になる原因に大きく関わっていることがわかります。

ロコモティブシンドローム（locomotive syndrome、略称ロコモ）は、「多くの人々が、運動器をこれほど長期間使用し続ける時代はこれまでなく、従来の運動器機能障害対策の単なる延長線上では解決がつかない時代を迎えている」との見解から、日本整形外科学会が提唱した新しい概念です。運動器の障害により移動機能の低下した状態を表し、和文は「運動器症候群」とされました。

運動機能の低下は徐々に進行します。自分で気づき、自分で対策していくことが大切です。そこで、日本整形外科学会は、気づきのためのツールとしてロコチェック（ロコモーションチェック）とロコモ度テストを、対策のための運動としてロコトレ（ロコモーショントレーニング）を作成し、広く啓蒙に努めています。

✴ ロコモと運動器不安定症

> Locomotive（ロコモティブ）は「運動の」の意味で、機関車という意味もあります。ロコモティブシンドロームという命名には「年をとることに否定的なニュアンスをもち込まないで」という願いも込められているそうです。

ロコモと混同しやすい概念に運動器不安定症（Musculoskeletal Ambulation Disability Symptom Complex：MADS）があります。MADSは、「高齢化にともなって運動機能低下をきたす運動器疾患により、バランス能力および移動歩行能力の低下が生じ、閉じこもり、転倒リスクが高まった状態」と定義されます。診断基準があり、重症化を防ぐために、正しい診断と運動器リハビリテーションなどの介入を必要とする保険収載された疾患概念です。

運動機能低下をきたす疾患、またはその既往が存在することとして、11の疾患または状態が指定されています。

11の疾患 ❶脊椎圧迫骨折および各種脊柱変形（亀背、高度腰椎後弯・側弯など）❷下肢の骨折（大腿骨頚部骨折など）❸骨粗鬆症 ❹変形性関節症（股関節、膝関節など）❺腰部脊柱管狭窄症 ❻脊髄障害（頚部脊髄症、脊髄損傷など）❼神経・筋疾患 ❽関節リウマチおよび各種関節炎 ❾下肢切断後 ❿長期臥床後の運動器廃用 ⓫高頻度転倒者

ロコチェック（ロコモーションチェック）

7つの項目はすべて、骨や関節、筋肉などの運動器が衰えているサインです。1つでも当てはまればロコモの心配があります。

1	片脚立ちで靴下がはけない	5	15分くらい続けて歩けない
2	家の中でつまずいたり滑ったりする	6	2kg程度の買い物（1リットルの牛乳パック2個程度）をして持ち帰るのが困難である
3	階段を上るのに手すりが必要である	7	家の中のやや重い仕事（掃除機の使用、布団の上げ下ろしなど）が困難である
4	横断歩道を青信号で渡りきれない		

ロコモ度テスト

❶立ち上がりテスト（下肢の筋力を調べる）❷2ステップテスト（歩幅を調べる）❸ロコモ25（身体の状態・生活状況に関する25の質問に答えてロコモ度を調べる）の、3つのテストから成る移動機能を確認するためのテスト。

立ち上がりテスト

10、20、30、40cmの台を用意し、片脚、または両脚で行う。40cmの台から始め、できたら低い台に移る。

片脚の場合
反動をつけずに立ち上がる

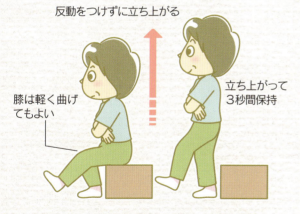

立ち上がって3秒間保持
膝は軽く曲げてもよい

両脚の場合
反動をつけずに立ち上がる

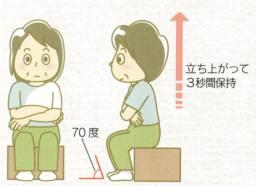

立ち上がって3秒間保持
70度

40cmの台に両腕を組んで腰かけ、片脚をあげて、反動をつけずに立ち上がり、3秒間保持する。できたら、10cmずつ低い台へ。

40cmの台に両腕を組んで腰かけ、両脚を肩幅くらい広げ、反動をつけずに両脚で立ち上がり3秒間保持する。できたら、10cmずつ低い台へ。

結果判定
片脚で40cmの高さから立ち上がれない➡ロコモ度1（移動機能の低下が始まっている状態）
両脚で20cmの高さから立ち上がれない➡ロコモ度2（移動機能の低下が進行している状態）

2ステップテスト

❶スタートラインを決め、両足のつま先を合わせる。
❷できる限り大股で2歩歩き、両足を揃える（バランスをくずした場合は失敗とする）。
❸2歩分の歩幅（スタートラインから着地点のつま先まで）をはかる。
❹2回行って、よかった方の記録を採用。
❺計算式で2ステップ値を算出する。

計算式／
2歩幅（㎝）÷身長（㎝）＝2ステップ値

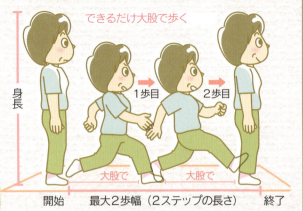

結果判定
2ステップ値が1.3未満➡ロコモ度1　　2ステップ値が1.1未満➡ロコモ度2

ロコトレ（ロコモーショントレーニング）

❶片脚立ち（バランス能力をつけるロコトレ）❷スクワット（下肢筋力をつけるロコトレ）の、2つの運動を毎日続けることで足腰を鍛えます。頑張り過ぎず、自分のペースで続けることが肝心です。

片脚立ち

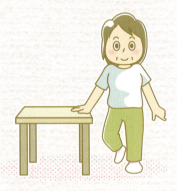

❶転倒しないように、つかまるものがある場所で行う。
❷床につかない程度に、片脚をあげる。

スクワット

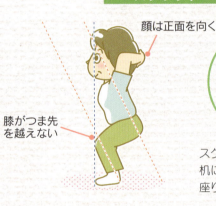
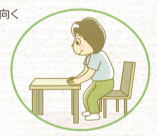

スクワットができないときは、机に手をついてイスから立ち座りの動作を繰り返す。

❶肩幅より少し広めに足を広げて立つ。つま先は30度くらいずつ開く。
❷膝がつま先より前に出ないように、膝が足の人差し指の方向に向くように注意して、お尻を後ろに引くように身体をしずめる。
❸深呼吸をするペースで、5～6回繰り返す。

第13章

整形外科的感染症とケア

　高齢化に伴い、糖尿病、人工透析患者など易感染宿主、コンプロマイズド・ホストが増えています。また、一定年齢以上では結核菌の感染率も高く、年齢が上がるにつれ結核性関節炎や脊椎炎を発症するケースも否定できません。さらに、術後感染症予防対策の急務から、日本整形外科学会では「骨・関節術後感染予防ガイドライン」をつくって注意を呼びかけています。

整形外科的感染症

運動器に起こる感染症です。骨に起こる骨髄炎、関節に起こる関節炎、軟部組織に起こる軟部組織感染症などがあります。また、整形外科において、すべての検査・治療・手術で、予防に万全の注意を払うべき疾患でもあります。

✻ 整形外科的感染症の種類と特徴 ✻

運動器に感染が起こる原因としては、血流を介して起こる場合、細菌などが直接侵入して起こる場合、隣接している骨や軟部組織から感染する場合の3つの経路があります。

血流によって感染する骨髄炎（こつずいえん）は、四肢や脊椎（せきつい）に多く発生し、脊椎に感染したものは脊椎性化膿性脊椎炎と呼ばれます。

細菌が直接侵入するケースは、解放創や手術などで汚染された物質に触れた場合に起こりやすく、空気中の細菌や真菌類の胞子が入り感染を起こすこともあります。隣接している組織からの感染は、体内に骨折を固定する金属プレートや人工関節といった人工物が入っている場合に起こりやすく、十分な対策が必要です。

感染症の原因菌は年齢により感染しやすい菌があり、乳幼児はブドウ球菌やグラム陰性桿菌（いんせいかんきん）、小児、成人はブドウ球菌、レンサ球菌の感染が多いといわれています。

運動器の感染症は、壊死性筋膜炎（えしせいきんまくえん）、腸腰筋膿瘍（ちょうようきんのうよう）、ガス壊疽（えそ）、糖尿病性壊疽、骨髄炎、化膿性脊椎炎、化膿性股関節炎など、時に緊急手術を必要とする疾患もあり、注意が必要です。

術後感染症の起炎菌の分析報告は少ないのが現状ですが、黄色ブドウ球菌または表層ブドウ球菌が多いとする報告がみられます。

⇒軟部組織感染症
　232ページ
⇒化膿性関節炎
　236ページ
⇒結核性関節炎
　236ページ
⇒化膿性骨髄炎
　234ページ

◆清潔手術野における骨・関節術後感染症（SSI）の発生率◆

全発生率（表層SSI、深層SSIを含める）		0.1～17.3％程度
創外固定のピン刺入部等の表層SSI		51.0％
深部SSI発生率	関節鏡視下手術	0.1～　0.48％
	脊椎手術	0.6～11.9％
	初回人工関節置換術	0.2～　2.9％
	人工関節再置換術	0.5～17.3％

日本整形外科学会「骨・関節術後感染予防ガイドライン」より

◆整形外科的感染症の主な種類と特徴◆

		特徴	症状
軟部組織感染症	蜂窩織炎（ほうかしきえん）（非壊死性軟部組織感染症）	皮膚と皮下組織に広がる細菌感染症。化膿連鎖球菌や黄色ブドウ球菌が原因のことが多い。多くは軽症であるが、重症化すると発熱などの全身症状が現れる	毛孔や汗孔などに菌が侵入。紅斑、圧痛、発熱などを生じる。四肢や顔面に多い
軟部組織感染症	ガス壊疽（えそ）（壊死性軟部組織感染症）	ガスを生産する重症の軟部組織感染症の総称で、破傷風菌などが原因のクロストリジウム性と、大腸菌などが原因の非クロストリジウム性の2つに分類される	クロストリジウム性は激烈な疼痛と腫脹など。非クロストリジウム性は軽度な疼痛と発赤など
軟部組織感染症	壊死性筋膜炎	切創、虫刺、注射や軽微な外傷、熱傷などを契機に浅層筋膜に感染し、急速に壊死が拡大し、全身症状や中毒症状を伴う。起因菌は溶血性連鎖球菌、スタフィロコッカス属菌など	急速に壊死が進行して激痛が起こる。皮膚には水疱ができ、暗紫色から黒色に変化など
骨髄炎	化膿性骨髄炎	骨組織が黄色ブドウ球菌などに感染。急性と慢性がある。感染経路は、血行性、隣接化膿巣からの波及、開放骨折、手術などでの直接感染によるものがある	急性は、局所の強い疼痛、発熱などがある。慢性は一時的に発赤、疼痛があるが、発熱などは少ない
関節炎	化膿性関節炎	関節内に病原性微生物が入り発症。化膿性と結核性に分かれる。化膿性で最も多い起因菌は黄色ブドウ球菌。感染経路は血行性、隣接組織からの波及、直接感染の3つがある	関節の疼痛、腫脹、熱感、発赤など。発熱、悪寒などの全身症状も起こる。関節軟骨の破壊は急速
関節炎	結核性関節炎	結核菌が、肺から血液を介して関節腔内に直接到達するか、関節周囲で炎症を起こしたものが、関節腔内に波及して発症する。膝関節、股関節に好発する	進行が遅く、初期は局所の疼痛が現れることは少ない。下肢関節に発症の場合、跛行（はこう）がみられる
手術部位感染症	切開部表層の術後感染症	術後30日以内に発症した、皮膚または皮下組織の感染。切開部表層から排膿があり、培養により菌が検出できる。発生要因は、常在菌、免疫低下、年齢など、患者に関連する内因性と、術前剃毛、器具の滅菌不足など手術に関連する外因性がある	発赤、限局性腫脹、疼痛、発熱などの感染症の徴候がみられる
手術部位感染症	切開部深層の術後感染症	筋膜、筋層の感染が、術後30日以内に発症したもの。人工関節などのインプラントを留置した場合は1年以内。切開部深部から排膿があり、培養により菌が検出できる。発生要因は、患者に関連する内因性と手術に関連する外因性がある	自然に創が開き広がる。創部に限局した疼痛、圧痛。38度以上の発熱など
手術部位感染症	臓器・体腔の術後感染症	皮膚、筋膜、筋層を除く、切開部以外に術中に操作された臓器や体腔など、身体のいずれかの部分に感染が生じる。術後30日以内に発症したもの。人工関節などのインプラントを留置した場合は1年以内。臓器、体腔に留置されているドレーンからの排膿などがある	動脈、静脈感染、心筋炎、骨髄炎など、臓器・体腔感染が致死的な重症を引き起こすこともある

第13章 整形外科的感染症とケア

軟部組織感染症

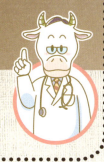

発症すると、症状の急速な悪化や、予後が悪いことが多くあります。ときには、四肢の切断を余儀なくされる場合や、命に関わる場合も。治療のわずかな遅れが重篤な結果を招くため、急を要する救急疾患のひとつです。

＊ 原因とメカニズム

軟部組織感染症は、非壊死性（蜂窩織炎）と、壊死性（ガス壊疽、壊死性筋膜炎など）に分けられます。

蜂窩織炎は、皮膚と皮下組織に進展する感染症です。起因菌は、黄色ブドウ球菌や化膿性連鎖球菌が多くみられます。

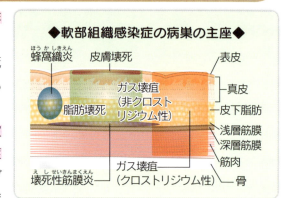

◆軟部組織感染症の病巣の主座◆

ガス壊疽は、ガスを産生する重症の軟部組織感染症の総称で、2つに分類されます。クロストリジウム性の起因菌は、破傷風菌、ボツリヌス菌、ガス壊疽菌群などです。非クロストリジウム性の起因菌は、大腸菌や嫌気性連鎖球菌などです。

壊死性筋膜炎は、筋膜と皮下脂肪組織の感染症で、起因菌は溶血性連鎖球菌、スタフィロコッカス属菌、エロモナス属菌などです。

> 免疫機能が低下している糖尿病の患者さん、高齢者などの易感染宿主（コンプロマイズド・ホスト）や関節リウマチの患者さんは、発症のリスクが高いためいっそうの注意が必要です。

＊ 症 状

【蜂窩織炎】
毛孔や汗孔、虫刺症、引っかき傷などから菌が侵入して発症。顔や四肢に多く、紅斑、熱感、圧痛、腫れなどを生じます。重症化すると、発熱や悪寒などの全身症状を伴います。

【ガス壊疽】
クロストリジウム性は、外傷による局所の開放創にみられます。壊疽局所の激烈な痛みと腫れで始まり、精神障害や頻脈など重度の全身症状

を伴います。創部から猛烈な腐敗臭のする浸出液を排出し、症状は急速に全身に広がります。

非クロストリジウム性は糖尿病患者や高齢者などの易感染宿主（コンプロマイズド・ホスト）に多く、外傷とは無関係に発症。初期には局所の痛みは軽度で、発赤、浮腫、熱感がみられ、徐々に進行していきます。

【壊死性筋膜炎】
軽微な外傷や虫刺症、熱傷などをきっかけに発症。局所には境界が不鮮明な発赤や腫れ、著しい圧痛がみられ、3～5日で皮膚に水疱が発生します。進行すると、皮膚や皮下組織が壊死します。起因菌がA群溶血性連鎖球菌の場合は、突発的に始まる四肢の痛みで、急激なショック症状から多臓器不全に進行し、敗血症で死に至ります。

> A群溶血性連鎖球菌感染症は、感染症法の5類感染症に指定されています。診断後7日以内に保健所への届出が義務付けられています。

＊治療法

【蜂窩織炎】
副子固定などによる患部の安静や、患肢の挙上を保ち、ペニシリン系やセフェム系、ニューキノロン系の抗菌薬の経口または点滴を行います。複雑な蜂窩織炎では、手術が必要な場合もあります。

【ガス壊疽】
壊死組織の徹底的な洗浄とデブリドマン（創面清掃）、抗菌薬の点滴を緊急に行います。救命のために、四肢の切断が必要な場合もあります。

クロストリジウム性では、抗菌薬の第一選択はペニシリン系で、必要に応じて高気圧酸素療法を行います。

非クロストリジウム性では、抗菌薬は起因菌特定前には第三世代セフェムやカルバペネム系、特定後は感受性に応じたものを使用します。

【壊死性筋膜炎】
壊死組織の徹底洗浄とデブリドマン、抗菌薬（第一選択はペニシリン系）の点滴を緊急に行います。

> 起因菌の特定には、蜂窩織炎では病巣部の穿刺吸引を行い、細菌培養をします。ガス壊疽や壊死性筋膜炎では、排出された液をグラム染色によって判定します。

⇒副子固定
294ページ

ここポイント！

症状が急変する場合もあるので、経過に十分な注意を払うことが重要です。
高気圧酸素療法は、大気圧よりも高い気圧環境の中で、高濃度の酸素を吸入し、症状の改善を図る治療法です。治療中に耳抜き操作が必要なため、**耳鼻科疾患の有無**を事前に把握します。また、装置内に1時間半ほど入るため、**閉所恐怖症**などがなく、治療に適応できるか確認しましょう。

軟部組織感染症

化膿性骨髄炎
（かのうせいこつずいえん）

開放骨折や手術後の感染が原因となって発症するケースが多い疾患です。診断・治療の緊急性を要し、特に小児の場合は骨の変形などの後遺症が残る可能性もあり、迅速な対応が求められます。

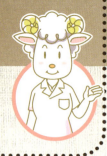

原因とメカニズム

骨髄炎は、骨組織が黄色ブドウ球菌などの細菌やウイルスに感染して起こる疾患です。

発症形態は3つに分けられ、急激に発症する**急性化膿性骨髄炎**、急性化膿性骨髄炎から移行した**慢性化膿性骨髄炎**、最初から慢性化膿性骨髄炎として発症するタイプがあります。

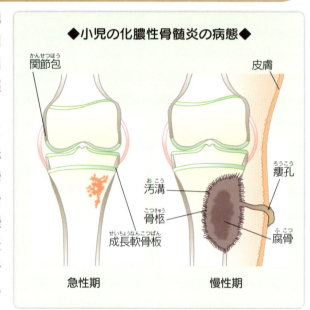

◆小児の化膿性骨髄炎の病態◆

関節包／皮膚／瘻孔／汚溝／骨柩／成長軟骨板／腐骨

急性期　慢性期

感染経路は主に3つで、❶**血行性感染**（先行する感染病巣の病原菌が血液を介して運ばれて二次的に発症）、❷**感染病巣から波及したもの**、❸**直接感染**（開放骨折、手術、骨髄穿刺などから感染して発症）。

❶と❷のタイプは小児の発症が多く、❸のタイプは成人男性に多くなっています。また、小児や若年者では**長管骨・短骨の骨幹端部**、成人以降では**骨幹部**の発生が多くみられます。

> 起因菌には連鎖球菌やインフルエンザ菌などもみられます。

⇒長管骨
　‖ページ
⇒骨幹端部
　‖ページ
⇒骨幹部
　‖ページ

症状

【急性化膿性骨髄炎】

初期症状は、局所の強い**連続性の痛み**。小児では痛みのため患肢を動かせません。続いて、感染が骨外に及ぶと、**軟部腫脹**や**発赤**、**熱感**が現

れます。敗血症に至ると、発熱、悪寒、嘔吐、倦怠感、食欲不振などの全身症状も現れます。

【慢性化膿性骨髄炎】
　一時的に局所の発赤や腫れ、痛みが現れますが、全身症状はほとんどありません。急性化膿性骨髄炎から移行した慢性化膿性骨髄炎では、過労や体調不良時などに再び強い症状が起こることが多いです。

> 局所症状の改善がみられ血液検査の数値が正常化した後も、少なくとも2週間程度は抗菌薬の点滴の継続が必要です。その後も局所の観察と血液検査を行いながら、6～8週間は抗菌薬を内服します。

治療法

　診断は、血液検査で白血球値や赤沈値、CRP値などから炎症の有無を調べます。細菌検査で起因菌を証明し、血行性感染の疑いがある場合は血液培養を行います。
　治療は、原則として入院して保存療法を行います。

【保存療法】
　局所を安静に保ち、必要な場合は患肢を良肢位に固定します。早期より抗菌薬の点滴を始め、まずは黄色ブドウ球菌に対する第一世代セフェム系を使用します。効果がみられない場合は、耐性ブドウ球菌用ペニシリンなど抗菌薬を変えていきます。必要に応じて、高気圧酸素療法を行います。

【手術療法】
　保存療法で症状の改善がみられない場合は、手術を検討します。急性化膿性骨髄炎では、骨開窓術で骨髄内の膿を排出し、内圧を下げます。
　慢性化膿性骨髄炎では、病巣搔爬術で、感染部の壊死組織や腐骨を徹底的に除去し、再び残った菌が繁殖しないように清潔を保ちます。その後、閉鎖性持続洗浄法や、抗菌薬含有セメントビーズ充填法を行います。骨や皮膚の欠損がある場合は、骨移植、創外固定器を用いた仮骨延長法や皮膚移植などの再建手術が必要です。

> 閉鎖性持続洗浄法は、術後に骨髄内にチューブを留置し、抗菌薬と生理食塩水を混合して持続的に流す治療法です。

> 抗菌薬含有セメントビーズ充填法は、抗菌薬を骨セメントと混合し、ビーズ状にしたものを病巣搔爬後の死腔に充填する治療法です。

⇒良肢位
　18ページ
⇒高気圧酸素療法
　233ページ
⇒体位変換
　284ページ

ここポイント！

　治療が長期間にわたり、重症の場合は長期の臥床が必要です。熱型のモニタリングと局所の観察をしながら、**定期的に体位変換**を行い、**褥瘡予防**に努めましょう。患部を固定する場合は、**装具のずれや圧迫**による**スキントラブル**に注意します。また、入浴ができない間は、こまめに体を拭き、清潔を保ちましょう。安静によるストレスへの介入も必要です。

第13章　整形外科的感染症とケア

化膿性骨髄炎

関節炎（化膿性・結核性）

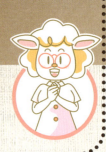

関節の感染症を起こす病原体は様々あり、初期治療が遅れると、関節に障害が残る場合もあります。近年、糖尿病患者や高齢者などの免疫が低下した易感染宿主（コンプロマイズド・ホスト）での薬剤耐性菌感染が増加しています。

原因とメカニズム

関節内に細菌が侵入し、滑膜や関節組織に感染が起こる疾患です。起因菌によって、化膿性関節炎と結核性関節炎に分けられます。

化膿性関節炎で最も多い起因菌は、黄色ブドウ球菌です。感染経路は、❶扁桃腺炎や上気道感染、尿路感染など他の部位の感染巣から血液を介して運ばれる血行性感染、❷関節の近くで生じた骨髄炎から波及する近接組織からの感染、❸外傷や注射、手術などによって細菌が直接関節内に入る直接感染があります。

結核性関節炎は、肺の結核菌が血液を介して骨端の軟骨下骨に感染して結核性骨髄炎を起こした後、滑膜や関節腔内に波及して発症します。好発部位は、股関節と膝関節です。

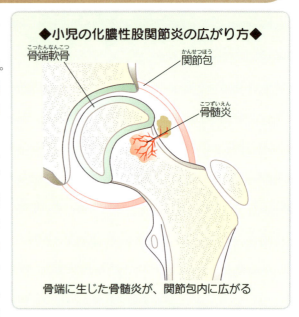

◆小児の化膿性股関節炎の広がり方◆

骨端軟骨　関節包　骨髄炎

骨端に生じた骨髄炎が、関節包内に広がる

> 化膿性関節炎は膝関節のステロイド注射による感染が多いため、注意が必要です。

⇒骨髄炎 234ページ
⇒股関節 130ページ
⇒膝関節 146ページ

症状

【化膿性関節炎】

関節の痛み、腫れ、熱感、発赤など炎症症状が起こります。発熱、悪寒、食欲不振、全身倦怠などの全身症状がみられることもあります。関節軟骨の破壊が、急速に進行します。

乳幼児の場合、股関節炎ではオムツ交換時、肩関節炎では衣服の着脱時に激しく泣くなどが発症のサインであることがあります。発熱、食欲不振（哺乳力の減退）、不機嫌などもみられます。

【結核性関節炎】

　進行が遅く、局所の痛みなどが最初に現れることはありません。発赤や熱感もほとんどみられず、非荷重関節では腫れのみの場合もあります。微熱や倦怠感、体重の減少などの全身症状が先行する場合もあります。下肢関節に発症した場合は、異常歩行（跛行）がみられます。

治療法

　血液検査で白血球値、CRP値、赤沈値などの変化を確認します。使用する抗菌薬の選択のため、原因菌の特定の検査を行います。

【化膿性関節炎】

　関節軟骨の破壊が急速に進むため、早期に手術を行って関節機能を温存します。

　手術は、関節切開や関節鏡視下で関節腔の洗浄を行い、炎症で傷んだ滑膜を切除します。その後、関節腔内にチューブを入れ、生理食塩水を持続的に流す閉鎖性持続洗浄法を行います。炎症が沈静化したら早期に持続的他動運動（CPM）を開始し、関節の拘縮を防止します。また、抗菌薬の点滴を行います。

【結核性関節炎】

　まず、局所の安静を保ち、抗菌薬を点滴する保存療法を行います。保存療法の効果がない場合、関節の破壊や変形が著しい場合などは、手術を検討します。手術は、滑膜切除、持続洗浄、病巣掻爬、関節固定術などが行われます。

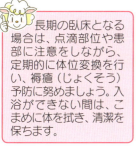

　長期の臥床となる場合は、点滴部位や患部に注意をしながら、定期的に体位変換を行い、褥瘡（じょくそう）予防に努めましょう。入浴ができない間は、こまめに体を拭き、清潔を保ちます。

⇒跛行
　13ページ
⇒関節鏡
　36ページ

ここポイント！

　化膿性関節炎では、感染は**進行性で急速**に進み、適切な治療が行われなければ、重篤な**関節破壊**を生じることや、**敗血症**で死に至る場合もあります。**緊急性の高い疾患**であることを十分に念頭に入れておきましょう。

　結核性関節炎は、高齢者に多くみられます。高齢者は、自分で症状などを的確に訴えることができない場合もあるため、入院中は特に十分な観察を行うことが重要です。高齢者が自覚症状を率直に訴えることができる関係性を築きましょう

> 看護師も担い手

インフォームド・コンセント

　自分の病気や治療法などについて十分な説明を受け、患者さんの意思で治療法を決めることを「インフォームド・コンセント」といいます。医療における患者さんの人権を尊重しようというこの考え方は、日本には1990年、当初は医師の職業倫理的な努力目標として導入されました。

　しかし、一般の健康意識の高まり、患者ニーズの多様化・高度化、医療内容の専門化・複雑化などに伴い、医療提供者すべてが患者さんに対し医療の内容について十分説明を行うことが求められるようになりました。

　そこで、1997年の医療法改正において掲げられたのが、次の画期的な条文です。

「医師、歯科医師、薬剤師、看護師その他の医療の担い手は、医療を提供するに当たり、適切な説明を行い、医療を受ける者の理解を得るように努めなければならない。」
第1条4の2

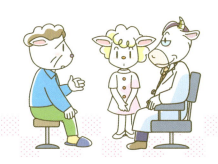

　患者さんの状況、立場を十分尊重し、患者さんとの信頼関係に基づいて適切な説明を行い、医療を受ける者の理解を得るよう努めること、インフォームド・コンセントは、すべての医療従事者が治療に際して行うべき努力義務として定められています。

◆看護師のインフォームド・コンセントのポイント◆
- 患者・家族の関心事（気がかり）を重視し、医療との関係をわかりやすく話す。
- 選択する医療行為の利害と患者・家族の生活、人生への影響を考え、理解できるよう促す。
- よりよい医療環境を築くために、互いを表現し合うことを重視する。

（日本看護協会　看護倫理　告知・インフォームドコンセントより改変）

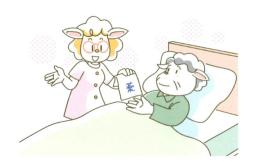

　一つひとつの検査や治療において、事前に患者さんにわかるように説明し、納得して取り組んでもらえるようコミュニケーションを図りましょう。また、医師から患者さんや家族に説明が行われる時にはできれば同席し、説明は理解できているか、混乱をきたしていないか、質問する機会はあったかなどに配慮するのも役立ちます。

第14章
リウマチ性疾患・類縁疾患とケア

　関節内に菌が認められず、従って化膿性関節炎ではないけれど、四肢や脊椎の関節に炎症が起こり、腫れや痛み、進行すると関節破壊が起こる疾患群です。代表的な疾患として関節リウマチがあり、現在、日本には70〜100万人の患者さんがいると考えられています。さらに、類縁疾患として、リウマトイド因子も陰性の血清反応陰性関節症などもみられます。

リウマチ性疾患・類縁疾患

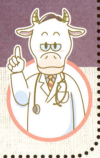

「リウマチ」とは流れるという意のギリシャ語で、古くは関節、骨、筋肉のこわばり、腫れ、痛みなどの症状を呈す病気は、悪い液が体内を流れて起こると考えられたことに由来します。現在は主に関節リウマチを指します。

＊ リウマチ性疾患・類縁疾患の種類と特徴 ＊

関節リウマチは免疫の異常によって関節に炎症が起こり、腫れや痛みが生じる病気です。治療は薬物治療が原則で、現在では早期から積極的に抗リウマチ薬で治療すれば寛解に導けるようになってきています。

しかし、関節リウマチによって関節や脊柱の変形や不安定性が起こった場合、外科的治療の対象となります。正常な関節が一旦破壊されてしまうと、薬ではなかなか治りません。また、変形した関節を過度に使っているとますます変形が強くなって、さらに関節が破壊されていくという悪循環に陥ってしまう場合もあり、症状が重度になれば手術が必要になります。

また、関節リウマチと同じように亜急性に関節炎を発症するもののリウマトイド因子が陰性で、化膿性関節炎でもない疾患群がみられます。これを血清反応陰性関節症といい、強直性脊椎炎、反応性関節炎、乾癬性関節炎、炎症性腸疾患に伴う関節炎などがあります。

> 全身型の若年性特発性関節炎で現れる、弛張熱とは1日の体温が1℃以上の上下を繰り返し、解熱時も、平熱までは下がらない熱型のことです。

⇒関節リウマチ
　242ページ
⇒血清反応陰性関節症
　246ページ

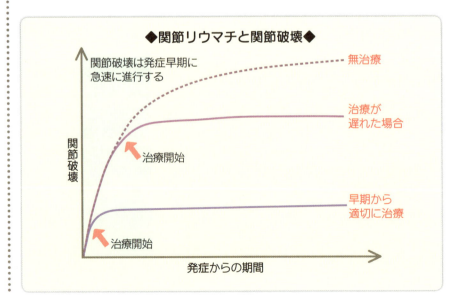

◆関節リウマチと関節破壊◆

◆リウマチ性疾患の主な種類と特徴◆

		特　徴	症　状
リウマチ性疾患	関節リウマチ	自己免疫疾患。関節の滑膜組織が攻撃されて炎症が起こり、徐々に関節が破壊されていく。発症後2年間で急速に関節破壊が進行。30～50歳代の女性に多く、男性の3倍	起床時の関節のこわばり、炎症部位の腫脹、熱感。進行すると、関節の拘縮や変形が起こる
	悪性関節リウマチ	関節炎以外に、血管炎などの難治性で重篤な症状を伴う関節リウマチ。関節リウマチ患者全体の1％弱。男女比は1：2といわれている。60歳代に好発。母疾患の関節リウマチと同様に病因は不明	血管炎型では関節リウマチによる多発関節痛、38度以上の発熱、体重減少、紫斑、筋力低下など
	若年性特発性関節炎	小児期に発症する原因不明の慢性関節炎。全身型、関節型、症候性慢性関節炎に分かれる。全身型の発症年齢は3歳、8歳に二峰性のピーク、関節型は10歳以降の女児に多くみられる	全身型では弛張熱、リウマトイド疹（桃色の紅斑）、関節炎。関節型では、長期に持続する関節炎など
	血清反応陰性脊椎関節症 （けっせいはんのういんせいせきついかんせつしょう）	血清リウマトイド因子が陰性で、リウマチが原因でない脊椎関節炎。多発性の関節強直を生じる疾患の総称。主に強直性脊椎炎、反応性関節炎、乾癬性関節、クローン病などがある	腰部、背部、踵部などに疼痛と可動域制限。踵部の付着部炎。ソーセージ様の手足のむくみ
	掌蹠膿疱症性骨関節炎 （しょうせきのうほうしょう）	約1mmの膿疱が手掌、足底部の紅斑落屑面に多数形成される。膿疱は平坦かわずかに隆起。皮膚症状のみならず、前胸部に骨髄炎、骨増殖など関節病変が合併する	寛解と増悪を繰り返しながら、徐々に進行するが60歳代以降は沈静化。30～50歳代の女性に好発
その他のリウマチ性関節疾患	回帰性リウマチ	突発的な関節炎を繰り返す。疼痛は2～3時間でピークとなり、関節炎は3～4日間程度で自然に消える。20～70歳代に幅広く発症。約1/3で軟部組織に結節が認められる	関節が突然、赤く腫れて、うずくような疼痛発作を繰り返す。罹患関節は上肢に多いが様々な関節に起こる
	炎症性腸疾患に合併する関節炎	炎症性腸疾患の約10％に関節炎が合併する。炎症性腸疾患には、潰瘍性大腸炎、クローン病などがある。関節炎は、四肢の末梢関節炎型と仙骨・脊椎の脊椎炎型に分かれる	多くは無症候。症状が出る場合は、鈍痛や朝のこわばりなど

第14章　リウマチ性疾患・類縁疾患とケア

リウマチ性疾患・類縁疾患　241

関節リウマチ

リウマチはこれまで不治の病といわれてきましたが、近年、抗リウマチ薬（DMARDs ディマーズ）による薬物療法など治療法が大きく進歩しています。進行するとADL・QOLに大きな支障が出るため、早期診断・早期治療が大切です。

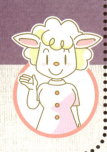

＊ 原因とメカニズム ＊

　関節リウマチは、何らかの免疫の異常によって起こる<u>自己免疫疾患</u>と考えられています。原因はまだ特定されていませんが、<u>遺伝的素因と環境的要因</u>（感染したウイルスや細菌などの微生物）が、関与していると考えられています。

　自己免疫疾患は、本来は、ウイルスや細菌、花粉など体の外から入ってくる異物を攻撃して体を守る働きをする免疫系に、何らかの理由によって狂いが生じ、自分の身体の一部を自分のものではないとして攻撃します。関節リウマチでは、<u>関節の滑膜組織が攻撃されて炎症が起こり、徐々に関節が破壊</u>されていきます。30～50歳代での発症が多く、女性が男性の約4倍です。

　関節リウマチは、<u>発症後2年間で急速に関節破壊が進行</u>することが明

> 人口の0.4～0.5%、30歳以上の人口の1%に当たる人が関節リウマチを発症するといわれています。

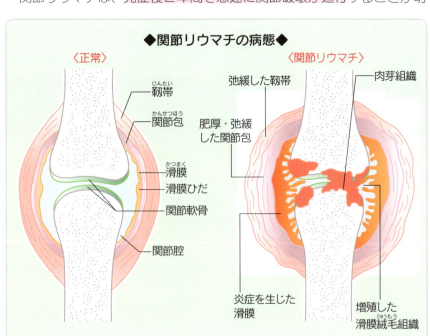

◆関節リウマチの病態◆

らかになってきており、薬物治療を早期に開始する必要があります。関節破壊が進行すると薬では治せず、整形外科的治療が必要になります。

症状

関節リウマチの症状は、関節の症状と関節外症状があり、全身に様々な症状が起こります。関節に生じる典型的な症状は、複数の関節の痛み、腫れ、こわばりです。変形により可動域制限を生じ、日常生活に大きく支障をきたします。

【疼痛・腫れ】
- 起床時に関節がこわばり、指が動かしにくい（朝のこわばり）
- 炎症の強い部位の関節は腫れや熱感があり、安静時痛を生じ、運動開始時にいっそう痛みが強くなる
- 四肢の指の関節が腫れる。左右対称に生じることが多い
- 関節に水が溜まり、動かしにくくなる

【変形】
- 手関節や手指の関節が破壊され、脱臼して強く変形する。手指が小指側に曲がる尺側偏位をはじめ、スワンネック変形（PIP関節の過伸展、DIP関節の屈曲、時に中手指節間関節の屈曲を伴う）、ボタン穴変形（DIP関節の過伸展を伴うPIP関節の屈曲）など様々な変形を生じることがある
- 足趾が変形し、外反母趾や槌趾変形などを生じる。足底に胼胝（たこ）ができる
- 膝関節や肘関節に屈曲拘縮を生じ、十分に伸ばすことができない
- 肩関節は骨や軟骨の病変に加えて、腱板断裂を合併することがある
- 股関節は大腿骨頭が骨盤内へ突出する変形がみられる
- 第1頸椎と第2頸椎（環軸椎）間の滑膜炎によって、亜脱臼を生じることがある（環軸関節亜脱臼）。これにより脊髄が圧迫され、頸部痛や四肢の麻痺を生じる、呼吸がしにくくなる

【関節外症状】
- 貧血、発熱（37度台の微熱が多い）、倦怠感、食欲不振、体重減少などの全身症状が現れる
- 合併症として、心臓・肺・消化管・皮膚・眼などに血管炎が起こり、心筋梗塞、心筋炎、間質性肺炎、胸膜炎、皮下結節、結膜炎などを生じる

> 関節の症状が起こる前に疲労感や微熱、食欲不振、体重減少などの前駆症状が現れますが、見過ごされがちです。

> 痛みは天候に左右されることが多いようです。暖かく晴れた天気が続くときは比較的軽く、天気が崩れ出す前や雨の日、寒い日には痛みが増す傾向があります。夏でも冷房が直接関節部に当たると、関節痛が強くなるため、環境整備も重要です。

⇒手関節 114ページ
⇒スワンネック変形 116ページ
⇒ボタン穴変形 116ページ
⇒外反母趾 176ページ
⇒槌趾変形 166ページ
⇒腱板断裂 94ページ

✳ 検査・診断

診断には、これまで1987年のアメリカリウマチ学会の診断基準が広く用いられてきましたが、2010年に新たな診断基準がアメリカリウマチ学会・欧州リウマチ学会から発表されています。また、早期の診断・治療が経過を左右すると考えられることから、日本リウマチ学会では「早期関節リウマチの診断基準」を設けています。

臨床検査として、一般血液検査、生化学検査、赤沈、CRP、リウマトイド因子および検尿を行います。

画像検査では単純X線検査により、軟部組織腫脹、限局性骨萎縮(こついしゅくび)、糜爛(らん)、関節裂隙(れつげき)の狭小化、骨の並び方の異常などの有無を調べます。早期関節リウマチの診断には、MRIが有用です。

⇒画像検査
22ページ

✳ 保存療法

関節リウマチ早期の薬物治療が、大きく変わりました。従来は、最初は疼痛(とうつう)をコントロールする非ステロイド性消炎鎮痛薬、次いで抗リウマチ薬、効果不十分であれば他の薬剤に変更と時間をかけた段階的な治療が行われていました。しかし、関節リウマチの関節破壊は発症2年以内に急速に進行することがわかり、現在は寛解(かんかい)という明確な治療目標のもとに、早期（診断より3か月以内）に積極的に抗リウマチ薬によって治療することが推奨されています。

【薬物療法】

抗リウマチ薬には、関節リウマチを寛解に導く効果、関節破壊を防止する効果があることが明らかになりました。抗リウマチ薬には、正常な免疫機能には影響を与えず、異常な免疫機能を正常化する免疫調整薬と、すべての免疫機能を非特異的に抑制する免疫抑制薬があります。さらに、数年前から使用可能となった生物学的製剤も注目されています。

疼痛(とうつう)に対しては、即効性のある非ステロイド性消炎鎮痛薬を併用します。

【リハビリテーション】

● 運動療法では、関節の可動域訓練、筋力訓練、歩行訓練などを行う。プールで行う水中運動も有用

● 運動療法を補助する手段として、ホットパックなどの温熱療法、低周

生物学的製剤は点滴静注や皮下注射で使用します。関節リウマチの症状の改善や進行をとめる効果があり、期待が高まっていますが、副作用として肺炎や結核などの感染症を誘発しやすいため、定期的に検査を行いながら使用します。

関節リウマチは関節だけでなく、全身が消耗する疾患のため、無理のない生活を送ることが重要です。十分な睡眠をとることはもちろん、昼間も疲れる前に休息をとるよう指導しましょう。

⇒生物学的製剤
248ページ

波治療、水治療法（過流浴、気泡浴）などの物理療法を併用する
- 作業療法は、排泄、食事、家事などのADLの改善訓練を行う
- 装具療法は、局所の安静や痛みの緩和、関節の変形の矯正や防止、ADL改善などを目的として、症状に応じて行う。頚椎カラー、足底挿板、膝関節用装具、手関節用装具、手指のスプリントなどがある

【日常生活指導】
- 関節を冷やすと、関節痛が強まるので、保温に気をつける。寒い季節だけではなく、夏の冷房にも注意する
- 杖や手すりを使用し、下肢の関節への負担を軽減する
- 自助具は日常動作の不自由さをカバーする道具で、関節の負担を減らす。リーチャー、ソックスエイド、長柄ブラシ、自助箸、自助スプーン、ボタンエイド、コップホルダーなどがある

⇒整形外科の薬　308ページ
⇒関節可動域訓練　280ページ
⇒筋力訓練　280ページ
⇒装具療法　298ページ
⇒自助具　316ページ

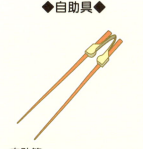

◆自助具◆

自助箸
バネがついていて、箸先を開くための動作を補助する

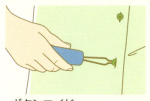

ボタンエイド
ループ部分をボタン穴に通してボタンを引っかけて引くと、ボタンをとめることができる

手術療法

保存療法の効果が十分でない場合や、日常生活に大きく支障をきたす場合は、手術を検討します。手術は、滑膜切除術、関節形成術、関節固定術、人工関節置換術、腱移行術、腱移植術などが症状によって選択されます。

長期間にわたって全身の関節に炎症が進行し背骨にまで及ぶ場合、圧迫された脊髄に対する除圧術、また脊椎固定術を行うこともあります。

⇒人工関節置換術　276ページ

ここポイント！

関節リウマチの治療の目標は、❶寛解に導く　❷症状の緩和　❸関節の破壊や変形の予防　❹破壊された関節の機能を再建する　❺身体機能の保持　❻QOLの維持などです。
すでに関節破壊が進んでいる場合は、特に**患者さんの不安を軽減する**ことが大切です。ADL・QOLの改善を目指して、家族にも理解と協力を求め、治療を支援していきましょう。

血清反応陰性脊椎関節症

血清反応陰性脊椎関節症は1つの病名ではなく、多発性の関節強直を生じる疾患の総称です。強直性脊椎炎、反応性関節炎（ライター症候群）、乾癬性関節炎、クローン病、腸炎性関節炎などがあります。

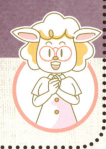

✻ 原因とメカニズム

血清反応陰性脊椎関節症は、血清リウマチ反応が陰性で、リウマチが原因ではない脊椎関節炎です。主に脊椎や仙腸関節、腱の付着部（アキレス腱、足底）、股関節、肩関節などに炎症を生じる疾患群を指します。

かかとなど腱が骨につく部分に、付着部炎と呼ばれる炎症がみられるのが特徴の1つとしてあげられます。

原因は明らかではありませんが、白血球の血液型の1つであるHLA-B27をもつ人が多いとされています。関節以外にも症状が現れ、眼、皮膚、心臓、消化管、泌尿器などに異常が出る場合もあります。

若年から中年に発症し、強直性脊椎炎と反応性関節炎は男性に多く、乾癬性関節炎には男女差はありません。

強直性脊椎炎の発症年齢は40歳未満がほとんどです。進行すると、脊椎が癒合し可動性が障害されますが、長期にわたりほとんど症状が出ないケースも少なくありません。最近では生物学的製剤の1つTNF阻害薬の有効性が報告され期待されています。

反応性関節炎は、泌尿・生殖器感染症、消化管感染症後に関節炎や腱付着部炎が起こります。感染症発症後2〜4週間で左右対称でない下肢関節炎が発症するのが典型的なパターンといわれています。

> 強直性脊椎炎は指定難病に指定されており、国からの医療費助成の対象になります。

> 初期には腰痛や坐骨神経痛などと診断され、診断が遅れる傾向があります。

⇒生物学的製剤
248ページ

✻ 症 状

診断は、Amorによる「血清反応陰性脊椎関節症診断基準」の使用が提唱されています。強直性脊椎炎では「改訂ニューヨーク診断基準」に基づいて診断されることが多いようです。

● 腰部、背部、殿部、踵部などに頑固な痛みと可動域制限を訴える
● 夜間や朝方に強い痛みが起こる
● 適度な運動で痛みがやわらぎ、動かさないでいると強くなる

- 深呼吸時の胸部痛を訴えることがある
- 症状には波があり、1日の中で痛みの強さが変わることや、激痛が数日続いた後に痛みが軽減することがある。時期によって痛い場所が移動することもある
- 手や足の指がむくみ、特にソーセージのようにむくむのが特徴
- 初期に体重減少、疲労感、発熱、貧血などの全身症状が出現することもある

治療法

【保存療法】

基本的には保存療法を行い、進行を遅らせることが大切です。治療の中心は、運動療法と薬物療法になります。

運動療法は、痛みやこわばりを軽減し、姿勢や背骨の動きを保ち、強直を防ぐのに有用です。入浴やシャワーで体を温め、その後にストレッチを行うと関節の動きがよくなります。全身運動、特に温水プールでの水泳が推奨されています。

ただし、脊椎の強直が起きている場合は、過度の運動や転倒の危険のある運動は避けます。自分に合った強さの運動を、無理せず継続して行うことが重要です。

薬物療法では、痛みを抑える非ステロイド性消炎鎮痛薬を基本に、抗リウマチ薬、生物学的製剤などが用いられます。

【手術療法】

変形や強直が高度な場合は、手術を検討します。脊椎の前屈変形が強く、前方がみられない場合は、脊椎の骨切り術、股関節や膝関節の痛みや可動域制限による歩行障害がある場合は人工関節置換術が行われます。

喫煙は呼吸機能を低下させるため、喫煙患者には禁煙を指導します。

⇒人工関節置換術 276ページ

ここポイント！

脊椎・脊髄損傷を生じやすいため、**交通事故などによりケガをしないように十分注意**することを指導します。

進行すると、靴選びや手すりの設置・利用など**転倒予防対策**が必要になります。また、眠っている間も脊椎が屈曲しないようにするため、ベッドや布団は固いものが望ましいとされています。早期から患者さんの住環境を把握し、必要な対策を指導しましょう。

関節リウマチの 生物学的製剤

　生物学的製剤とは、化学的に合成した薬剤ではなく、最新のバイオテクノロジー技術を駆使して生物が産生するタンパク質を利用してつくられた新しい薬です。
　様々な研究から、関節リウマチはTNFというサイトカインなど免疫に関わる物質が通常よりも増え、関節に炎症を起こし破壊を進行させることがわかりました。生物学的製剤は、サイトカインの働きや、それを産生する細胞の働きを抑えることで、関節炎を抑え、痛みや腫れを軽減し、寛解を維持します。さらに、関節破壊の抑制に高い効果を発揮します。効果は、有効が8〜9割、うち著効が3〜4割。生物学的製剤を中止しても寛解を維持することができるケース、破壊された関節が修復されることがあることもわかっています。（慶応義塾大学病院リウマチ内科より）

■ 関節リウマチとサイトカイン

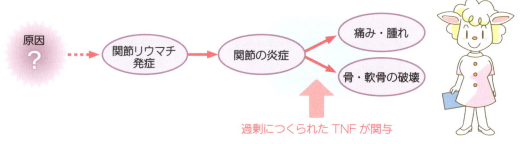

◆日本で使用可能な生物学的製剤◆

薬剤名	一般名	治療の標的	投与法	投与間隔
レミケード	インフリキシマブ	TNF	点滴	4〜8週毎
エンブレル	エタネルセプト	TNF、LTα	皮下注射	1週間に2回
ヒュミラ	アダリムマブ	TNF	皮下注射	2週毎
アクテムラ	トシリズマブ	IL-6	点滴	4週毎
オレンシア	アバタセプト	T細胞	点滴	4週毎
シンポニー	ゴリムマブ	TNF	皮下注射	4週毎
シムジア	セルトリズマブペゴル	TNF	皮下注射	2〜4週毎

（2017年12月末日現在）

生物学的製剤のデメリット
- 免疫の働きが抑制されるため、肺炎や結核などの感染症に注意が必要
- 発疹やアレルギー反応を起こすことがある
- すべての関節リウマチに効果があるわけではない
- 健康保険の3割負担で、月数万円程度と値段が高い

第15章
骨・軟部腫瘍、腫瘍類似疾患とケア

　骨や軟部組織にできる腫瘍の発生数は少なく、さらに悪性の発生頻度は、悪性骨腫瘍で年間10万人あたり約0.8人、悪性軟部腫瘍で約2人といわれています。しかし、発生数こそ少ないものの、非常に種類が多く、良性骨・軟部腫瘍、悪性骨・軟部腫瘍、腫瘍類似疾患を含めると、整形外科領域で扱う腫瘍には膨大な種類がみられます。

骨・軟部腫瘍、腫瘍類似疾患

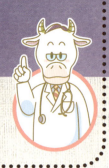

骨や軟骨に発生する腫瘍は、非常にまれです。良性腫瘍や腫瘍類似疾患は、日常生活に支障がなければ、治療の必要もありません。悪性であっても、適切な治療を受ければ、救命も患肢などの温存も可能になってきています。

＊ 骨・軟部腫瘍、腫瘍類似疾患の種類と特徴

⇒良性骨腫瘍
　252ページ
⇒骨軟骨腫
　252ページ
⇒内軟骨腫
　252ページ
⇒類骨骨腫
　252ページ
⇒悪性骨腫瘍
　256ページ
⇒良性軟部腫瘍
　260ページ
⇒悪性軟部腫瘍
　260ページ

骨・軟部腫瘍は発生頻度が低く、しかも大半が良性です。痛み、骨折の危険性、日常生活の支障がなければ治療の必要もありません。多くは発症原因が不明ですが、一部で特異的な遺伝子異常が見つかっています。

また、悪性であっても、近年、抗がん剤や手術手技が格段の進歩をとげているので、適切な治療を受ければ、命が助かるだけでなく、患肢などの温存もできるようになってきました。

腫瘍類似疾患は、腫瘍に似ていますが、調べても腫瘍細胞が確認されないものをいいます。手術で取り除くものもありますが、関節の動きが悪くなったり、神経を圧迫していなければ、経過観察のみですむものが多いです。

◆骨・軟部腫瘍、腫瘍類似疾患の主な種類と特徴◆

		特　徴	症　状
良性骨腫瘍	骨軟骨腫	20歳以下に多い。骨の表面からコブ状に骨が飛び出したもので、骨腫瘍全体の1/4を占める	硬いしこり、進行すると疼痛が生じる
	内軟骨腫	10～40歳代の、手足の短骨に好発。単発性と多発性がある。良性骨腫瘍のなかで2番目に多い	初期には無症状、進行すると疼痛、病的骨折
	類骨骨腫	大腿骨、脛骨の近位骨幹端などに多い。10歳代に多く、30歳代以上はまれ。2：1で男性に多い	夜間痛。消炎鎮痛薬がよく効く
	骨巨細胞腫	20～40歳代に多い。大腿骨遠位、脛骨近位、橈骨遠位などの骨端に好発する	約90％は疼痛、腫れ、運動障害で発見される
	軟骨芽細胞腫	10～20歳代の男性に多い。大腿骨遠位、脛骨近位、上腕骨近位などの骨端に好発する	長く続く疼痛。関節可動域制限、跛行（はこう）
	骨芽細胞腫	まれな腫瘍。椎弓、棘突起、長管骨の骨幹部から骨幹端などにかけて好発。10～20歳代の男性に多い	圧痛、鈍痛、側弯症、筋肉の緊張、神経圧迫
	軟骨粘液線維腫	10～30歳代の男性に多い。脛骨の近位骨幹端部、腸骨などに多い。手足に発症することもある	長期間の疼痛。手足などでは腫脹がみられる
	類腱線維腫	40歳代の男性にやや多い、まれな腫瘍。大腿骨、脛骨、上腕骨などの骨端に好発する	疼痛、腫脹、進行すると病的骨折を起こす

		特　徴	症　状
悪性骨腫瘍	骨肉腫（こつにくしゅ）	代表的な悪性骨腫瘍。腫瘍細胞が骨組織をつくる。10歳代に多く、膝、大腿骨などに好発	初期は長く続く弱い疼痛。次第に疼痛が強まる
	軟骨肉腫（なんこつにくしゅ）	中高年に多い。大腿骨、骨盤、上腕骨などに好発する。悪性度は低く、腫瘍の拡大は緩慢	初期は疼痛がない。比較的、ゆっくり進行する
	ユーイング肉腫	10歳代に多い。骨盤、大腿骨、上腕骨などに好発する。悪性度が高く、5年生存率は10〜40%	強い疼痛。局所の熱感、発熱、白血球の増加
	骨髄腫（こつずいしゅ）	中高年の男性に多い。血液細胞の腫瘍化なので全身の骨に多発する。まれに単発性もある	徐々に強くなる疼痛の部位が移動する
	骨悪性線維性組織球腫（こつあくせいせんいせいそしききゅうしゅ）	40〜50歳代に多い。悪性度が高く、急速に増殖し、転移。大腿骨下端、脛骨上端などに発症しやすい	初期は長く続く弱い疼痛。次第に疼痛が強まる
	骨悪性リンパ腫	20〜40歳代の男性に多い。大腿骨、腸骨、脊椎などに好発。放射線と化学療法が有効	疼痛、腫脹。進行すると病的骨折を起こす
	脊索腫（せきさくしゅ）	30〜40歳代に多い。胎生期の脊索遺残組織の腫瘍化。約半数が仙骨に発症する	X線で正中線を中心にした骨破壊像がみられる
	転移性骨腫瘍	骨腫瘍全体の1/3を占める。転位部位は脊椎が約半数、以下、骨盤、長管骨にも多い	疼痛、急速な骨破壊、病的骨折
良性軟部腫瘍	脂肪腫（しぼうしゅ）	背中、肩、おしりのまわりの皮下組織にできる脂肪組織からなる腫瘤	疼痛のない腫瘤。5cm以上のものも多い
	神経鞘腫（しんけいしょうしゅ）	20〜70歳代まで幅広く発症する。成長速度が緩慢で何年も大きさが変わらないこともある	押すと感電のような疼痛、しびれ
	神経線維腫	表在性と深在性がある。レックリングハウゼン病患者では多発する	境界不明瞭な皮膚の腫瘤、カフェオレ斑
	血管腫	軟部腫瘍のなかではよくみられる。下肢、上肢、頭頸部などの筋肉、皮膚に発症することが多い	比較的軟らかい、緩慢に成長する腫瘤
	リンパ管腫	大半が生後2年以内に発症。頭頸部に発症することが多い。表在性と深在性に分かれる	皮膚にピンクから暗赤色の水疱、軟らかい腫瘤
	血管平滑筋腫（けっかんへいかつきんしゅ）	40歳代以降に発症し、下肢に多い。2cm未満の皮膚下の腫瘤	約半数に疼痛
	腱鞘巨細胞腫（けんしょうきょさいぼうしゅ）	30〜50歳代の女性に多い。手、足の腱鞘に発生する。腫瘍が腱鞘に強く付着している	弱い疼痛。手、足の指の腫瘤が徐々に増大する
悪性軟部腫瘍	悪性線維性組織球腫	50〜70歳代に好発。大腿部に発生しやすい。悪性度が高く、急速に増殖し、転移することが多い	疼痛のない腫瘤。炎症例では発熱、貧血
	脂肪肉腫	30〜70歳代に好発。大腿部に発生しやすい。予後は良好。四肢の場合は死亡率2%以下といわれる	多くは急速に大きくなる腫瘤。疼痛はほぼない
	滑膜肉腫（かつまくにくしゅ）	20〜40歳代に好発。膝や肘などの大きな関節周辺で発生しやすい	急速に大きくなる疼痛のない腫瘤
	横紋筋肉腫（おうもんきんにくしゅ）	10歳代以下に好発。眼窩（がんか）、脳の表面膜周辺、泌尿・生殖器、手足などに発生する	視覚異常、聴覚異常、嚥下（えんげ）障害、意識障害など
	平滑筋肉腫（へいかつきんにくしゅ）	中高年に好発。後腹膜、腸間膜、四肢軟部、胃、子宮などに発生する	通常は、腫瘤形成が主訴であり疼痛は伴わない
	血管肉腫	50歳代以降に好発。手足の軟部組織の他、皮膚や肝臓に発症する。転移、再発しやすい	貧血、血液凝固機能の異常、循環障害、浮腫
	悪性神経鞘腫（あくせいしんけいしょうしゅ）	20〜50歳代に好発。レックリングハウゼン病患者の場合はやや若い年齢層でも発症する	疼痛を伴い急速に大きくなる腫瘤、カフェオレ斑

良性骨腫瘍

腫瘍細胞が増殖して腫瘤をつくりますが、組織を壊したり、転移しにくいものを良性腫瘍といいます。良性の骨腫瘍には骨軟骨腫、内軟骨腫、類骨骨腫などがあり、骨軟骨腫が骨腫瘍の1/4を占めるといわれています。

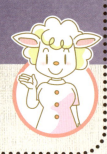

✼ 原因とメカニズム

多くの良性骨腫瘍は原因が不明ですが、多発性骨軟骨腫は遺伝性であることが多く、染色体の異常部位が解明されつつあります。

✼ 症状

腫瘍の種類によって違いがあります。

【骨軟骨腫】
痛みのない硬いしこりとして発見されます。大きくなると周囲の腱や筋肉、神経を圧迫し疼痛を引き起こします。

【内軟骨腫】
腫瘍が骨を内側から削ったり、膨張させたりします。初期には痛みはありません。腫瘍が大きくなり骨が薄くなると、少しの衝撃でも骨折してしまう病的骨折を引き起こします。

【類骨骨腫】
夜になると疼痛が出るのが特徴。腫瘍で産生されるプロスタグランジンという物質が痛みの原因と考えられています。10歳代に好発します。

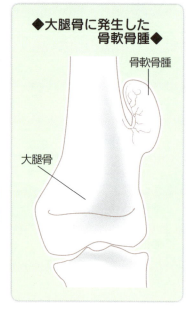

◆大腿骨に発生した骨軟骨腫◆

骨軟骨腫
大腿骨

✼ 検査・診断

⇒画像検査
　22ページ
⇒骨シンチグラフィー
　32ページ

診断にはX線、CT、MRI、骨シンチグラフィーなどが使われます。

【骨軟骨腫】
X線写真で腫瘤を確認。X線画像で腫瘤の大きさが変わらないのに触

> 骨軟骨腫や内軟骨腫は、痛みなどの症状がないうちは、偶然、X線検査を受けたときに発見されることもあります。

ると大きくなったと感じる時は悪性化も考えられます。

【内軟骨腫】

X線やCT、MRIで検査。骨の内部が削り取られて薄くなるので、X線写真では骨の内部が全体的に透明になってみえます。透明部分にある白い点状の部分を石灰化といい、CTでは骨内部の溶けた部分と石灰化が確認できます。

【類骨骨腫】

X線とCTで骨の肥厚とその中心部にある腫瘍が確認できます。血液検査で赤沈やＣＲＰ値の上昇など炎症に似た検査値がでることもあります。

> 夜になると出る類骨骨腫の痛みは、成長期の成長痛と違い、痛む場所がいつも同じです。

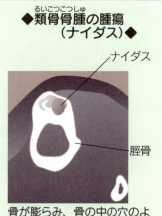

◆類骨骨腫の腫瘍（ナイダス）◆

ナイダス / 脛骨

骨が膨らみ、骨の中の穴のように写る部分が腫瘍。ナイダスと呼ばれる

✽ 治療法

良性骨腫瘍の治療は手術が中心となりますが、経過観察で十分なものもあります。手術は腫瘍を掻爬術で取り除けば治るものが多いです。

骨軟骨腫は腫瘤があっても日常生活に支障がなければ経過を観察します。疼痛があったり、関節の動きが悪くなったり、神経が圧迫されて麻痺が生じる場合は手術が行われます。腫瘤が急に大きくなった場合など、悪性が疑われる時にも手術が適用になります。

内軟骨腫は、骨が薄くなって病的骨折の危険性がある場合には、手術が必要です。腫瘍を摘出した部分には、自家骨か人工骨を移植し再建します。

類骨骨腫は非ステロイド性消炎鎮痛薬で痛みが抑えられない場合、手術で腫瘍を取り除きます。最近では、体への負担が少ないラジオ波焼灼術が行われることも増えています。

✽ここポイント！

良性骨腫瘍は手術で治ります。日常生活に支障がなければ経過観察だけで、手術をする必要がないものも多数あります。腫瘍という言葉に不安をもつ患者さんには、日常生活や健康に支障がないことを説明しましょう。

骨腫瘍類似疾患・腫瘍類似疾患

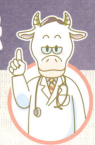

腫瘍に似ていますが、調べても腫瘍細胞が確認されないものを総称して腫瘍類似疾患といいます。骨に発生する腫瘍類似疾患が多く、また、手関節などに腫瘤ができるガングリオンは、若い女性に好発します。

原因とメカニズム

骨腫瘍類似疾患、腫瘍類似疾患の多くは、まだ原因は不明です。
骨嚢腫は、骨の内部に液体のつまった空洞ができ、骨が膨らんで薄くなります。同様に骨の内部に空洞ができる動脈瘤様骨嚢腫では、空洞内に血液がたまっていきます。
線維性骨異形成は、海綿骨や骨髄の脂肪組織が線維組織と未成熟な骨に置き換わっていきます。単発性と多発性があり、単発性は蛋白質の異常で骨の成長が阻害されます。多発性は、原因遺伝子があると考えられています。
腫瘍類似疾患として頻度の高いガングリオンは、ゼリー状の液体が入った腫瘤で、手首の甲などにできます。ゼリー状の液体の正体は関節液や滑液で、関節包や腱鞘に貯まります。

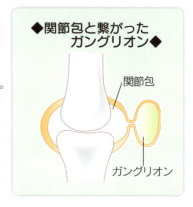

◆関節包と繋がったガングリオン◆
関節包 / ガングリオン

> ガングリオンは、手を使いすぎると大きくなることがあります。腫瘤が小さい時は捻挫（ねんざ）や打撲などで押しつぶされて自然になくなることもあります。

⇒海綿骨
　11ページ
⇒骨髄
　11ページ
⇒腱鞘
　114ページ

症 状

【骨嚢腫】
無症状なことが多いのですが、まれに疼痛があります。空洞が大きくなると、骨が薄く、もろくなり病的骨折を起こしやすくなります。

【動脈瘤様骨嚢腫】
患部の腫脹と疼痛によって気づくことが多いです。

【線維性骨異形成】
骨の変形、突起、腫脹として発見されることが多く、進行すると病的骨折を起こしやすくなります。多発性の場合は、皮膚の色素沈着、ホルモン異常が起こることがあります。

> 骨嚢腫は、骨の中で液体のつまった水風船が膨らんでいく状態を想像するとわかりやすいです。

【ガングリオン】
　多くは手の甲側に、米粒大～ピンポン球の腫瘤ができます。ほとんど無症状ですが、神経を圧迫すると疼痛、しびれ、運動麻痺などが起こります。

＊ 検査・診断

　骨嚢腫、動脈瘤様骨嚢腫は、X線で骨内の空洞が確認できます。線維性骨異形成は、X線で骨内の透明領域を確認できます。画像検査で判別がつかない時は、生検が必要になります。

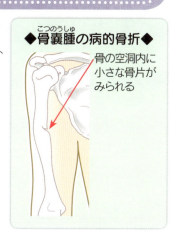

◆骨嚢腫の病的骨折◆
骨の空洞内に小さな骨片がみられる

【ガングリオン】
　腫瘤の内容物を注射器で吸引し、吸引できればガングリオンと診断します。吸引は治療法としても行います。確認できないものは超音波検査やMRI検査を行います。

> 骨嚢腫で病的骨折を起こしている場合は、骨折治療を優先します。骨折が治るとともに、骨嚢腫も治ることがあります。

＊ 治療

【骨嚢腫】
　皮膚の上から鋼鉄線を刺して骨に穴を開け、ステロイド薬を注入します。それで骨形成が促されない場合は、手術で嚢腫と膜状構造物を取り除き、自家骨や人工骨を移植します。

【動脈瘤様骨嚢腫】
　嚢腫の内部を、手術で掻爬します。

【線維性骨異形成】
　疼痛、病的骨折の危険性がなければ、基本的に治療は行いません。支障が生じている場合、手術で周囲の骨組織を残し病巣を掻爬します。

ここポイント！
　腫瘍類似疾患は経過観察で済むものから、手術が必要なものまで様々です。疾患の種類が確定したら、治療の内容や予定を説明し、患者さんの納得と安心を得ることが大切です。

悪性骨腫瘍

骨に発症する腫瘍のうち、転移や再発をする悪性の腫瘍です。一番多いのは、成長期の10歳代に起こる骨肉腫ですが、医学の進歩により、現在では約70％が治る病気になってきています。

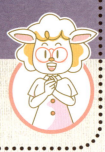

原因とメカニズム

原発性の悪性骨腫瘍の原因は、まだ不明のものが多いのが現状です。
ユーイング肉腫などでは、特定の遺伝子の異常が発症に関わっているといわれています。放射線治療を受けた骨や、骨の肥厚や硬化などが起こる骨パジェット病などから、骨肉腫などの悪性骨腫瘍が発生することもあるとされています。
転移性の悪性骨腫瘍は脊椎に多く発症し、骨盤や長管骨などにもみられます。

症状

骨肉腫は成長期の10歳代に、膝関節の周囲、股関節、腕の付け根に発生することが多く、外傷もないのに疼痛や腫脹が起こり、長く続くことで発見されます。だんだん疼痛と腫脹が強くなり、熱をもち、押さえると強い圧痛を訴えます。
また、軟骨肉腫や脊索腫などの低悪性度の腫瘍は、大きくなってから発見されることも多いです。

検査・診断

良性か悪性かの判断や、骨腫瘍の組織を調べるには、X線やMRI、局所CTを使います。血液検査で、アルカリフォスファターゼ（AL-P）や乳酸脱水素酵素（LDH）が高値を示すこともあります。他の悪性腫瘍のような腫瘍マーカーは、現段階ではありません。
初期の悪性腫瘍ではX線ではわかりにくいことがあります。病的骨折で発症した場合に、たんなる骨折として見逃されてしまう場合もあり、病巣部の細胞の生検検査が重要です。

⇒画像検査
　22ページ

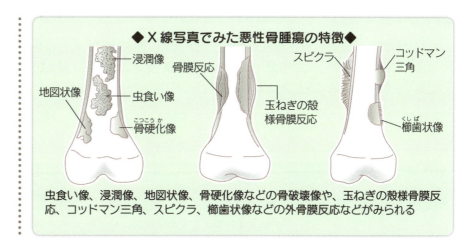

◆X線写真でみた悪性骨腫瘍の特徴◆

虫食い像、浸潤像、地図状像、骨硬化像などの骨破壊像や、玉ねぎの殻様骨膜反応、コッドマン三角、スピクラ、櫛歯状像などの外骨膜反応などがみられる

＊ 治療

> 抗がん剤は、吐いたり、毛が抜けるなどのつらい副作用があります。患者さんの精神面の支援も大切です。

> 現在では、脚や腕を切断する手術は少なくなりましたが、発見が遅れ進行してしまった場合などはやむをえず、切断となることがあります。患者さんや家族が、リスクやメリットなどを理解したうえで選択できるような支援が重要です。

まず、化学療法で腫瘍を小さくした後、手術を行います。大半の症例で患肢の温存手術が行われています。手術後も、血管やリンパなどに入り込んだ可能性のある腫瘍細胞が転移するのを防ぐ目的で化学療法を続けます。

◆悪性骨腫瘍の広汎切除術◆

大腿骨／内側広筋／外側広筋／腫瘍／切除範囲

かつては悪性骨腫瘍は、早期発見、早期切断でも予後は極めて不良とされていましたが、化学療法や手術手技の発達により、術後5年生存率は約70％まで飛躍的に向上しました。

手術は取り残しによる再発を予防するため、腫瘍周辺の健常組織も切除する広汎切除術が用いられます。手術で失った部分の再建には、骨移植や腫瘍用人工関節が使われます。

ここポイント！

悪性腫瘍と診断されると、**大きな不安や失望**にとらわれて冷静さを失ってしまう患者さんや家族が多くみられます。現実をありのままに受け止めることができた時、はじめて本当の意味での治療のスタートラインにつくことができます。検査や治療について、**メリットもデメリットも含めて患者さんや家族が納得できるようにインフォームド・コンセントを行い**、患者さん自らの意思で治療に前向きに取り組めるように支援しましょう。

転移性骨腫瘍

転移性骨腫瘍が認められる場合、通常、臨床病気Ⅳ期の進行がんとして取り扱われます。近年、患者さんの苦痛をやわらげ、QOLを守るために、新しい治療法の開発や、診療科や職種を越えてともに支える取り組みが盛んになっています。

＊ 原因とメカニズム

転移性骨腫瘍は悪性骨腫瘍のなかでもっとも多く、転移部位は脊椎が半数以上を占めます。また、脊椎腫瘍の大部分は転移性で、原発性は非常にまれです。転移部位は腰椎、胸椎、頸椎、仙骨の順に多く、四肢骨、特に末梢骨への転位は極めて少ないです。

転移性骨腫瘍はすべてのがんから起こる可能性がありますが、乳がん、前立腺がん、甲状腺がん、肺がん、膀胱がん、腎臓がん、多発性骨髄腫などからの頻度が高くなっています。骨転移は、血行性によって生じる場合が多いと考えられています。

＊ 症　状

初期の場合は無症状の場合も少なくありませんが、主な症状には、骨破壊による疼痛、脊髄圧迫、病的骨折、高カルシウム血症があります。切迫骨折、病的骨折、脊髄圧迫、高カルシウム血症では緊急な対応が必要になります。

＊ 検査・診断

【生化学検査】

カルシウム……血中カルシウム濃度を測定します。がん患者に高カルシウム血症を認めた場合には、骨転移がある可能性を念頭に置く必要があります。

骨代謝マーカー……骨形成マーカーと骨吸収マーカーがあります。

その他、腫瘍マーカー、尿検査、便潜血検査、骨髄生検等も行なわれます。

【画像診断】

X線検査、CT……局所の骨吸収あるいは、骨形成を反映した異常陰影や骨梁構造破壊像により診断します。

骨シンチグラフィー……感度がすぐれているため初期病変を含めた全身骨の検索が可能で、骨転移診断のスタンダードと考えられています。

ペット／CT……原発巣を含めた全身の検索に用いられます。がん細胞の亢進した糖代謝を画像化し、特に原発巣が不明の場合に有用です。

⇒X線検査 22ページ
⇒CT 24ページ
⇒骨シンチグラフィー 32ページ
⇒ペット／CT 33ページ

治療

近年、転移性骨腫瘍の治療は、従来からの鎮痛薬、放射線治療、外科的治療に加えて、骨修飾薬(BMA)、アイソトープ治療、骨セメントなどが開発され著しく進歩しています。

【薬物療法】

非オピオイド鎮痛薬、オピオイド鎮痛薬のほかに、がん細胞の増殖・生存を阻害する化学療法、ホルモン療法、主に破骨細胞に作用するBMA(骨修飾薬)などが用いられます。画像で転移の診断がつき、腎機能や歯の状態が許せば、BMA(骨修飾薬)の投与が適応できます。

【手術療法】

骨転移が進行し、激しい痛み、力学的破壊や神経圧迫が高度な場合は、手術が検討されます。脊髄麻痺は原則48時間以内の緊急手術、病的骨折もできるだけすみやかな手術が必要で、麻痺と骨折をいかに回復させるかが手術治療の主眼となります。

【緩和ケア】

転移性骨腫瘍における緩和ケアの意義は、痛みをやわらげるとともに、骨転移や麻痺を抱えながらもその人らしく生活できるよう、サポートすることです。

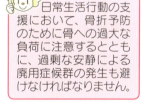
痛みの強さ、持続時間などを経時的に観察し、鎮痛薬による効果と患者さんの満足度を確認しましょう。痛みのために夜間の睡眠が妨げられていないか、確認することも大切です

日常生活行動の支援において、骨折予防のために骨への過大な負荷に注意するとともに、過剰な安静による廃用症候群の発生も避けなければなりません。

ここポイント！

転移性骨腫瘍の患者さんに対する看護の大切な目的は、**患者さんのQOLを維持し、最大限の治療効果が得られるよう支援**することです。患者さんは、**身体的苦痛**だけでなく、**病状の進行に対する不安**、家族や仕事での役割を果たせないという社会的苦痛などを抱えています。家族を含めた支援をしましょう。

良性軟部腫瘍・悪性軟部腫瘍

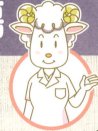

筋肉、血管、脂肪など運動器の骨以外の部分に発生する腫瘍です。最初は四肢や体幹部のしこりや腫れで気付くことが多いです。軟部腫瘍のほとんどは良性ですが、約1％に悪性がみられ、軟部肉腫と呼ばれます。

✽ 原因とメカニズム ✽

多くの軟部腫瘍の原因はまだ不明です。ごく一部のがんを多発する家系の人を除いて遺伝性ではありません。神経線維腫、滑膜肉腫、粘液性脂肪肉腫などは遺伝子の異常であることがわかってきました。

悪性軟部腫瘍は、その部位に発生した原発性腫瘍と、他の部位からの転移性の腫瘍に大別できます。

✽ 症 状 ✽

良性、悪性含めて軟部腫瘍の多くは痛みをともないません。しこり、腫れがみられ、大きさは米粒大のものから20〜30cmを超えるものまであります。

線維腫は皮膚との境目がはっきりとした小さなしこりの形をしています。脂肪腫は、痛みのない軟らかな腫れが皮膚のすぐ下にできることが多く、まれに筋肉の深いところなどにできることもあります。

一方、神経鞘腫などの神経細胞の腫瘍や血管腫は、痛みがきっかけでみつかることが多くみられます。

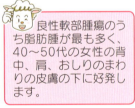

良性軟部腫瘍のうち脂肪腫が最も多く、40〜50代の女性の背中、肩、おしりのまわりの皮膚の下に好発します。

血管腫は、思春期から若年層に多くみられます。ゆっくりと成長する、軟らかいしこりとして触れることができます。原因不明の手足の痛みを訴え、MRIで検査してみつかることもあります。

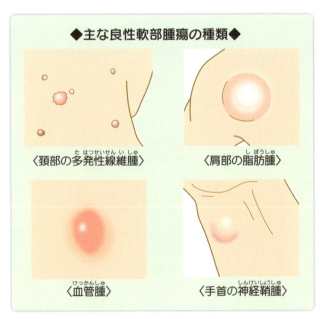

◆主な良性軟部腫瘍の種類◆

〈頚部の多発性線維腫〉　〈肩部の脂肪腫〉

〈血管腫〉　〈手首の神経鞘腫〉

良性の腫瘍がほとんどですが、成長が速いものや、5cmを超える硬いしこりは悪性の可能性があるので、早期治療が必要となります。

✱ 検査・診断

軟部腫瘍はX線に写らないことが多いので、検査にはMRIやCTを使います。

良性か悪性かの診断には、腫瘍の一部を取り出して調べる生検が必要となります。悪性と確定した場合、悪性軟部腫瘍の細胞はリンパ管に乗って肺転移を起こしやすいため、肺のCT検査を行います。

⇒画像検査
22ページ

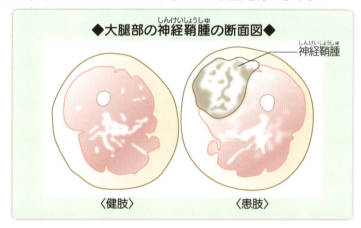

◆大腿部の神経鞘腫の断面図◆

神経鞘腫（しんけいしょうしゅ）

〈健肢〉　〈患肢〉

✱ 治療

良性で痛みがなく急速に大きくならないものは、経過観察を行います。痛みや日常生活に支障があるものは手術で取り除きます。

悪性腫瘍に対しては手術と組み合わせて化学療法（抗がん剤治療）を行います。手術は取り残しを防ぐため、腫瘍周辺の健常組織（けんじょうそしき）とリンパ節も一緒に取り除く広汎切除術（こうはんせつじょじゅつ）が行われています。

⇒インフォームド・コンセント
238ページ

ここポイント！

ナースに求められるインフォームド・コンセントは、**検査や治療などに則して、患者さんにわかりやすい説明を提供できること**です。実践的な知識を深めるとともに、患者さんとよりよいコミュニケーションを図りましょう。

> 整形外科でも活躍する

分子標的薬

　悪性骨腫瘍（こつしゅよう）の治療において近年、分子標的薬の研究が進んでいます。
　分子標的薬は、腫瘍細胞のみを標的として、その増殖を妨ぐ薬です。治療成績もよく、さらに健常細胞を傷害しにくく、副作用が少ないなどのメリットがあるということで注目されています。
　悪性骨腫瘍に対して、2012年にデノスマブという分子標的薬が承認されました。
　デノスマブは骨芽細胞の表面に発生するRANK・RANKのリガンド（RANKL）というタンパク質が結びつくのを特異的に阻害します。破骨細胞の形成、活性、生存を抑制することで、悪性骨腫瘍による骨破壊で起こる病的骨折、脊髄圧迫なども起こりにくくすることができます。
　一方、悪性軟部腫瘍に対する分子標的薬は、パゾパニブなどが開発され期待を集めています。パゾパニブは、新生血管の形成を抑制して、腫瘍の増殖と生存を障害します。

◆ 分子標的薬のメカニズム

分子標的薬が異常なタンパク質に結びつき、腫瘍細胞の働きを阻害する

第16章
小児の整形外科疾患とケア

　子供の体は完成形ではなく、活発な成長軟骨があるなど、運動器の状態も大人とは異なります。発育にともない自然治癒できるメリットが期待できる一方、進行が速いなどのデメリットもあります。十分な指導がないままスポーツを行い、外傷や使い過ぎによる障害も増加しています。子供の成長に則した心身両面のケアが必要です。

小児の整形外科疾患

「整形外科」は、昨今は高齢の患者が増えましたが、もともとは子供の手足の変形を治療する分野として出発しました。英語の整形外科 orthopedics 、ギリシャ語の ortho「整える」と pedos「子供」が語源です。

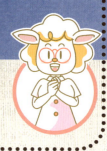

✱ 小児の整形外科疾患の種類と特徴

> 小児期には軟骨成分が多く、X線に写らない部分があります。成長過程でいろいろな部分に新たな骨化が出現し、判定が困難なことがあるなど、骨ひとつをみても子供の運動器は大人と異なります。
>
> 主な骨の骨端、骨化核の出現時期と癒合（ゆごう）時期を知っておくと、子供の運動器疾患の理解に役立ちます。

> 2016年4月から、小学校から高校まで学校で運動器検診が始まり、子どもの四肢、脊椎に異常がないか、毎年チェックするようになりました。

⇒斜頸
　272ページ
⇒先天性股関節脱臼
　266ページ
⇒臼蓋形成不全
　138ページ
⇒ペルテス病
　268ページ
⇒大腿骨頭すべり症
　270ページ
⇒新生児の触診法
　274ページ

「子供は大人のミニチュアではない」とは、多くの小児科の教科書に書かれている言葉です。小児整形外科領域においても、子供には、成長という大きな要素があり、骨・軟骨などの形状、疾患の進行が、大人とは大きく異なるのが特徴です。

また、子供は、痛みや症状を正確に伝えることができないので、慎重に観察・診察することが大切です。特に小児は、泣かさないように診察するのがポイントです。泣くことで、子供の体に力が入り、正確な診断が難しくなります。治療も、大人のように必要性を理解できないため、痛がったり、怖がったりして、なかなか思い通りにいきません。

新生児期の場合、赤ちゃんは自分では何もできないので、親に、疾患の特性、禁忌、治療方法などを説明することになります。親が過剰に心配したり落胆したりしてしまうケースも少なくないので、十分な配慮が必要になります。

先天性股関節脱臼や斜頸、小児期のペルテス病などは、適切な治療を行えば、成長にともないほとんどが自然治癒することを説明して、安心させてあげましょう。

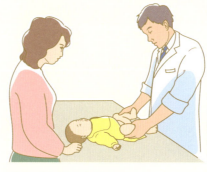

◆診察時の患児・保護者・医師の位置関係◆

子供の頭側に保護者がいることで、子供は保護者を確認しやすく安心し、泣き出すことが少なくなる

◆小児の整形外科疾患の主な種類と特徴◆

分類	疾患	特徴	症状
骨系統疾患	軟骨無形成症	四肢短縮型低身長。非遺伝性だが、父親が高年齢の傾向。本症の遺伝子のホモ接合は致死的	三尖手、内反膝、股関節屈曲拘縮、腰椎前弯など
骨系統疾患	先天性脊椎骨端異形成症	体幹短縮型低身長。II型コラーゲン遺伝子の異常。発生頻度は約10万人に1人	内反足、内反膝、樽状の胸郭、腰椎前弯など
骨系統疾患	骨形成不全症	骨脆弱で易骨折性を示す代表的な骨系統疾患。四肢・脊柱・胸郭の変形など	生涯を通じ数回しか骨折しない例もある
先天性結合組織疾患	エーラスダンロス症候群	関節の過剰可動、皮膚の過伸展、皮膚・血管の脆弱性を3徴とする先天性組織疾患群	生下時からの側弯症、骨粗鬆症、脱臼など
先天性結合組織疾患	マルファン症候群	弾性線維の形成、弾性度、安定性の異常により、結合組織の脆弱性をきたす。遺伝性疾患	四肢が長く高身長。肘関節伸展制限、外反膝など
先天性結合組織疾患	先天性多発性関節拘縮症	胎児期の四肢体幹の不動が拘縮の原因。母親の多発性硬化症、重症筋無力症などが関連	全身型が1/3。肩関節拘縮、肘の伸展拘縮など
脊椎疾患	頭頚移行部異常（頚部）	頭と頚の移行部は先天異常が比較的多い。頭蓋底陥入、後頭骨環椎癒合、歯突起の形態異常など	下位頚椎では先天性の癒合が比較的多くみられる
脊椎疾患	脊髄髄膜瘤（胸椎・腰椎）	出生時の瘤による二分脊椎。瘤が皮膚より曝露した場合は感染の危険性。水頭症合併が多い	下肢変形、側弯・後弯などの脊柱変形
脊椎疾患	先天性仙骨欠損（仙骨）	仙骨から下部腰椎にかけての種々の程度の欠損。頭側の残存脊椎以下の運動麻痺を示す	知覚は尾側レベルまで存在する傾向がある
上肢疾患	斜頚	先天性筋性斜頚は出産時の障害により、胸鎖乳突筋が拘縮すると考えられている	常に首を左右に傾けた状態。反対側への可動域制限
上肢疾患	肩甲骨高位症（肩甲骨・肩）	成長による肩甲骨の下降が起こらず、肩の外転制限、肩甲骨の頚部への突出が起こる	3歳以下では可動域制限が少なく、変形は軽度
上肢疾患	先天性橈尺骨癒合症（肘）	肘周辺の先天異常で頻度が高い疾患。男児に多く、家族性に発症することもある	前腕の回旋運動制限。手掌が前腕回内位で固定
上肢疾患	先天性橈骨頭脱臼（肘）	他の先天異常との合併、家族性、両側性、出生時の脱臼の場合などの特徴がある	可動域制限、疼痛などだが、無症状のことも多い
上肢疾患	母指多指症（手）	日本人で最も高い先天異常。母指の成分の重複。外因や遺伝的要因もあるが、多数は原因不明	母指に過剰指が発生する。程度はさまざま
上肢疾患	合指症（手）	皮膚性合指と骨性合指がある。胎生4～8週の手の発生過程に、内因、外因により障害が起こる	2指のみの合指、3指、4指の合指がある
下肢疾患	先天性股関節脱臼	周産期と出生後の発育過程で生じる股関節脱臼。発育性股関節形成不全とも呼ばれる。女児に好発	脚長差、殿部の非対称、開排制限などがある
下肢疾患	臼蓋形成不全	胎児期の足の不動で、臼蓋の発育不全を起こす。胎児が母体内で逆子であることが多いとされる	股関節が完全に脱臼してしまうと先天性股関節脱臼
下肢疾患	乳児急性化膿性股関節炎	低出生体重児に多い。乳児の股関節は骨端線が関節包内にあるため、感染が生じやすい	発熱、敗血症症状、股関節他動で激痛
下肢疾患	単純性股関節炎	3～8歳に好発。男児に多い傾向。急性に発症する股関節痛。1週間～10日で自然治癒することが多い	疼痛回避性跛行、患側股関節の可動域制限など
下肢疾患	ペルテス病	小児に起こる大腿骨頭壊死。小児の骨リモデリング能力は高く、壊死部分は修復されることが多い	股関節痛、跛行、大腿部の疼痛、可動域制限など
下肢疾患	大腿骨頭すべり症	骨端が頚部に対し後方に転位。成長期の男児に好発。肥満傾向。急性の多くは外傷を契機に発症	強い股関節痛、可動域制限、跛行など

先天性股関節脱臼

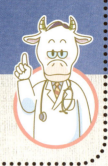

かつては先天的な要因によると考えられ、この疾患名があります。現在は、股関節のゆるみなどの先天的な素因に、周産期や発育期の要素が加わり徐々に脱臼に至るとの見解から、発育性股関節脱臼と呼ばれるようになりました。

✻ 原因とメカニズム

臼蓋が浅い、関節靱帯がゆるいなどの素因に、周産期や成長期の環境因子が加わり、複合的に脱臼が生じてくるとみられます。指摘されている環境因子は、骨盤位分娩（逆子）、股関節の開排を制限する窮屈なおむつ、抱き方など。臼蓋形成不全や亜脱臼と一連の病態と考えられます。

男児よりも女児の発生が5〜6倍、左側の股関節に多く、さらに初産児に多いことなどが報告されています。

> わが国の発生頻度は、1970年頃まで約1％と高かったのですが、先天性股関節脱臼予防が展開され、80年頃には0.1〜0.3％に減少しています。

> 痛みなどの自覚症状はありません。乳児健診で開排制限や脱臼感があった場合に、画像診断が行われ、早期発見が可能になっています。

⇒股関節 130ページ
⇒臼蓋形成不全 138ページ
⇒徒手テスト 274ページ

◆先天性股関節脱臼のメカニズム◆

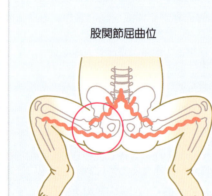

股関節屈曲位
腸腰筋とハムストリングスが弛緩し、股関節は安定

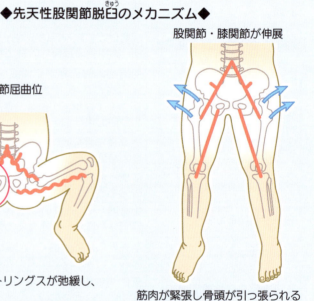

股関節・膝関節が伸展
筋肉が緊張し骨頭が引っ張られる

✻ 症状

- 脱臼側の大腿の内側のしわ（溝）が非対称。脱臼側の溝の数が多く、深く、長い

- 開排制限（股の開きが悪い）がある
- 脚長差があり、徒手テストで脱臼音が生じる

治療法

治療開始の月齢・年齢によって、治療法が異なります。

【新生児期】
　軽症例は自然治癒の可能性が高く、股関節を90度以上屈曲した自然な肢位を日常的にとらせることが重要です。股関節に負担をかけない抱き方、衣服、おむつの当て方など育児法を指導し、経過観察します。

【生後6か月までの乳児】
　育児法の指導などで改善がみられない場合、装具療法を行います。リーメンビューゲル装具で下肢をM字型に固定します。

【生後6〜18か月未満の乳・幼児期】
　リーメンビューゲル装具で改善がみられない場合、入院して牽引療法と徒手整復を行います。
　患児をベッドに固定し、下肢を4週間程度牽引した後、全身麻酔をかけて徒手整復し、ギプス固定を3〜4週間行います。その後、プラスチック製の開排装具を使用します。それでも整復されない場合は手術が適用となり、観血的整復術を検討します。

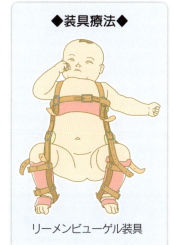

◆装具療法◆

リーメンビューゲル装具

【遺残亜脱臼の治療】
　整復後は経過観察を行い、整復後1年以上経過しても亜脱臼が残っているものを、遺残亜脱臼といいます。5〜6歳になっても遺残亜脱臼のある場合は、臼蓋の補正手術を検討します。

> 抱き方は、患児の下肢をそろえず、抱いている人の体をまたぐようなコアラ抱っこを指導します。

> 装具の自宅管理法は、実技指導を行います。丁寧に指導し、家族が装具の取り扱いに慣れるよう支援します。

> 入院治療では、長期間にわたり寝たままの状態になるため、授乳、食事、排泄、清潔などの育児支援、付き添いの家族への日常生活指導を行います。

⇒装具療法　298ページ
⇒牽引療法　302ページ
⇒ギプス固定　294ページ

ここポイント！

　治療期間が長期となるため、診断後は家族に対する精神的支援が大切です。装具療法などで、自宅で日常生活上の問題が発生した時に、家族が遠慮せずに相談できるよう信頼関係を築いておくことが大切です。

ペルテス病

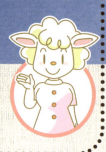

小児期に起こる大腿骨頭壊死です。3～12歳くらいの発育期の子供に発症し、最も頻度が高いのは6～7歳で、5：1で男児に多くみられます。日本での発生は2万人に1人といわれており、まれな疾患です。

原因とメカニズム

ペルテス病は早期に発見して、専門医のもとでの適切な治療を行うことが大切です。

⇒大腿骨頭壊死
　140ページ
⇒変形性股関節症
　134ページ

ペルテス病とは、何らかの原因で大腿骨近位骨端部に血行障害が起き、壊死する疾患です。血行障害が起こる原因には、感染説や外傷説、炎症説、遺伝的要因説など、様々な説が考えられていますが、いまだに特定されていません。

壊死した部位は、ほぼ完全に修復されますが、修復過程で大腿骨頭に変形が生じる場合があります。特に患者の年齢や壊死範囲などによっては、変形が著しくなることがあり、将来、変形性股関節症など股関節の機能障害を引き起こす恐れがあります。多くの場合、片側のみに起こりますが、両側に起こる場合もあります。

症　状

膝関節の痛みが主訴の場合、膝部のＸ線撮影のみでは股関節の病変を見逃し、治療開始が遅れることがあります。
　ペルテス病の好発年齢の男児が、外傷などの誘因がなく大腿から膝関節の痛みを訴える場合は、ペルテス病を疑って股関節のＸ線撮影を行うことが、早期発見につながります。

⇒跛行
　13ページ
⇒単純Ｘ線検査
　22ページ

- 股関節から大腿部前面にかけて痛みが起こる。股関節痛よりも、大腿の痛みや膝関節周囲の痛みを訴えることもある
- 跛行（患側の下肢を引きずるように歩く）がみられる
- 痛みや跛行は、少し高いところから飛び降りた時など、きっかけがあって起こる場合もあるが、ほとんどの場合、はっきりとした誘因がなく生じる
- 患側の股関節の可動域制限がみられ、特に開排（屈曲・外転）と内旋が著しく障害される
- 進行すると殿部や大腿に筋萎縮が起こって、患側の下肢が細く、短くなる
- 単純Ｘ線検査により、進行度に応じて5つの病期（滑膜炎期、硬化期、壊死期、修復期、遺残期）に分類される。壊死の範囲が大きい場合、圧潰が起こり、変形する

治療法

【保存療法】

　壊死した骨頭はほとんどの場合、自然に修復されるので、まずは保存療法を行います。保存療法は、装具療法が主体となり、装具を用いた免荷療法とコンテインメント療法を行います。

　コンテインメント療法は、装具により股関節を外転・内旋位に保ち、壊死した骨頭を臼蓋部でおおった状態を保つことで骨頭の球形を維持し、修復を待つ治療法。様々な種類の装具があります。

【手術療法】

　骨頭の再生能力が大きいほど丸い骨頭が再生されやすく、年齢が高くなるほど、再生能力が低下するために変形が残りやすくなります。発症年齢と骨端部の壊死範囲などにより、手術を検討します。手術は主に大腿骨内反骨切り術と、骨盤骨切り術があり、骨端部を臼蓋で十分におおう目的で行います。

　骨頭変形がある程度進んでしまっている場合には、これらの手術の効果が得られないこともあり、壊死期以前に行うことが理想的です。ただし、手術の選択は慎重に行う必要があります。

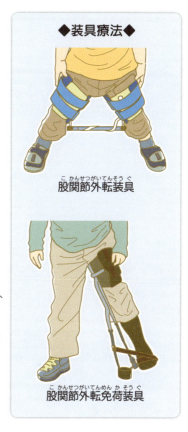

◆装具療法◆

股関節外転装具

股関節外転免荷装具

　保存療法、手術療法、それぞれ長所と短所があります。
　ペルテス病は発症年齢や壊死範囲などが予後を大きく左右するため、これらを見極めて治療法を慎重に選択する必要があります。

⇒装具療法
　298ページ

ここポイント！

　ペルテス病の治療の目的は、**骨頭変形をできる限り少なくし、将来起こる可能性がある、変形性股関節症を予防する**ことです。保存療法では、患児は長期にわたり、装具や松葉杖、車イスを使用しての生活となるため、**家族の協力**が重要となります。
　治療の目的を患児と家族が十分に理解し、根気よく継続できるよう、精神的な面も含め、治療を支援していきましょう。

大腿骨頭すべり症

発症年齢は平均12歳で、比較的男児に多い病気です。日本での発生率は、以前は欧米に比べて低く、まれな疾患でしたが、食生活や生活様式の欧米化に伴い、近年では増加傾向にあります。

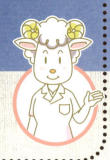

原因とメカニズム

大腿骨が骨盤と接して股関節を構成する部分を骨端部(骨頭)といいます。成長期(10〜14歳)では、骨端部のすぐ下に骨端線という、骨が成長する部分である成長軟骨板があります。硬い骨に挟まれた軟骨である骨端線は外力に弱く、骨頭に無理な力がかかると、成長軟骨板を境にして後方にすべりが生じます。これが大腿骨頭すべり症です。

原因は不明ですが、肥満型の男児に好発することから、成長期で急激に体重が増え、成長軟骨板への負荷が増えること。さらに、成長ホルモンや性ホルモンなどの、ホルモンバランスの崩れが関与していると考えられています。

症状の現れ方によって、何となく股関節や大腿部が重くだるい感じが続く慢性型(安定型)と、転んだ後で急激に痛みが出現して動けなくなる急性型(不安定型)があります。慢性型は、ずれがゆっくりと進み、痛みも少ないのですが、転んだりすると急性型になることがあり、これは急性移行型と呼ばれます。

> 圧倒的に多いのは慢性型で、全体の70〜80%。急性型は5〜10%程度とみられています。

⇒運動器の機能解剖　IIページ
⇒骨端線　IIページ
⇒成長軟骨板　II、XVIページ

症 状

> 慢性型は、初期の痛みは安静にするとよくなり、歩いたり股関節を動かしたりすると出現します。進行するほど治療が難しくなり、良好な結果も出にくくなるので、子供の訴えに耳を傾け早期に発見することが重要です。

⇒跛行　13ページ

【不安定型＝急性型、急性移行型】
- 強い股関節痛と不安定性を生じる
- 痛みによって可動域が著しく制限され、起立や歩行が困難になる

【安定型＝慢性型】
- はじめは股関節痛ではなく、膝関節上部から大腿部前面の痛みを訴える。痛みの程度は軽微なことが多い。歩行はできるが、片足をひきずるようにして歩く跛行がみられる
- 股関節の屈曲、外転、内旋に強い可動域制限がある。仰臥位で患肢の大腿を腹部につけることができない(ドレーマン徴候)

治療法

一般的にすべりの整復は困難なことが多く、<u>骨端部のすべりの程度によって、手術を中心に治療法を選択</u>します。治療後、<u>大腿骨頭壊死</u>や<u>軟骨融解</u>（関節裂隙の狭小化）などの<u>合併症</u>を生じることがあります。

【スクリュー固定】
後方傾斜角30～40度以下の場合は、大腿骨頸部または転子下からスクリュー1～2本で骨端部をそのまま固定します。

【骨切り術】
後方傾斜角40度を超える場合は、骨切り術で骨端部をもとの位置に戻します。大腿骨転子間骨切り術、頸部骨切り術などが行われます。

【徒手整復＋スクリュー固定】
比較的大きな外傷による急性型で、受傷から2～3日以内の場合、全身麻酔下で、後方傾斜角30～40度程度に徒手整復し、スクリュー固定を行います。

> 大腿骨頭壊死は徒手整復や骨切り術の術後合併症として出現する場合があり、壊死範囲が広いと、将来、重篤な変形性股関節症を発症することもあります。

> 軟骨融解を生じた場合、軽度では運動制限を指導し経過観察します。重度では免荷装具を使用します。

⇒大腿骨頭壊死症 140ページ
⇒スクリュー固定 54ページ
⇒徒手整復 43ページ

◆大腿骨頭すべり症のX線計測値◆

正面像 — 大転子、骨頭骨幹角
骨端核の内外縁を結んだ線の垂線と大腿骨軸のなす角度。正常は130～135度

側面像 — 後方傾斜角
頸部骨端核の前後縁を結んだ線の垂線と大腿骨軸のなす角度。正常は0～10度

ここポイント！

患者さんは思春期の子供のため、個人差はありますが治療に対する不安感なども強くもっている場合があります。**具体的に、どのようなことに対して不安があるのか聞き、例ば痛みに対する不安があれば鎮静薬が使用できることを伝えます。術後の状態がイメージできるように説明し、手術に対する不安などを取り除く**よう心掛けましょう。

入院時には、家族の付き添いがない時間は積極的に声を掛け、**排泄など必要な場合には介助**します。また、**術後の異変などを見逃さない**よう、注意しましょう。

斜頸

斜頸は、原因によって、筋性斜頸、骨性斜頸、炎症性斜頸、痙性斜頸、眼精斜頸、耳性斜頸に分類されます。このうち乳児に発生する頻度が最も高いのは先天性の筋性斜頸です。

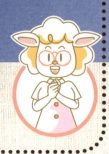

✳ 原因とメカニズム

常に顔が一定方向に傾き、首をかしげたような拘縮位になる斜頸は、先天性と後天性に分類され、最も発生頻度が高いのは小児の先天性筋性斜頸です。

先天性筋性斜頸の原因は不明ですが、出産時の障害によって起こるという説が有力です。分娩時に産道内で、後頭部と鎖骨・胸骨を繋ぐ胸鎖乳突筋の片側に持続的に圧迫力が加わり、コンパートメント症候群から胸鎖乳突筋が拘縮すると考えられています。逆子など胎児の肢位に関係があるともいわれます。

後天性では、頚部の炎症や動作により環軸関節の転位や亜脱臼により環軸椎の回旋固定が生じることがあります。成人では、中枢神経障害や心因性による痙性斜頸や斜視に伴う眼性斜頸がみられます。

⇒胸鎖乳突筋
　Ⅶページ
⇒コンパートメント症候群
　44ページ

✳ 症 状

- 頚部が左右どちらかに傾いた状態を常にとり、反対方向への可動域が制限される
- 新生児期に患側の胸鎖乳突筋に、こぶのようなしこり（腫瘤）がみつかる。生後2〜3週で最も大きくなり、その後は徐々に縮小する
- 乳幼児では自覚症状がない。年長以降まで放置された場合や、再発した場合は、頚部の可動域制限を自覚することや、頚部や肩のコリを訴えることがある

斜頸を放置すると、顔面非対称などが残ることがあります。

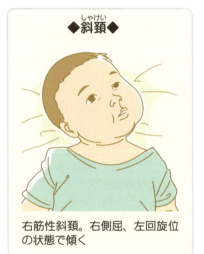

◆斜頸◆

右筋性斜頸。右側屈、左回旋位の状態で傾く

治療法

　80〜90％は自然治癒が見込まれます。腫瘤は6か月程度で消失し、斜頚位や頚椎の可動域制限も治癒するケースが多くみられます。

【保存療法】

　1歳半頃までは、保存療法と定期的な経過観察で様子をみます。頭部を矯正位に保つ日常生活での工夫を指導します。

　具体的には、乳児は片側だけを向いて眠りがちなので、健側背部の下に巻いたバスタオルなどを入れて、半側臥位にし、患側に向きやすくする。また、ベッドメリーを患側に設置し、さらに向きやすいようにベッドや枕の位置を調節するなど。

　マッサージや強力な徒手矯正は、効果が得られず、かえって有害になるとされています。

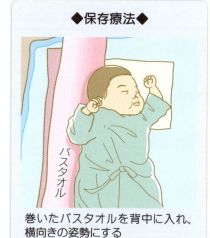

◆保存療法◆

巻いたバスタオルを背中に入れ、横向きの姿勢にする

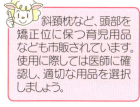

斜頚枕など、頭部を矯正位に保つ育児用品なども市販されています。使用に際しては医師に確認し、適切な用品を選択しましょう。

【手術療法】

　1歳半を過ぎても筋性斜頚がある場合は、自然治癒は難しいと考えられます。胸鎖乳突筋の緊張が続いて、強い斜頚が長期化すると、筋肉や軟部組織の拘縮や顔面の非対称などが起き、もとに戻らなくなることがあります。

　顔面の非対称や患側へ20度以上傾いている場合は、手術を検討します。時期は、通常は3歳くらいまでは待機しても差し支えないと考えられています。主に胸鎖乳突筋下端部の腱切り術を行います。

ここポイント！

　先天性筋性斜頚は、家族の不安が大きく、精神的に不安定になることがあります。**自然治癒するケースが多いことを丁寧に説明し**、**日常生活を工夫**しながら、**おおらかな気持ち**で育てることが一番大切なことを伝えましょう。
　気になるからといって、家族が無理やり徒手矯正など行ってはいけないことを伝えます。

> 赤ちゃんの
観察ポイント（股関節脱臼の場合）

　生後1か月を過ぎると、先天性股関節脱臼の有無など、赤ちゃんの運動器の状態が調べられるようになります。といっても、赤ちゃんは症状を訴えたり、立ったり歩いたりできるわけではありません。観察のコツを覚えておきましょう。

◆ 観察ポイント

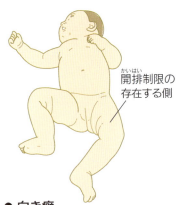
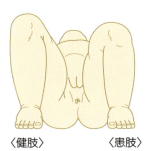
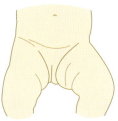

● 向き癖
向き癖の方向と反対側の股関節に脱臼があり、開排制限が起こっていることが多い

● 見かけの脚長差
仰臥位股関節90度屈曲、膝関節最大屈曲の姿勢で、脱臼側の膝の高さが低くみえる

● 大腿部の皺の左右差
患肢側は大腿部の皺が多く、長い

◆ 触診ポイント

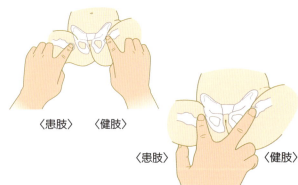
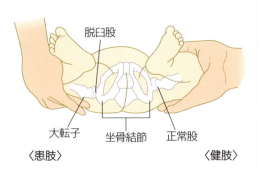

● 大腿骨頭の触知
開排位では、患肢の大腿骨頭は臼蓋の後方に存在するため、前方から大腿骨頭を触知することはできない。患肢と健肢の左右を比べることが大切である

● 大転子の坐骨結節との位置関係
手掌で患肢の大転子を触知し、坐骨結節との高さを比較すると、患肢の大転子は坐骨結節よりも後方に存在する

第17章
周術期のケア

　少子高齢化の影響で、先天性内反足や斜頸など小児の手術が減り、高齢者の骨折や脊柱の手術、人工関節置換術などがたいへん多くなっています。骨や関節は感染が特に発生しやすいので、万全の注意が必要です。また、ADLの改善を目標とする整形外科の手術では、手術だけでなく、術前から術後までしっかりと目標をみすえたトータルなケアが求められます。

人工股関節全置換術とケア

変性や破壊で機能低下した股関節を、人工物に置き換える手術です。患者には、長年、歩行など日常生活の支障が大きかった人、高齢者が多く、ADLを改善して日常生活に帰すという目標に向け、きめ細かなケアが必要とされます。

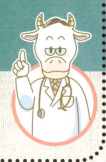

✻ 人工股関節全置換術の大要

人工股関節全置換術は、変形性股関節症、関節リウマチ、大腿骨頭壊死、脱臼骨折などで変形、破壊された関節を人工関節に置き換え、関節機能を再建する手術です。除痛効果が高く、可動域は拡大、脚長差もなくなって、歩行能力が改善されます。

人工関節には、チタンなどの金属、セラミック、超高分子ポリエチレンなどが使用され、多様な機種が開発されています。大別すると、コンポーネント（部品）と骨とを骨セメントで固定するタイプと、骨セメントを使わないセメントレスタイプがあります。さらに、侵襲を少なくして早期リハビリテーション開始や退院を目指す最小侵襲手術（MIS）も注目され始めています。

術後回復の早さや脱臼の起こりやすさを改善するため、前方アプロー

> 現在、日本では、年間およそ3万件の人工股関節全置換術が行われています。人工関節の耐用年数の問題から、60歳以上の適用が一般的でしたが、改良が進み20年程度の耐久性が見込めるようになってきたことから、50歳代の手術も増えてきています。

⇒変形性股関節症
　134ページ
⇒関節リウマチ
　242ページ
⇒大腿骨頭壊死
　140ページ
⇒脱臼骨折
　42ページ
⇒自己血輸血
　290ページ

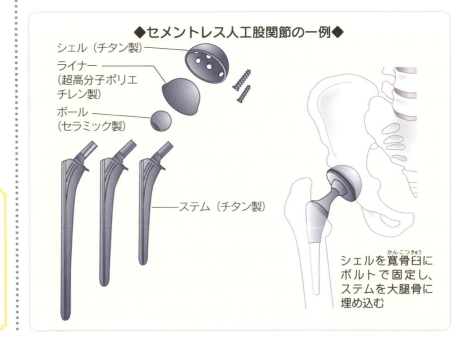

◆セメントレス人工股関節の一例◆

シェル（チタン製）
ライナー（超高分子ポリエチレン製）
ボール（セラミック製）
ステム（チタン製）

シェルを寛骨臼にボルトで固定し、ステムを大腿骨に埋め込む

チ、前側方アプローチ、後方アプローチ、後側方アプローチなど進入経路の研究も進められています。

全身状態の観察

人工股関節全置換術は、筋肉、骨、神経などに及ぶ身体的侵襲の大きな手術です。また、患者には高齢者も多いことから、術前に全身状態を把握しておくことが大切です。その際、使用している内服薬も必ず確認します。また、施術に伴う自己血輸血のために、外来で複数回の採血を受けている場合も多いので、貧血も観察します。

さらに、手術結果を客観的に評価しながら、リハビリや生活習慣の指導を行っていくために、術前の関節の可動域や筋力、ADLなどを確認、把握しておきます。疼痛、関節可動域、歩行能力、日常生活の支障の4項目を点数化して、総合的に評価する日本整形外科学会の「股関節機能判定基準」などに則して、客観的、具体的に把握します。

> 医療機器は不具合が生じた場合の人体へのリスクによって、国際的に4つのクラスに分けられています。人工関節は最も高い「生命の危機に直結する恐れがある」のクラスⅣです。周術期はもちろん、術後の日常生活指導まで、十分な観察と指導が必要です。

◆**股関節機能判定基準（日本整形外科学会）**◆　　　　　　　　　　　　（右左、各100点満点）

疼痛（40点）			可動域（20点）			歩行能力（20点）	点数	日常生活動作（20点）	容易	困難	不能
	右	左		右	左						
股関節に対する愁訴がまったくない	40	40	屈曲			長距離歩行、速歩が可能、歩容は正常	20	腰かけ	4	2	0
			伸展								
不定愁訴（違和感、疲労感）があるが、痛みはない	35	35	外転			長距離歩行、速歩が可能であるが、軽度の跛行（はこう）を伴うことがある	18	立ち仕事（家事を含む）注1)	4	2	0
			内転								
歩行時痛はない（ただし歩行開始時あるいは長距離歩行後疼痛を伴うことがある）	30	30	点数注)	屈曲			杖なしで、約30分または2km歩行可能である。跛行がある。日常の屋外活動にはほとんど支障がない	15	しゃがみこみ・立ち上がり注2)	4	2	0
自発痛はない。歩行時痛はあるが、短時間の休息で消退する	20	20		外転			杖なしで、10〜15分程度、あるいは約500m歩行が可能であるが、それ以上の場合は1本杖が必要である。跛行がある	10	階段の昇り降り注3)	4	2	0
自発痛は時々ある。歩行時痛があるが、休息により軽快する	10	10	注) 関節角度を10度刻みとし屈曲には1点、外転には2点与える。ただし屈曲120度以上はすべて12点、外転30度以上はすべて8点とする。屈曲拘縮のある場合にはこれを引き、可動域で評価する				屋内活動はできるが、屋外活動は困難である。屋外では2本杖を必要とする	5	車、バスなどの乗り降り	4	2	0
持続的に自発痛または夜間痛がある	0	0					ほとんど歩行不能	0	注1) 持続時間約30分。休息をする場合、困難とする。5分くらいしかできない場合、不能とする 注2) 支持が必要な場合、困難とする 注3) 手すりを必要とする場合は困難とする			
具体的表現							具体的表現					

人工股関節全置換術とケア　277

クリティカルパス

クリティカルパスとは、主に入院時に患者に手渡される診療スケジュール表です。病気を治すうえで必要な検査・治療やケアなどを縦軸に、時間を横軸にとってつくります。このシステムはアメリカで始まり、1990年代半ばの導入以来、わが国でも広く普及しています。

現在、クリティカルパスは、<mark>治療や回復の経過について具体的にイメージしやすく、入院生活の不安解消につながる</mark>など、患者にとって一定の効果を発揮していますが、医療スタッフにとってもさまざまな可能性を秘めています。その可能性とは、

- 医療行為を見直し、不必要な業務を省き効率化を図る
- チーム医療の推進
- 質の高い標準的な医療の提供
- 継続的な医療が行える（スタッフが変更した場合でも、患者の受ける治療内容は同一レベルが継続する）
- 医療事故の回避
- 患者の自己管理能力の向上
- 入院期間の短縮による経済効果

世界的に医療の標準化の重要性が見直されている今日、患者ケアの質的向上と効率化という、ある面では相反する目標を追求する効果的な医療手段としてクリティカルパスへの関心が高まっています。

> クリティカルパスは、1985年頃、アメリカにおいてDRGs（diagnosis related group）という、診断群別包括支払い制度の導入を機に、在院日数の短縮、合併症の予防、患者さんのための質の高い医療ケアが求められるようになったことなどにより、普及・発展したツールです。

術前オリエンテーション

<mark>クリティカルパス</mark>に則して、術前の注意事項や術後の経過などについて説明します。指導内容は、排泄援助、体位変換の方法、精神面のサポート、術後体位、食事制限、禁煙、検査内容、家族指導などがあります。

【手術前日・当日の注意事項】

絶飲・絶食や前投薬について目的やスケジュールなどを説明します。絶飲・絶食は、成人では麻酔を行う前、8時間以上の絶食と6時間以上の絶飲が目安となります。前投薬は、手術に対する不安の軽減や唾液分泌を抑え、術中の有害な反射を予防する目的などで行われます。

【深部静脈血栓症・肺塞栓症の予防対策】

2004年に『肺血栓塞栓症／深部静脈血栓症（静脈血栓塞栓症）予防ガ

> ⇒体位変換
>   285ページ
> ⇒深部静脈血栓症
>   206ページ
> ⇒肺塞栓症
>   206ページ

イドライン』が発刊されています。これに則して、既往歴、手術時間、年齢、術中体位に応じてリスク点数を算出し、予防策を決定する方法が広く行われるようになってきました。フットポンプや弾性ストッキングの必要性を説明し、ベッド上安静時に行うカーフパンピング運動などを指導します。

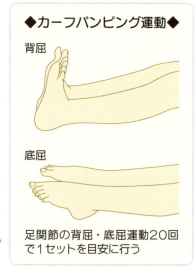

足関節の背屈・底屈運動20回で1セットを目安に行う

【術後の経過説明】

手術直後の状態（ベッド上安静、ドレーン、硬膜外チューブ、点滴、外転枕など）や、それ以降のリハビリや術後のADLの状態について説明します。術後、手術の影響で熱が出る可能性があること、手術創の痛みがあっても鎮痛薬が使用できること、トイレやシャワーの行い方についてなど、伝えておいた方がよいこと、患者が心配に思っていることなども整理して伝えます。手術の不安や不慣れな入院生活で戸惑っている患者に、精神面でもサポートし、治療に前向きに取り組んでもらうことが大切です。

⇒弾性ストッキング 208ページ

＊ リハビリテーション指導 ＊

筋力を保持するためには、最大筋力の20～30％の筋収縮を必要とし、筋力増強を図るためには1日おき、あるいは週に4～5回程度の運動を6週間続けることが必要といわれています。人工股関節全置換術を行う患者は、長らく疼痛を抱えて日常の活動性が低下し、筋力低下や関節可動域制限、拘縮が起こっている可能性が高いといえます。リハビリテーションは、術後だけでなく、術前にも必要です。自宅や、術前にベッド上で自主トレーニングができるよう、通院時、あるいは入院時、できるだけ早期にリハビリテーション方法を指導することが望まれます。

【術前リハビリテーション】

術前に筋力を保持、増強しておくことは、術後の回復をスムーズにしていくうえで重要です。筋力強化を目的とする運動には、関節を動かさずにできる等尺性運動と、関節を動かして行う等張性運動があり、人工股関節全置換術の術前運動としては、大腿四頭筋の等尺運動（大腿四頭筋セッティング）や股関節周囲筋の等尺運動が適しています。

近年の傾向として、インターネットや書籍で疾患についていろいろ調べている患者さんがみられる一方、患者さんの高齢化も進んでいます。一人ひとりの知識や理解力などに合わせて、理解できるように説明しましょう。

【術後リハビリテーション】

術後リハビリテーションの目的は<u>歩行に必要な筋力と関節の可動域を獲得</u>することです。術後早期から訓練を開始して<u>筋力低下や拘縮を予防</u>し、<u>早期離床</u>と退院後のADLの維持、向上へつなげていきます。

関節可動域（ROM）訓練や筋肉の増強訓練を行います。目安として、可動域訓練は手術後ドレーンが抜去された翌日より開始し、痛みが伴わない程度に加減しながら行います。最終的なリハビリの目標を股関節屈曲90度とします。

<u>手術後間もないほど脱臼</u>が生じやすく、人工関節の過伸展・外旋による前方脱臼、屈曲・内転・内旋による後方脱臼に注意が必要です。

> 疼痛が強いとなかなかリハビリが進みません。患者さんの様子を観察し、痛みが強い場合には医師に相談し、効果的な鎮痛薬の使用を検討、指導します。

> 手術のアプローチ法によって、脱臼肢位が変わるので、手術を担当した医師に確認しておきましょう。

> 目安として、1つの運動につき20回をワンセットとして1日に3、4回行います。片脚ずつ行う運動は、患肢20回、健肢10回をワンセットとします。

> 下肢伸展挙上運動は、高齢者でも比較的簡単に行える運動です。筋力の増加に伴い、脚をあげている時間を長くしていきましょう。

⇒関節可動域　317ページ
⇒大腿四頭筋訓練　162ページ
⇒股関節の体操　144ページ

◆筋力強化運動◆

大腿四頭筋セッティング

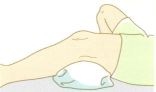

膝の下に枕を入れ、膝裏で押して10秒保つ

下肢伸展挙上運動

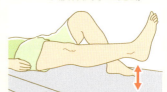

膝を伸ばした状態で脚を10〜15cmあげ、3、4秒保つ。反対側の脚は伸ばしたままでもよい

股関節外転筋増強運動

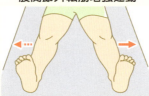

両脚を「ハ」の字に肩幅より広めに開き10秒ほど保つ

殿周囲筋運動

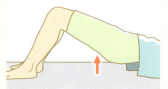

両膝を立て、殿部をあげて5秒間保つ

◆関節可動域（ROM）訓練◆

股関節の屈曲運動

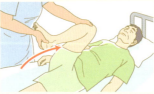

膝を曲げた状態で、ゆっくり股関節を屈曲させる。屈曲は最大90度まで

股関節の内外転

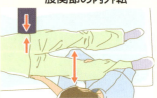

腰を固定した状態で、股関節をゆっくり内外転させる

✳ トランスファー練習

排尿管やドレーンが抜け、術後2日目頃から徐々に患肢への荷重が可能になり、ベッド上から活動範囲が広がっていきます。ベッドから車イスへ、車イスからベッドへというように、身体を隣接した場所へ移動する動作のことをトランスファーといいます。

トランスファー練習は、==日常生活動作の拡大につながる大切なリハビリテーションの一環==です。術後早期ほど起こりやすい==脱臼、また転倒を防ぐ==ために、股関節が過屈曲・内転・外旋位をとらない安全な方法を実施、指導します。術後、トランスファー動作に患者が十分慣れるまでは、必ずナースが付き添い、必要に応じてサポートします。

> 仰臥位で健側へ上体をひねると、股関節は伸展・外旋位となり、前方脱臼が起こりやすくなります。患者さんがベッド上で物を取ろうとして、不用意にとりやすい体位なので、患者さんへ指導するとともに日用品の配置などを工夫しましょう。

> 患者さんには、スリッパではなく脱げにくい安全な靴を履いてもらいます。床が濡れて滑りやすくなっていないかも、常に注意をはらいます。

◆トランスファー練習のポイント◆

ベッドから車イスへの移動

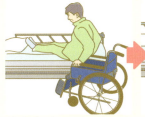
健肢側に車イスを置き、股関節が内転しないように上肢の力を使って腰を車イスに移動

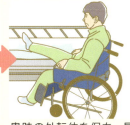
患肢の外転位を保ち、最後に移動する。（車イスには必ずストッパーをかけておく）

歩行器への移動

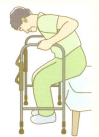
ベッドの端に移動して端坐位をとる。ベッドを高め、歩行器の持ち手を低めにし、上肢の力を利用して歩行器に移る

立ち上がり動作

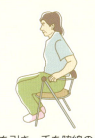
脚を引き、手を脇線のやや後方に置く

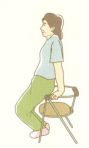
上肢の力を使い、股関節を屈曲させずに立ち上がる

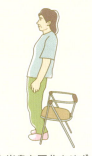
上半身を屈曲させず、頭も前傾させない

人工股関節全置換術とケア

✱ 術後ケア

手術後、患者が病室に戻ったら、全身状態や局所症状をよく観察し、合併症を予防します。術後早期に起こる合併症には、深部静脈血栓症・肺塞栓症（はいそくせんしょう）、腓骨神経麻痺（ひこつしんけいまひ）、感染、脱臼などがあります。

【全身状態の観察】

● バイタルサイン
術後48時間以内の発熱は術後吸収熱によると考えられますが、それ以降に再度発熱がみられる場合には感染を疑います。

● 麻酔の副作用
頭痛、吐き気、嘔吐などが起こることがあります。

● ドレーン
出血量、性状だけでなく、血液の貯留が感染の原因となることもあるので、接続部やキャップの外れにも注意が必要です。

【局所症状の観察】

● 末梢循環（血管）障害
静脈還流障害が起こると、下肢の腫脹（しゅちょう）、疼痛（とうつう）、色調変化が生じるので、しっかり観察します。

● しびれ・運動障害
下腿外側から足背などのしびれ、母趾、足関節の背屈困難がみられると腓骨神経麻痺が疑われます。

● 創部
ドレーンを止めているテープのズレやはがれに注意して、創部からの感染を予防します。腫れていないかなど、まわりの皮膚の状態もよく観察します。

> 術後吸収熱とは、手術によって起こった機械的損傷により、血液などの壊死組織の分解産物が吸収されて起こる発熱です。全身状態は良好で細菌感染もないので自然に解熱します。

> 高齢の患者さんは、嚥下（えんげ）機能の低下や喀痰（かくたん）困難から誤嚥性肺炎（ごえんせいはいえん）を起こすことがあります。呼吸状態や発熱などに注意しましょう。

⇒深部静脈血栓症・肺塞栓症
　206ページ
⇒腓骨神経麻痺
　198ページ
⇒感染
　230ページ

✱ 退院に向けての指導

日常生活への復帰に向けて、入院中から居住環境の見直しや、人工関節の脱臼やルースニング（ゆるみ）を防ぐ工夫を指導していきます。

【危険な動作】
走る、ジャンプ、屈み姿勢、重い物を持ち上げる　など。

【居住環境の見直し】
洋式トイレ、ユニットタイプの浅い浴槽、テーブルとイスの生活が望

ましい、階段・トイレ・玄関などには手すりをつけるとよい　など。

【ルースニング】

　股関節に負担のかかる日常生活動作を極力控えることで、人工関節の耐用年数を長くすることを指導。定期健診の受診をすすめます。

【感染】

　晩期感染のほとんどは血行性。健康に気をつけ、風邪や虫歯などの予防、早期治療を心がけます。

> 人工関節の再置換は、骨や軟部組織がもろくなっているため、初回よりかなり手術条件が悪くなります。

> 人工股関節の手術を受け、術後の経過が安定した時点での関節可動域などに応じて、身体障害者手帳の交付を受けることができます。交付によっていろいろな福祉サービスが利用できます。

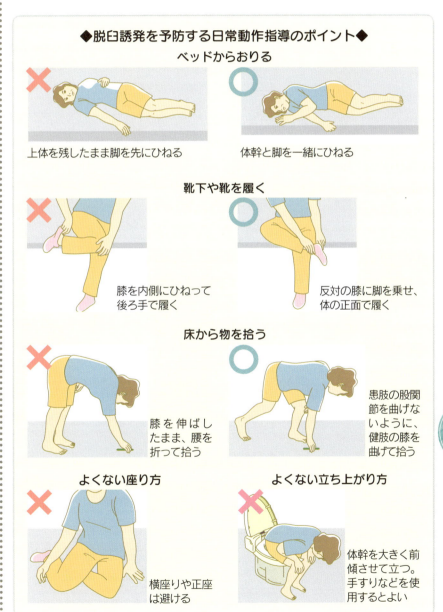

◆脱臼誘発を予防する日常動作指導のポイント◆

ベッドからおりる
- ✗ 上体を残したまま脚を先にひねる
- ○ 体幹と脚を一緒にひねる

靴下や靴を履く
- ✗ 膝を内側にひねって後ろ手で履く
- ○ 反対の膝に脚を乗せ、体の正面で履く

床から物を拾う
- ✗ 膝を伸ばしたまま、腰を折って拾う
- ○ 患肢の股関節を曲げないように、健肢の膝を曲げて拾う

よくない座り方
- ✗ 横座りや正座は避ける

よくない立ち上がり方
- ✗ 体幹を大きく前傾させて立つ。手すりなどを使用するとよい

体位変換と良肢位の保持

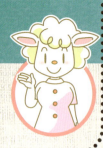

手術後、計画的に体位変換を実施することは、患者の心身両面の苦痛をやわらげ、様々な合併症を予防します。さらに、手術直後より体位変換を行うことが、ADLの拡大と早期離床につながることがわかってきています。

＊ 体位変換の目的

術後のベッド上安静期の患者に対して、同一体位でいることによって起こる圧迫や循環障害による苦痛を防ぎ、関節拘縮、深部静脈血栓症、褥瘡、高齢者の誤嚥性肺炎などを予防するために、定期的に体位変換を行います。

体位変換の頻度は、原則的に2時間おきといわれています。これは70〜100mmHgの圧力が皮膚に加わり2時間以上経過すると、組織に損傷の徴候が現れるとされるためです。しかし、体位変換時に圧迫されていた骨突出部の皮膚を観察し、発赤が認められた場合には間隔を短くしたり、体位の工夫を検討するなどが必要です。

⇒深部静脈血栓症
206ページ

＊ 良肢位の保持

骨折などで関節を固定する場合、拘縮や強直をきたすことが予測されてもやむをえないことがあります。そんな場合、可動域制限をきたしても生活上比較的便利な肢位というものが、各関節について検討されています。これを良肢位、または便宜肢位、機能肢位といいます。

股関節の良肢位を保持するために脚の間に外転枕をはさむなど、体位変換に当たっては、良肢位に準じて行います。

◆良肢位◆

肩関節	外転10〜30度、屈曲30度、外旋20度
肘関節	屈曲90度
手関節	背屈10〜20度（軽くボールをつかんだような肢位）
股関節	屈曲10〜30度、外転0〜10度、内・外旋0〜10度（イスに座ることが可能）
膝関節	屈曲10度（完全伸展位では階段の昇降も不便）
足関節	背屈0度、底屈0度

良肢位は、患者さんの利き腕、職業、生活環境、障害のある関節の状態などによっても異なります。患者さんにとってつらくないか確認、観察することが大切です。

> 声かけをしながら、患者さんとタイミングを合わせて行います。ベッドの高さを調節し、腕や手先の筋肉ではなく、背筋など体幹の大きな筋肉を使うと腰痛が予防できます。

◆体位変換のコツ（脊椎患者 仰臥位から右側臥位の場合）◆

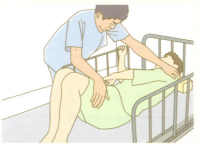

❶患者の右側に立ち、患者に両膝を立てて右側のベッドの柵をつかんでもらう

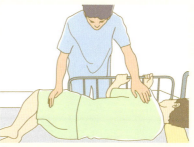

❷左肩と左大腿部を支え、患者に声をかけて右横向きになってもらう

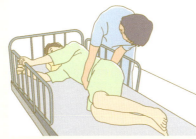

❸両膝を軽く曲げてもらい、腰と肩の位置を調整する

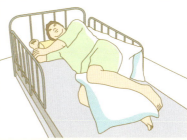

❹必要に応じて、クッションやタオルを背中や脚に当てる

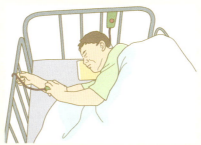

❺布団を掛けて、ナースコールの位置を合わせる

◆体位変換のポイント
- ナースの近くに患者の重心をもってくる
- ナースは足を開いて基底面積を広くし、腰痛を予防する
- 患者の重い部分を分けて移動させる
- 患者のもてる力を最大限に利用する

ここポイント！

体位変換は、自分では自由のきかない人の体に触る作業です。**患者さんの羞恥心や自尊心に十分配慮**して行います。創部だけでなく、患者さんが**安楽な姿勢**になっているかなどを観察しましょう。**点滴、ドレーン、バルンカテーテルなどの曲がりや圧迫がない**ことを確認することも大切です。

術後の疼痛アセスメント

より高いADLを獲得するために、術後早期からのリハビリテーションの重要性が示唆されていますが、手術創の痛みが強いとなかなか進められません。適切な鎮痛法を活用した疼痛コントロールが求められます。

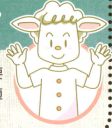

疼痛コントロールの目的

疼痛管理において、ナースの果たす役割は重要です。鎮痛薬などの処方の判断、指示は医師の役割ですが、投与のタイミングや効果の判断はナースに委ねられていることが多いからです。

痛みは、あくまでもその人自身にしかわからない自覚的な症状です。痛みの感じ方には大きな個人差があるうえに、痛みを我慢して表現しない人もいます。患者の苦痛を取り除き、安心して治療に取り組んでもらうために、経時的に痛みの程度や経過を把握します。疼痛の評価スケールなどを利用して、治療計画の一環として疼痛アセスメントを行います。

> 痛みの評価表には、痛みの程度を直線上に表す「視覚的評価スケール（VAS）」、11段階の数字から選択する「数値評価スケール（NRS）」などがあります。スケールの使い方を手術前に指導しておくのが効果的です。

◆表情評価スケール（FRS）◆

1　　2　　3　　4　　5　　6

痛みの程度を、笑っている顔から泣いている顔の6段階の表情で表現。現在感じている痛みがどの表情に近いかを選択する

術後急性期の鎮痛法

【アイシング】
アイスパック、クライオカフ、ジェルタイプ保冷剤などで患部を冷却。

【薬剤】
最もよく使われている鎮痛法。内服、注射、坐薬がある。

【持続硬膜外麻酔】
硬膜外腔にカテーテルを留置して鎮痛薬を注入。

【PCA（patient controlled analgesia）】
静脈にカテーテルを留置し、痛みを感じた時に患者自身が鎮痛薬を投与できる新しい鎮痛法。

> クライオカフは、氷水の入ったタンクと患部を包むカフをホースでつないだアイシングツール。冷却水が循環して患部を冷やします。

⇒整形外科の薬　308ページ

◆術後急性期に使用される主な鎮痛薬◆

分類	一般名(商品名)	投与方法	作用の特徴	重大な副作用	禁忌
非ステロイド性消炎鎮痛薬（NSAIDs）	フルルビプロフェン（ロピオン）	静注	プロスタグランジン合成阻害作用による鎮痛・消炎	ショック、急性腎不全、消化管出血・潰瘍、喘息発作（アスピリン喘息）、痙攣、皮膚粘膜眼症候群（スティブンス-ジョンソン症候群）など	消化性潰瘍、重篤な血液異常・肝機能障害・腎機能障害・心機能不全・高血圧症、アスピリン喘息のある患者など
	インドメタシン（インテバン）	坐薬、直腸内投与（1日2回まで）	プロスタグランジン合成阻害作用による鎮痛・消炎、肛門挿入後1〜2時間で効果最大		消化性潰瘍、重篤な血液異常・肝機能障害・腎機能障害・心機能不全・高血圧症、アスピリン喘息、直腸炎・直腸出血または痔疾のある患者、妊婦または妊娠している可能性のある婦人など
	ジクロフェナクナトリウム（ボルタレン）		プロスタグランジン合成阻害作用による鎮痛・消炎（インドメタシンより強い）、肛門挿入後40〜50分で効果最大		
拮抗性鎮痛薬	ブプレノルフィン塩酸塩（レペタン）	筋注、必要に応じて6〜8時間ごとに反復投与	オピオイド受容体へ作用し痛覚伝導系を遮断、5分以内で最大効果発現、モルヒネ、ペンタゾシンより効果が強い	呼吸抑制・呼吸困難、ショック、せん妄、依存症など	重篤な呼吸抑制・肺機能障害・肝機能障害、頭蓋内圧上昇のある患者、妊婦または妊娠している可能性のある婦人など
	ペンタゾシン（ペンタジン、ソセゴン）	筋注または皮下注、必要に応じて3〜4時間ごとに反復投与	オピオイド受容体へ作用し痛覚伝導系を遮断、15〜20分で効果発現、3〜4時間効果持続	ショック、呼吸抑制、依存性、無顆粒球症、痙攣など	頭部傷害または頭蓋内圧の上昇、重篤な呼吸抑制状態、全身状態が著しく悪化している患者など
麻薬性鎮痛薬	フェンタニルクエン酸塩（フェンタニル）	静注もしくは硬膜外・くも膜下投与	オピオイド受容体へ作用し痛覚伝導系を遮断、静注後ただちに効果発現、30〜45分持続、モルヒネより効果が強い	依存性、呼吸抑制、ショック、不整脈、興奮など	頭部外傷・脳腫瘍などによる昏睡状態のような呼吸抑制を起こしやすい患者、痙攣発作の既往症・喘息のある患者、筋弛緩剤の使用が禁忌の患者など
	モルヒネ塩酸塩（モルヒネ塩酸塩）	皮下注もしくは硬膜外・くも膜下投与	中枢神経およびオピオイド受容体へ作用し痛覚伝導系を遮断	依存症、呼吸抑制、無気肺、錯乱、麻痺性イレウスなど	重篤な呼吸抑制・肝機能障害、痙攣状態、出血性大腸炎、慢性肺疾患に続発する心不全のある患者など
局所麻酔薬	ロピバカイン塩酸塩（アナペイン）	硬膜外持続投与	局所麻酔による痛覚遮断、長時間作用型	ショック、意識障害、振戦、痙攣、異常感覚など	大量出血、ショック状態、敗血症のある患者など
アセトアミノフェン	アセトアミノフェン（アセリオ）	静注	脳の体温調節中枢や中枢神経などに作用し、解熱、鎮痛	ショック、アナフィラキシー、呼吸困難、全身紅潮、血管浮腫、蕁麻疹など	重篤な肝障害・血液異常・腎障害・心機能不全のある患者、アスピリン喘息、消化性潰瘍など

> ✳ ここポイント！
>
> **非ステロイド性消炎鎮痛薬の坐薬は、先制投与が有効**です。挿入後1〜2時間で最大有効血中濃度に達し、長時間にわたって薬理効果が持続します。
>
> 　疼痛のため思うようにリハビリテーションが進まないケースには、定期的に1日2回程度使用するなど、**早期離床に向けた疼痛コントロールに活用**できます。夜間の入眠困難に備えて、あらかじめ投与すると昼間の活動性があがります。

創部ドレーンの管理

術後、創部の死腔に血液や滲出液が貯まると、治癒の遅れや感染の原因になることから、創部ドレーンが使用されます。しかし、取り扱い方を誤ると創部ドレーン自体が感染の導線になりかねません。正しい管理が大切です。

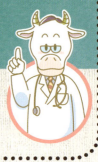

創部ドレーンの種類と目的

術創部の死腔に貯まる血液や滲出液を体外に排出するため、創部ドレーンを使用します。閉鎖式ドレーンは開放式ドレーンよりも感染の危険性が少ないとされているため、整形外科の術後ドレナージには、一般的に閉鎖式の吸引ドレーンが使われています。

手術切開創にドレーンを留置すると感染の危険性が高まるため、手術創から離れたところに留置します。また、ドレーンの留置時間が長いほど細菌の付着が多くなるため、48時間以内の抜去が推奨されています。

ドレーンの観察

人工膝関節置換術後、ドレーンを経時的に抜去し、ドレーンの先端を培養し汚染の具合を比較したところ、術後24時間までは細菌汚染はほとんどなかったが、それ以後は徐々に増加していたとの研究報告があります。ドレーンそのものが、感染の危険因子になります。

⇒整形外科的感染症 230ページ

【排液の観察】
- 経時的に排液の量、性状、流出状況、異常の有無などを観察する

【患者の観察】
- ドレーンに注意して体動・移動ができているか確認する
- 感染徴候や疼痛はみられないかチェックする
- 違和感や拘束感が強くないか、患者の心理的支援も怠らない

【挿入部位・固定状況】
- ドレーンチューブの逸脱、埋没、屈曲、閉塞、逆流に注意する

【トラブル予防】
- 体動で接続部が外れてしまった場合は、患者側とバッグ側の両方をクランプし、チューブ先をガーゼで保護、速やかに医師に報告する
- 流出量および性状の異常がみられたら、ただちに医師に報告する
- 刺入部の発赤、膿など感染徴候や疼痛がみられた時は、ただちに医師に報告する

◆閉鎖式ドレーンの管理ポイント◆

接触部の外れ防止対策

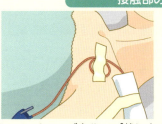

ドレーンチューブをループ状にとめて、挿入部にテンションがかからないようにする

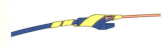

体動の激しい患者は、接続部をテープで固定。接続部が見えないと外れが発見できないので、らせん状に巻く

> 皮膚がかぶれやすい患者さんは、チューブの固定位置を毎日ずらして貼りかえましょう。

排液の管理

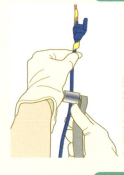

排出量が少ない場合は、チューブを指でしごいたり、ローラーを使用してミルキングをする

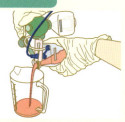

排液を捨てる時は、排液が吸引ボトルに入らないよう、吸引ボトル側を上にする

排液の逆流防止

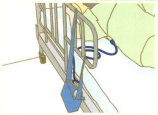

排液バッグは創部より高くならないように注意する

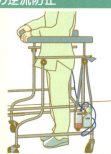

移動する時は、排液バッグを歩行器や患者の体にかける

> 排液バッグは、患者さんが安全に体動、移動できる位置を選んで設置します。

ここポイント！

　手術室から帰室したら、まず閉鎖式ドレーンの**開閉口がしっかりと閉まっているか確認**します。**排液バッグは創部より低い位置で、なおかつ床につかないように設置**します。ドレーン挿入部より上に本体を上げる場合は、**排液の逆流を防ぐため一時的にルートをクランプ**するといいでしょう。
　ドレーン挿入による**違和感や不自由さなど患者さんの苦痛に配慮**し、ドレーンの留置期間、ドレーンが抜けないように体の動かし方に注意することなどをわかりやすく伝え、必要な援助を行います。

整形外科での 自己血輸血

　整形外科では、主に人工関節置換術などの多くの出血が予測される手術で、自己血輸血が行われます。自己血輸血のメリットは、自分の血液ですから不適合が起こらず、肝炎やエイズなどの輸血感染症の心配もないことです。
　自己血の採取法は、❶希釈法、❷回収法、❸貯血法の3種類あります。なかでも適応範囲が広い貯血法が一般的によく実施されており、術前に2〜3回採血を行います。採血した血液の保存法にも3種類あり、それぞれにメリット、デメリットがあります。

◆自己血輸血の種類と特徴◆

種類		方法	利点	欠点
希釈法		手術室で全身麻酔が開始された後、一度に1,000mL前後の自己血を採血し、採血量に見合った量の輸液を行い、体内の血液を薄める。術直後に採血しておいた自己血を体内に戻す	●術前の自己血採血が必要ない ●新鮮血を用意できる ●希釈効果があり、出血量を減らせる	●1回だけの採血のため、採血量に限界がある ●手術時間が延長する ●循環動態が変化する危険がある
回収法		術中または術後に出血した血液を回収し、体内に戻す。 【術中回収法】術中の出血を吸引によって回収し、遠心分離器で必要のないものを除いて赤血球だけを戻す 【術後回収法】術後に出血した血液をそのままフィルターを通して戻す	●大量に出血する手術や、出血量の予測できない手術、人工膝関節置換術などのように術中はほとんど出血がなく、術後だけ出血する手術では有効	●回収した血液に細菌や脂肪が混入する危険性がある ●がん細胞が全身に広がる危険性があるため、がん手術には使用できない
貯血法	全血冷蔵保存	自己血を全血としてそのまま4〜6℃で冷蔵保存する	●特別な器具や装置を必要としないため、どの施設でも実施可能	●保存期間に限界がある ●採血後に貧血が進行する場合は貯血が困難
	MAP赤血球と新鮮凍結血漿(FFP)保存	自己血を赤血球と血漿に分離した後、赤血球にMAP液（保存液）を加え冷蔵保存し、血漿はFFPとして冷凍保存する	●42日間保存可能	●大型遠心機が必要 ●エルシニア菌汚染の危険性がある
	冷凍赤血球とFFP保存	自己血を赤血球と血漿に分離した後、それぞれを冷凍保存し、手術当日に解凍して使用する	●凍結した赤血球は10年間使用できるので、手術の数か月前から大量の貯血が可能 ●新鮮な血液を用意できる	●特別な設備が必要で、冷凍や解凍などの操作が困難なため、一部の施設でしか実施していない ●解凍後は12時間以内に使用する必要がある

第18章
整形外科特有のケア

整形外科では、固定法、装具療法、牽引療法など、特有のケアがたくさんあります。一部の機能を後回しにして、大部分の機能回復を目指すこともあります。圧迫による神経麻痺など合併症も生じやすいので、運動器の解剖や機能を理解したうえでの実践が必要です。また、多くの患者の主訴である疼痛を理解し、心身両面からケアしていくことも大切です。

固定法

重度の骨折や関節の骨折を除いて、皮膚を切開せずに骨の自然の治癒力を利用する固定法が用いられます。骨折以外にも、脱臼の整復後の固定、変形の矯正、手術後の患部の安静などを目的に固定を行います。

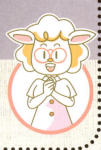

❋ 包帯固定 ❋

包帯固定は、患部の固定や整復、保護など、様々な目的で用いられます。包帯は形状によって巻軸包帯と管状包帯（ネット包帯）に分けられます。また、包帯の種類には、綿・ガーゼ包帯、弾性包帯、絆創膏帯、三角巾、ネット包帯、ギプス包帯などがあります。部位や用途によって使い分けます。

【包帯固定のポイント】
- 巻き始めと巻き終わりは、環行巻きで巻く
- 各部位に均等に圧力がかかるように帯頭を転がして巻いていく
- 包帯に張力がかかると患部を圧迫するので、引っ張らずに転がす
- 循環を妨げないように末梢から中枢に向かって巻く
- 末梢部を露出させ、循環状態や知覚を観察する
- 包帯は適宜交換し、清潔を保つ

> 古代エジプト時代にまで包帯の歴史はさかのぼります。ミイラは包帯を巻かれて保護されており、その時代から治療に包帯が用いられていたようです。その後、紀元前5世紀のヒポクラテスの時代にはすでに包帯法が確立し、日本最古の医学書である「医心方」（984年）にも包帯の記述をみつけることができます。

⇒骨の自然の治癒力 62ページ

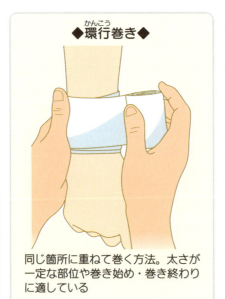

◆環行巻き◆

同じ箇所に重ねて巻く方法。太さが一定な部位や巻き始め・巻き終わりに適している

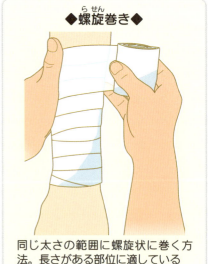

◆螺旋巻き◆

同じ太さの範囲に螺旋状に巻く方法。長さがある部位に適している

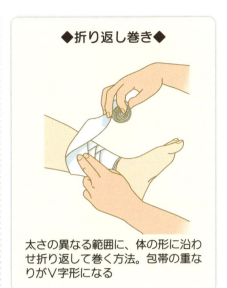

◆折り返し巻き◆

太さの異なる範囲に、体の形に沿わせ折り返して巻く方法。包帯の重なりがV字形になる

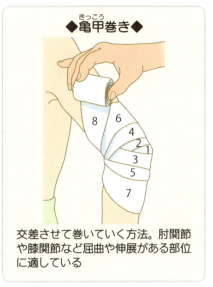

◆亀甲(きっこう)巻き◆

交差させて巻いていく方法。肘関節や膝関節など屈曲や伸展がある部位に適している

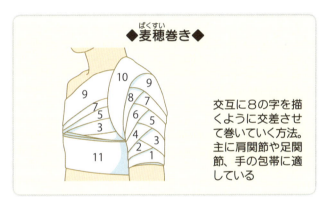

◆麦穂(ばくすい)巻き◆

交互に8の字を描くように交差させて巻いていく方法。主に肩関節や足関節、手の包帯に適している

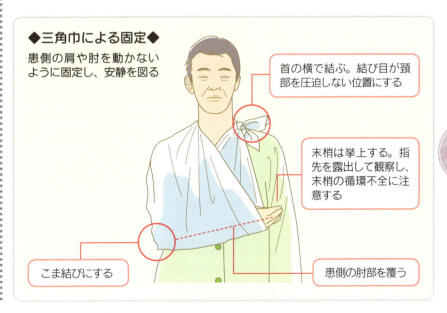

◆三角巾による固定◆

患側の肩や肘を動かないように固定し、安静を図る

- 首の横で結ぶ。結び目が頸部を圧迫しない位置にする
- 末梢は挙上する。指先を露出して観察し、末梢の循環不全に注意する
- こま結びにする
- 患側の肘部を覆う

> 三角巾は適宜交換し、清潔を保持しましょう。固定部位の末梢の循環不全を予防するため、指の屈筋運動を行うことが大切です。

第18章 整形外科特有のケア

固定法 293

副子固定

副子固定は、患部の安静と軽い固定のために用いられる固定法です。外傷や手術直後、患部の腫脹が強いときに、ギプスに代わり用いられることも多いです。

副子は、四肢の一側に当て、弾性包帯で固定するのが一般的です。素材によって、金網副子、アルミニウム副子、ギプス副子などがあります。

◆金網副子◆

金網副子を必要な長さに切って患肢に当て、弾性包帯を巻いて固定する

> アルミニウム副子は、アルミニウム製の板にスポンジを貼り付けた副子で、主に指などの小さな骨や関節の固定に用いられます。

> 臥床時に体重がかかりやすい踵部、ふくらはぎは、皮膚損傷を生じやすいので十分な観察を心がけましょう。

【副子固定のポイント】
- 副子の切断面の処理に注意し、皮膚損傷を防ぐ
- 副子が接触している部位の皮膚損傷に注意し、随時観察する
- 固定用の包帯は、強く巻きすぎない

ギプス固定（四肢）

ギプス固定は、四肢の骨折で最も一般的な固定法で、強固な局所固定により患部の安静を保ち、変形などを予防します。最近では、軽量で強度に優れたプラスチックギプスが多く使われています。

> 「ギプス」はドイツ語で石膏を意味し、英語では「キャスト」といいます。

> ギプス固定中は循環障害や神経障害、皮膚障害などの合併症が起こることがあるため、十分な観察と注意が大切です。

⇒神経障害
　198ページ

【ギプス固定中の観察ポイントと合併症予防】
- 循環障害を防ぐため、患肢を挙上する。また、浮腫、腫脹、冷感の有無を観察し、皮膚の色調を健側と比較する。特に固定後24時間以内は、注意深く観察する
- 神経障害の出現に注意し、痛み、しびれ感などの異常知覚の有無、手指・足趾の運動障害の有無を観察する
- 合併症の症状が現れる場合や異変が認められる場合は、速やかに医師に報告する

> 小児の場合、合併症に伴う痛みやしびれなどを自分でうまく表現できない場合があるため、機嫌や患肢を触れられることに抵抗するなどの様子から痛みの有無を判断します。また、付き添いの保護者からの情報を得ることが大切です。

> ギプス固定中は皮膚の清潔を保ち、かゆみを軽減するためのケアを行います。

- 合併症の症状を確実に改善するためには、ギプスカットを行う
- 循環障害や神経障害、筋萎縮・関節拘縮を防ぐために、<mark>手指・足趾の自動運動やマッサージを</mark>指導する。患肢だけでなく、健肢側も行う。時間を決めるなどして、毎日行うことが大切
- 術後などにギプス固定を行い、創がある場合は、<mark>出血状態</mark>に注意し、ギプスへの血液の滲出を観察する。<mark>発熱、悪臭、分泌物</mark>がある場合は、感染が生じている可能性があるので見逃さない
- <mark>骨の突出部</mark>（足関節果部や腓骨頭など）は、ギプスで圧迫され、皮膚障害を生じやすいので、十分に観察する

◆フォルクマン拘縮◆

重篤な合併症は、上腕骨顆上骨折に伴って前腕部の掌側に生じるフォルクマン拘縮で、筋肉や神経への血液供給に障害が起き、壊死に至る。<mark>手指の屈曲傾向や他動運動で伸展時に痛みがある場合</mark>は、フォルクマン拘縮を疑う。

【ギプス固定中の清潔保持とケア】
- シャワー時にはギプスを<mark>ビニールカバー</mark>などで覆い濡れないように工夫する。濡れてしまった場合はドライヤーをあてて、ギプス内

⇒上腕骨顆上骨折 56ページ
⇒フォルクマン拘縮 45ページ

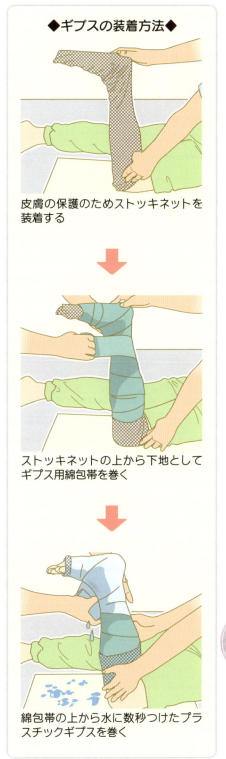

◆ギプスの装着方法◆

皮膚の保護のためストッキネットを装着する

ストッキネットの上から下地としてギプス用綿包帯を巻く

綿包帯の上から水に数秒つけたプラスチックギプスを巻く

部の綿包帯まで十分に乾かす
- ギプス内の掻痒感(そうようかん)を軽減するためには、ギプスの上から軽く叩く、氷枕にカバーをかけてギプスの上から冷やす、ノズルを差し込むタイプの清涼スプレーを用いるなどの方法で対処する
- 下肢のギプス固定を行っている場合は、外出時にギプスカバーを使用して汚れを防ぐ

> ギプス固定中の日常生活をサポートする様々な製品が出ています。上手に活用しましょう。

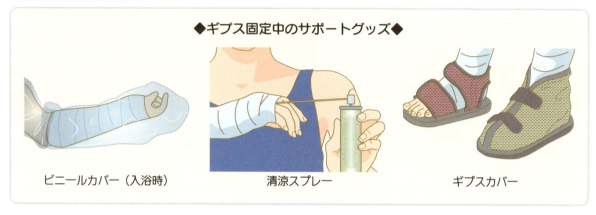

◆ギプス固定中のサポートグッズ◆

ビニールカバー(入浴時)　　清涼スプレー　　ギプスカバー

ギプス固定(体幹)

体幹のギプス固定は、胸椎・腰椎の骨折時の安静・固定、また、変形の矯正に用いられる強固な固定法です。胸椎・腰椎の骨折では、通常3週間程度体幹ギプス固定したあと、硬性コルセット、軟性コルセットへと移行し、局所の安静を図ります。

【ギプス固定中の観察ポイントと合併症予防】

体幹ギプスの装着では、キャスト症候群(じょうちょうかんまくどうみゃく)(上腸間膜動脈症候群)の出現に注意します。装着後は、悪心や嘔吐、腹痛、腹部膨満などの消化器症状の有無、全身状態、バイタルサイン(体温・脈拍・血圧・呼吸状態)の変化などを把握します。

腹臥位や左側臥位など体位を変えることで軽快する場合もありますが、

◆体幹ギプス◆

症状の程度によって異なるが、通常はギプス固定後、歩行などの日常生活動作は可能

⇒硬性コルセット
　298ページ
⇒軟性コルセット
　298ページ

> 体幹部は発汗の多い部位のため、こまめに清拭し、清潔を保ちます。

症状の改善がみられない場合はギプスを除去します。
　腋窩や鼠径部は、ギプスの辺縁が当たり、擦れると皮膚障害を生じる場合があります。また、体動によってギプスがずれると、皮膚障害の原因となります。辺縁部のカットや保護などで、予防に努めます。

> ◆キャスト症候群◆
> 　脊椎が過伸展された状態で、体幹をギプスで固定すると、十二指腸を圧迫し、上腸間膜動脈の循環障害を引き起こす。腸閉塞様症状を示し、消化器症状は食事によって増悪し、重篤な場合は、ショック状態を生じることもある。徴候を見逃さないよう十分に注意する。

> ギプスの固定性は保たれているか、ズレていないか、皮膚の損傷はないか観察します。異常があれば、医師に報告し、ギプスカットして、症状を観察し再固定します。

【ギプス固定中の清潔保持とケア】
- ギプス下の皮膚の清潔を保ち、掻痒感を軽減する。長めのタオルをギプス内に通して拭くことや、拭き取り不要の清拭剤などを使用する
- ギプス下の皮膚には、湿気が残らないように注意する
- ギプスに影響のない下半身などの清潔には、シャワー浴を行う

ここポイント！

　ギプス固定中は、固定部位の清潔を保持するのが難しく、かゆみが生じやすくなっています。ギプスは濡れると破損や変形しやすく、制限も多くありますが、皮膚の汚れがひどくなると、不快感が増します。**ギプスが濡れないように十分注意**しながら、**清潔にする方法を工夫**することが大切です。
　清拭は**皮膚の汚れを取る**だけでなく、**全身の観察**ができ、**皮膚トラブルの発見**にも役立ちます。また、**マッサージ効果**があり、清拭の際に健肢を動かすことによって、**関節拘縮の予防**にもつながります。

〈短時間で効果的に清拭を行うコツ〉
- 片手でも扱える小さいサイズの**蒸しタオル**を用意し、1回に使用する蒸しタオルをビニール袋などに小分けしておく
- 陰部には使用後そのまま廃棄できるように、**片手で扱える大きさのカット綿**を用意し、清拭時に濡らして使用する
- ギプスに影響のない範囲で、**フットバス**などを使用して**足浴**を取り入れる

　空腹時や食後は避けます。カーテンを引くなどプライバシーに配慮し、不必要な肌の露出を避け、手際よく行いましょう。自分でできる範囲は、自分で拭いてもらいます。また、退院後、自宅で清潔ケアを行えるよう、方法やコツを指導することも大切です。

装具装着とケア

四肢や体幹の患部の固定・安静などのため、様々な装具を使用します。装具は、医師が疾患や症状の程度に応じて処方し、その処方をもとに義肢装具師が製作します。

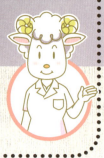

＊ コルセット

コルセットは、体幹の固定、脊柱の運動制限、良肢位の保持、変形の矯正・予防、体重の支持（免荷）などを目的とした装具です。硬性コルセットと軟性コルセットがあり、疾患や症状の程度に応じて使い分けます。

【装着とケアのポイント】
- 皮膚障害を防ぐため、必ず肌着を着用し、コルセットを皮膚に直接当てないようにする
- 正しい位置に装着し、3点固定が守られていることを確認する
- 圧迫による吐き気や不快感が生じ

> 医療機関によっては、装具外来や装具室などを設けているところもあります。

> コルセットは長期間使用すると背筋や腹筋が衰えてしまうため、医師に指示された使用期間や使用法を守ることが大切です。

◆コルセットの3点固定◆

支点と、反対側の上下2点の合計3点で保持。支持性や矯正効果を高める

◆硬性コルセット◆

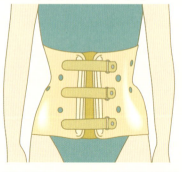

プラスチックや金属などの硬い素材でできているため、しっかり固定できるが、動作が大きく制限される

◆軟性コルセット◆

〈正面〉　　　〈背面〉

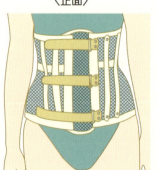 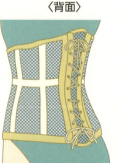

軟らかくて吸湿性に優れたメッシュ素材などが用いられる。動きによる負荷を軽減し、痛みを緩和する目的で使用する

ていないか確認する。ベルトをきつく締めると、胃部が圧迫され食欲低下の原因となるため、締めすぎないよう注意する
- 圧迫による皮膚障害や褥瘡に注意する
- 随時、装着状態を観察し、ずれやゆるみが生じている場合は適切な位置に戻し、ベルトを締め直す

> 食事の際には上部のベルトは必要に応じてゆるめます。

頚椎カラー

頚椎カラーは、頚椎の保護や運動制限、頭部の支持、術後の安静保持などを目的として使用します。硬いタイプ（フィラデルフィアカラー、フレームカラーなど）と軟らかいタイプ（ソフトカラー）があり、損傷の程度や症状に応じて使い分けます。

【装着とケアのポイント】
- 正しい位置に装着し、3点固定が守られていることを確認する
- 固定用ベルトの締めすぎに注意し、苦しくないか確認する。随時、装着状態を観察し、ずれ・ゆるみが生じた場合には固定しなおす
- カラーの形状や素材によっては、下顎骨部分の圧迫や摩擦で皮膚損傷や皮膚アレルギーを生じる場合がある。ストッキネットやガーゼなどで装具の内側を保護し、カラーが直接皮膚に触れないようにする
- 開口制限が生じるため、必要に応じて食事形態を、粥や軟菜などの咀嚼しやすいものにするなど工夫する

> 頚椎カラーの長期間に及ぶ装着は、頚部周囲筋の筋力低下や筋萎縮をもたらすため、漫然と使用することは避けます。

> 洗髪時などカラーを外す際は、シャワーの角度を調整し、頚椎を前屈しないようにします。

⇒ストッキネット 295ページ

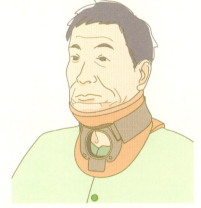

◆フィラデルフィアカラー◆

軽量でソフトなスポンジ製。顎受けが付いている。頚椎の屈曲・伸展を制限、負担の軽減などに使用

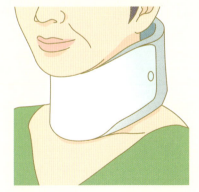

◆ソフトカラー◆

布製で皮膚にソフト。軽度な頚椎疾患で用いられる

- 視野範囲が制限され、特に足元が見えないため、環境を整備し、転倒を防ぐ
- 汗によって蒸れるため、接触部分の清潔に努める
- ソフトカラーはカバーを外して洗濯をし、清潔を保つ

❋ 四肢の装具 ❋

四肢の運動制限や固定などを目的とした装具には、部位や症状の程度に応じて、様々な種類があります。上肢装具では、肩関節装具、肘装具、手関節装具、指装具など。下肢装具では、股関節外転装具、長下肢装具（大腿骨から足底）、短下肢装具（下腿から足底）、膝装具、靴型装具などがあります。

【装着とケアのポイント】
- 固定方法や保護の仕方を十分に確認し、装着する
- 装具による皮膚損傷の有無を観察する
- 下肢装具は荷重部分に皮膚損

> 装具の素材は、金属やプラスチック、布など用途や部位に応じて様々です。素材によるアレルギー反応や皮膚トラブルの出現に注意しましょう。

⇒短下肢装具
　199 ページ
⇒靴型装具
　175 ページ
⇒股関節外転装具
　269 ページ
⇒手関節固定装具
　186 ページ
⇒肩関節脱臼
　100 ページ
⇒腱板断裂
　94 ページ

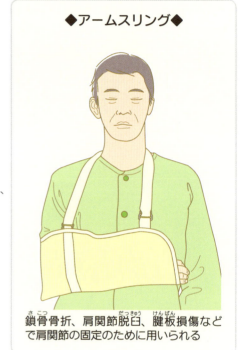

◆アームスリング◆

鎖骨骨折、肩関節脱臼、腱板損傷などで肩関節の固定のために用いられる

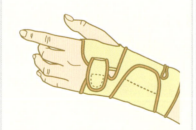

◆リストサポート◆

手関節や筋・腱・神経の障害によって生じる関節の不安定性の矯正に用いられる

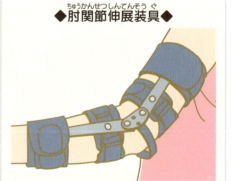

◆肘関節伸展装具◆（ちゅうかんせつしんてんそうぐ）

肘関節を伸展位に固定し、良肢位に保持する

⇒膝靱帯損傷
　156ページ
⇒半月板縫合術
　155ページ
⇒下垂足
　195、199ページ

傷を生じることがあるため、**ストッキネット**などを使用し、皮膚に直接当たらないようにする

◆短下肢装具◆

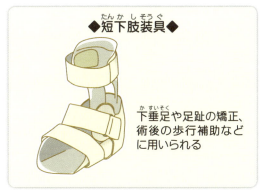

下垂足や足趾の矯正、術後の歩行補助などに用いられる

◆ニーブレース◆

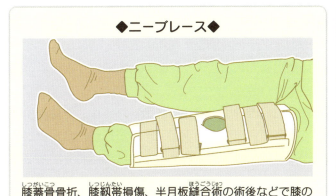

膝蓋骨骨折、膝靱帯損傷、半月板縫合術の術後などで膝の安静を保持するために使用する

◆足底挿板◆

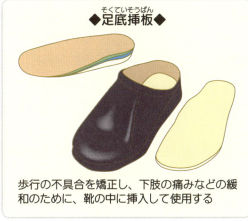

歩行の不具合を矯正し、下肢の痛みなどの緩和のために、靴の中に挿入して使用する

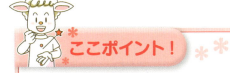

ここポイント！

　各種の**装具の特徴**や、**装着する目的**、**正しい装着方法**について理解しておきましょう。強く締め付け過ぎるなど誤った装着方法は、**循環障害や腓骨神経麻痺などの合併症**を引き起こす可能性があります。合併症の出現に注意し、十分な観察を行いましょう。

〈装具装着中のケアのポイント〉
- 装具による皮膚障害を予防するため、装着時には**ガーゼ**、**ストッキネット**、**皮膚保護材**、などを使って皮膚に直接当たらないようにする
- 1日1回は**装着部位を清拭**し、清潔を保つ。可能な場合は、**シャワー浴**を取り入れる
- 装具を取り外した時に、**圧迫感や摩擦**による痛み、**皮膚障害**の有無を観察する
- 装具が当たって痛みを訴える場合は、部位を確認して**義肢装具士**に相談し、調整や修理をする
- 装具を装着していない部分は、筋力の維持増強や関節拘縮を防ぐため可能な限り**自動運動**を行うよう指導する
- 退院後も装具の装着が必要な場合は、自分で着脱できるよう**正しい装着方法**や**着脱方法**、**管理方法**などを十分に指導する

牽引療法

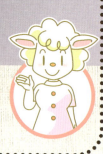

牽引療法は、四肢や体幹の患部に牽引力を加える治療法です。骨折・脱臼の整復や良肢位の保持、関節拘縮・強直の予防などを目的として行います。牽引療法中は、患者の苦痛への配慮や、褥瘡、感染など合併症への注意が必要です。

✻ 牽引の種類と方法

牽引療法は、患部を直接的または間接的に牽引する保存療法です。骨折や脱臼の整復、関節拘縮の予防・矯正、局所の安静・鎮静化などを目的として行います。自然治癒力を利用するため、治療効果が出るまでには、時間がかかる場合もあります。

牽引は、主に直達牽引と介達牽引の2つに大別されます。直達牽引は骨に鋼線などを通して、直接骨に牽引力を加える方法です。介達牽引は皮膚に当てたトラックバンドによって、間接的に骨に牽引力を加える方法です。

> 直達牽引中であっても清拭や更衣は必要です。患者さんの清潔保持や心身のリフレッシュを図るとともに、全身を観察することができます。

⇒骨折・脱臼
　42ページ

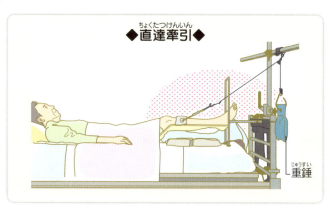

◆直達牽引◆
重錘

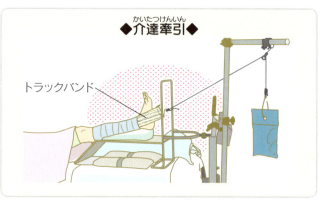

◆介達牽引◆
トラックバンド

◆牽引の種類と目的◆

種類		目的
直達牽引	キルシュナー鋼線牽引	四肢の骨折の整復と固定
	頭蓋直達牽引	頸椎の脱臼・骨折の整復と安静固定
	ハローリング牽引	頸椎の脱臼・骨折の整復と固定、手術後の頸位保持（術後、そのままハロー固定に移行する）
介達牽引	スピードトラック牽引	四肢の骨折・脱臼の整復と固定
	骨盤牽引	腰椎疾患の安静・鎮静
	グリソン牽引	頸椎疾患の安静・鎮静、神経症状の回復

【牽引時のポイント】
- 正しい肢位が保たれているか確認する
- 牽引の方向が適切か確認する
- 指示量の重錘（おもり）が守られているか確認する
- ロープが滑車から外れていないか、重錘の落下の危険がないか確認する
- 刺入されている鋼線が左右にずれていないか確認する
- トラックバンドのゆるみ・ずれが生じていないか確認する

牽引療法は古くギリシャ時代から行われていました。ヒポクラテスが骨折や脱臼の整復に用いたといわれています。

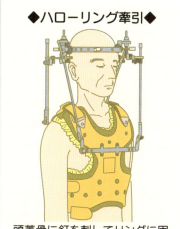

◆ハローリング牽引◆

頭蓋骨に釘を刺してリングに固定し、リングに牽引力を加えることで強固な牽引力を脊柱に加える

⇒頸椎の脱臼・骨折　46ページ
⇒腰椎疾患　65ページ

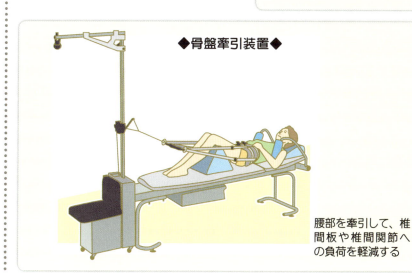

◆骨盤牽引装置◆

腰部を牽引して、椎間板や椎間関節への負荷を軽減する

第18章　整形外科特有のケア

牽引療法　303

✲ 牽引中の合併症予防

牽引療法を行っている間は、同一肢位を保持することや、牽引器具による圧迫や摩擦、感染などによって、様々な合併症を生じることがあります。合併症の予防には、良肢位の保持や十分な観察に努めることが大切です。

【末梢神経障害】

牽引中は同一肢位を保持するため、圧迫による神経麻痺を生じることがあります。上肢では正中神経麻痺、尺骨神経麻痺、橈骨神経麻痺、下肢では腓骨神経麻痺を生じやすいです。圧迫予防のため、良肢位の保持とともに、しびれや知覚鈍麻、運動障害の有無を観察します。特に下肢の牽引では、予防のためにカーフパンピング運動（底背屈運動）を指導します。

> 末梢神経障害は、四肢の牽引では最も注意が必要な合併症です。特に腓骨神経麻痺の予防対策には十分配慮しましょう。

【循環障害】

介達牽引で四肢に包帯を巻く場合は、締めすぎによる圧迫などで循環障害が生じることがあります。末梢の皮膚の色調の変化や冷感、しびれ、浮腫の有無などを観察します。

【関節拘縮、筋力低下】

牽引療法は安静の保持や長期間の臥床のため、関節拘縮や筋力低下が生じやすくなります。予防のために、可能な範囲での運動を指導します。時間を決めて定期的に行い、関節運動が可能な部位は自動運動を、関節運動ができない患側は等尺性運動を行います。

> 特に体位変換時などの体動時に疼痛が増強するため注意が必要です。体位変換時には、数人のスタッフで患部の固定をしながら行うなど工夫しましょう。

【褥瘡】

牽引中は同一体位や肢位を長時間保持することによる圧迫や摩擦、体位変換が制限されるため、褥瘡が生じやすくなります。褥瘡の好発部位である骨の突出部（仰臥位では仙骨部、肩甲骨部、頭骨部、肘関節部、踵部など）には、スポンジなどを用いて圧迫を回避します。また、可能な範囲で体位変換を行います。

【皮膚障害】

介達牽引では、牽引器具による圧迫や摩擦で、表皮剥離や水疱形成などの皮膚障害が生じやすくなります。定期的に包帯を外して皮膚を観察し、清拭、巻き替えを行います。

【感染】

直達牽引（キルシュナー鋼線牽引）では、鋼線刺入部位が感染源とな

> ⇒正中神経麻痺
>   184ページ
> ⇒尺骨神経麻痺
>   188ページ
> ⇒腓骨神経麻痺
>   198ページ
> ⇒カーフパンピング運動
>   279ページ
> ⇒体位変換
>   284ページ
> ⇒感染
>   229ページ

りやすいです。清潔操作を徹底するとともに、鋼線刺入部位の発赤、腫脹、疼痛、出血、滲出液の有無を観察し、早期発見に努めます。

牽引中の苦痛の緩和

患部の局所的な痛みに加えて、牽引療法による局所や全身の安静保持で活動が制限されるため、精神的な苦痛を伴います。局所の疼痛緩和とともに治療に伴う苦痛の緩和に努めることが大切です。

【疼痛対策】
局所の疼痛は、患者の表情を観察し、疼痛の有無を定期的に確認します。疼痛が出現した場合は、部位、性質（安静時か体動時か）、程度（瞬間的か持続性か）を確認し、対処していきます。疼痛コントロールのため、必要に応じて、非ステロイド性消炎鎮痛薬を用います。

【日常生活援助】
自分でできる範囲で行えるよう、ベッドサイドの環境を整え、必要な物を使用しやすくします。牽引の部位によっては、食事など介助が必要な場合があるので、状態に応じて対応します。ナースコールは、手の届く範囲に設置するよう注意します。

【精神的援助】
入院による環境の変化や活動制限に伴うストレスを緩和するため、定期的にベッドサイドを訪れ、傾聴、声掛け、励ましを行い、気分転換を図ります。睡眠状況や食欲、また抑うつなどの精神状態を確認することも必要です。

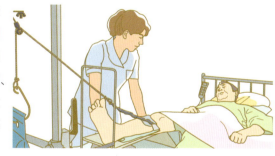

昼夜のリズムをつけるため、起床時にはカーテンを開け、日中は声掛けを多くするなど、メリハリをつけるよう環境を調整します。

⇒疼痛コントロール 286ページ

ここポイント！

牽引の目的と方法を十分に説明し、牽引の機械操作に伴う不安や緊張をやわらげ、治療に前向きな協力を得ることが大切です。
牽引中は、正しい体位・肢位で正しい方向に牽引が行われていることを確認し、末梢神経障害や循環障害など**合併症の出現に注意**し、十分に観察しましょう。

歩行補助具（杖）

歩行補助具には、施設内で使用する歩行器、松葉杖やＴ字杖などがあり、歩行障害のある患者の歩行能力を補います。患者の状態や、ライフスタイルなどを考慮したうえで適切なものを選択し、使い方を指導します。

✳ 松葉杖 ✳

松葉杖は、体重を上肢で支持し、バランスを保持して歩行する補助具です。主に下肢の片側が障害された際、運動機能を全体的に評価したうえで松葉杖歩行が可能であると判断された場合に使用します。松葉杖の長さを患者の体に合うように調整し、3点歩行ができるように指導・訓練します。

> 腋窩に体重をかけると、神経麻痺や皮膚損傷の原因となるので十分注意するよう指導しましょう。

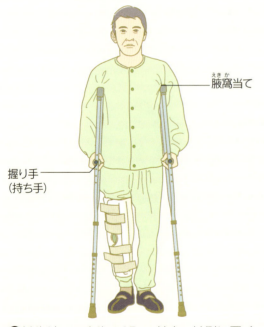

◆松葉杖の合わせ方◆

- 腋窩当て
- 握り手（持ち手）

❶杖先は、つま先の15cm前方・外側に置く
❷腋窩当ては、2〜3指隙間をあけて腋窩に合わせる
❸握り手は、肘を30度屈曲した時、大転子の高さ

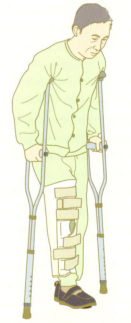

◆歩き方（3点歩行）◆

❶健肢で立つ
❷両松葉杖と患肢を同時に前に出す
❸腕に体重をかけながら健肢を前に出す

＊ T字杖

杖は歩行時の患肢の痛み、**下肢の筋力低下**、**片麻痺**がある場合などに使用します。T字杖、ロフストランド杖、カナディアンクラッチ、多点杖などの種類があり、患者の状態に合わせて選択します。一般的に一番よく使用されているのがT字杖で、高さの調整ができるものや、コンパクトに折りたためるものなどがあります。

> 杖歩行に慣れていない患者さんの不安は大きいです。杖歩行が安定してできるまで、転倒しやすい側に立つ、杖を持っていない側の患者さんの手を持って一緒に歩くなど、目を離さず介助します。

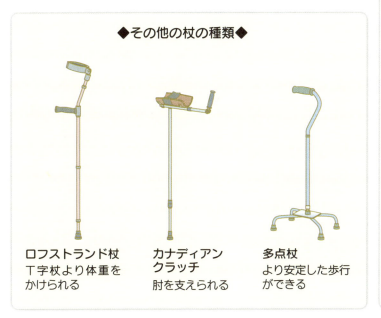

◆T字杖の高さと持ち方◆

❶ 手を体の横に下垂させた時、杖の柄が手首の高さ
❷ 患肢とは反対側の手に持つ
❸ 示指と中指で挟むように握る

◆その他の杖の種類◆

- ロフストランド杖　T字杖より体重をかけられる
- カナディアンクラッチ　肘を支えられる
- 多点杖　より安定した歩行ができる

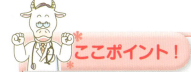

ここポイント！

杖の長さや**握り手の高さ**がしっかりと合っていない場合や、**正しい使い方**が守られていない場合、歩行が不安定になり、転倒を招く危険があります。安全に歩行するためのポイントは、
- **立ち上がり動作**や**立位保持**が不安定だと、転倒を招くので、安定した動作を指導する
- **杖先のゴム**が擦り減っていると滑りやすく危険。擦り減りがあれば、新しいものに交換する
- **床が濡れている**場合や**障害物**が置いてあると転倒を招くので注意する
- **患肢の免荷**を守らないと、再骨折などや症状の悪化を招くため注意する

歩行補助具（杖）

第18章 整形外科特有のケア

整形外科の薬

整形外科で使用する薬には様々な種類があり、内服薬、外用薬、坐薬、注射薬など剤形や使用方法も異なるため、年齢や症状などを考慮して選択します。痛みが激しい場合などには、局所へ直接薬剤を注射する治療も行われます。

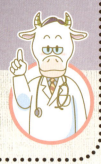

✳ 薬物療法で使用する主な薬

整形外科では、痛みを主訴として来院する場合が多くみられます。炎症や痛みの抑制を図るため、非ステロイド性消炎鎮痛薬をはじめ、各種の薬剤を使用します。これらの薬物療法は、疾患に対する直接的な治療でなく、痛みをやわらげるなど、適度な運動が維持できるように対処するための治療法です。

痛みの訴えには個人差があるため、痛みに対する不安が強い場合や慢性的な疼痛のコントロールに対して、抗不安薬や睡眠薬が用いられる場合もあります。

疾患そのものに働きかける薬には、骨粗鬆症に対する骨粗鬆症薬、関節リウマチに対する抗リウマチ薬や生物学的製剤などがあります。

【内服薬】
非ステロイド性消炎鎮痛薬が最もよく処方されます。他に解熱鎮痛薬、ステロイド（副腎皮質ホルモン）、筋弛緩薬、抗菌薬、ビタミン薬、骨粗鬆症薬、抗リウマチ薬、生物学的製剤、血管拡張薬、抗凝固薬、抗不安薬、睡眠薬などが使用されます。

【外用薬】
非ステロイド性消炎鎮痛薬などが用いられます。湿布薬、軟膏、クリーム、ゲル、また、スティックタイプや、スプレータイプなど様々な種類のものがあります。

【坐薬】
非ステロイド性消炎鎮痛薬などが用いられます。

【注射薬】
非ステロイド性消炎鎮痛薬、ステロイド（副腎皮質ホルモン）、抗菌薬、生物学的製剤などが使用されます。関節内注射にはヒアルロン酸製剤、神経ブロックには麻酔薬などが用いられます。

「痛み」とは、国際疼痛学会によれば「実質的または潜在的な組織損傷に結びつく、あるいはこのような損傷を表す言葉を使って述べられる不快な感覚・体験である」とされています。「痛み」は、主観的な感覚・感情であり、患者さんが痛いと言えば痛みが存在し、必ずしも刺激と結びつけることを意味しないことを理解しておきましょう。

「痛み」には、侵害受容性疼痛と神経障害性疼痛、その2つが混合している場合などがあります。

⇒骨粗鬆症 214ページ
⇒関節リウマチ 242ページ

主な非ステロイド性消炎鎮痛薬（内服）

強力な鎮痛効果と炎症を抑える効果をあわせてもち、整形外科で広く使われる鎮痛剤です。

◆**主な非ステロイド性消炎鎮痛薬**◆

分類	一般名	代表的な商品名
サリチル酸系	アスピリン	アスピリン
フェナム酸系	メフェナム酸	ポンタール
アリール酢酸系	ジクロフェナクナトリウム	ボルタレン、ナボールSR
	アンフェナクナトリウム	フェナゾックス
	スリンダク	クリノリル
	インドメタシン	インドメタシン
	インドメタシンファルネシル	インフリー
	ナブメトン	レリフェン
	エトドラク	ハイペン、オステラック
プロピオン酸系	イブプロフェン	ブルフェン
	ナプロキセン	ナイキサン
	ロキソプロフェンナトリウム	ロキソニン
	ザルトプロフェン	ソレトン、ペオン
オキシカム系	ピロキシカム	バキソ
	アンピロキシカム	フルカム
	メロキシカム	モービック
	ロルノキシカム	ロルカム
コキシブ系	セレコキシブ	セレコックス

> 非ステロイド性消炎鎮痛薬には多くの種類があるため、それぞれの特徴を理解して使用することが大切です。

【消炎】

頻度の高い副作用として、胃腸炎や胃・十二指腸潰瘍などの消化器系の症状があります。高齢者や潰瘍など消化器系の既往がある患者への投与には、特に注意が必要です。また、複数の非ステロイド性消炎鎮痛薬やステロイド（副腎皮質ホルモン）を投与する場合にも注意します。

近年では、胃腸障害の副作用が現れにくいCOXⅡ選択的阻害薬が多く用いられています。COX-2は、局所で発生する発痛・炎症物質であるプロスタグランジンE2（PGE2）を合成するシクロオキシゲナーゼ（COX）活性を阻害して、強い抗炎症、鎮痛作用を発揮します。

アセトアミノフェン

100年以上前に発見され、50年以上臨床に使われている薬です。老若男女に使用でき、長期投与も可能です。内服鎮痛薬として、急性・慢性腰痛の第1選択薬になっています。

作用機序は必ずしも明らかになっておらず、主に中枢神経に作用して鎮痛・解熱効果を発揮するものと考えられています。安全性は高いが、非ステロイド性消炎鎮痛薬に比べ、炎症を抑える作用はなく、鎮痛効果も弱いです。

オピオイド鎮痛薬：トラマドール、アセトアミノフェン合剤

オピオイドは、中枢神経系や末梢神経の複数の部位で作用し、強力な鎮痛効果を発揮します。オピオイドのトラマドール、トラマドールとアセトアミノフェン合剤（トラムセット）は、錠剤またはカプセル剤があり、非オピオイドでは治療困難な慢性疼痛に使用されます。

ショックや呼吸抑制、依存性など重大な副作用が起こる可能性があるので、慎重かつ適正に使用しなければなりません。

神経障害性疼痛治療：プレガバリン

神経障害性疼痛の第1選択薬です。神経障害性疼痛の発生には、末梢神経の異所性発火、神経性炎症、感作などが関与しています。プレガバリン（リリカ）は、前シナプスのカルシウムチャネルに結合して痛みの伝達物質の放出を低下させ、鎮痛効果を発揮します。

副作用は比較的少ないといえますが、眠気、ふらつき、意識消失などがありますので、特に高齢者では転倒などに十分な注意が必要です。

SNRI：デュロキセチン

炎症や侵害刺激が繰り返したり、長引いたりすることで、中枢神経の下行性疼痛抑制系（痛みのブレーキ機能）が低下することがあります。SNRI（セロトニン・ノルアドレナリン再取り込み阻害薬）のデュロキセチン（サインバルタ）は、脊髄後角でのシナプスのセロトニンとノル

アドレナリンの再取り込みを阻害し、低下した下行性疼痛抑制系を活性化して痛みを抑制する力を強めることで鎮痛効果を発揮します。

整形外科では、変形性関節症などに用いられる他、2016年から、慢性腰痛症にともなう疼痛の鎮痛薬としての使用も認可されています。

✳ 広がる痛み止めの選択肢

近年、痛みのメカニズムの研究が進み、整形外科において鎮痛薬として使われる薬の種類も拡大しています。

鎮静効果や意欲向上効果のある三環系抗うつ薬のトリプタノール、ノリトレンや、ワクシニアウイルス接種家兎炎症皮膚抽出液のノイロトロピンも、慢性疼痛の鎮痛薬として使われるようになってきました。

✳ 外用鎮痛薬

従来の湿布薬に比べ、圧倒的に皮膚からの吸収がよくなり、効果の高い湿布薬が次々に開発され、非常によく使われています。薬の成分は多くは非ステロイド性消炎鎮痛薬ですが、強い痛みを取る目的でオピオイドを成分とする薬もあります。

皮膚から患部によく吸収されるため、内服薬との併用を必要としませんが、体内の薬材料が多くなりすぎないように枚数制限などの用法に注意する必要があります。

◆よく使われる湿布薬◆

分類	一般名	代表的な商品名	効能／効果	用法
非ステロイド性消炎鎮痛薬	ケトプロフェン	モーラステープ	変形性関節症、腱・腱鞘炎、外傷後の腫脹・疼痛など	1日1回
	エスフルルビプロフェン	ロコアテープ	変形性関節症の鎮痛・消炎	1日1回、同時に2枚を超えて貼付しない
	アドフィード	アドフィードパップ	変形性関節症、肩関節周囲炎、腱・腱鞘炎、筋肉痛、外傷後の腫脹・疼痛など	1日2回
	カトレップ	カトレップパップ	変形性関節症、肩関節周囲炎、腱・腱鞘炎、筋肉痛、外傷後の腫脹・疼痛など	1日2回
	ロキソニン	ロキソニンテープ	変形性関節症、筋肉痛、外傷後の腫脹・疼痛	1日1回
オピオイド	フェンタニル	デュロテップMTパッチ	慢性疼痛	3日ごとに貼り替え
	ブプレノルフィン	ノルスパンテープ	変形性関節症、腰痛にともなう慢性疼痛	7日ごとに貼り替え

✳ その他

◆筋弛緩薬◆

主な効果	神経などに作用し、筋肉の緊張をやわらげ、一時的に疼痛を抑制する
対象	筋肉の緊張・痙攣などによる慢性的な疼痛。また、骨折の非観血的整復の際の麻酔として利用
副作用	脱力感、めまい、ふらつき、眠気、飲み始めの血圧低下など。末梢性筋弛緩薬は使用時に呼吸停止のリスクを伴う

◆血管拡張薬◆

主な効果	神経に作用して血流を改善する。プロスタグランジンE_1製剤は血管を拡張し、血小板が凝固するのを抑制する
対象	脊柱管狭窄症や椎間板ヘルニアなどによる下肢の疼痛やしびれ、間欠跛行
副作用	頭痛、動悸、顔面紅潮、下痢、腹痛、吐き気、味覚障害などが起こる場合があるが、重篤な症状に至ることは少ない

> 血管拡張薬は少量の処方から始め、吐き気や下痢などの副作用がないことを確認しながら増量していきます。服用後の体調を十分に確認しましょう。

◆ビタミンE製剤◆

主な効果	末梢の血流を改善する
対象	下肢の疼痛やしびれ、筋力の低下などの末梢神経障害
副作用	胃の不快感、便秘、下痢、発疹など

◆ビタミンB_{12}製剤◆

主な効果	障害を受けた末梢神経の修復を促進させる
対象	下肢の疼痛やしびれ
副作用	食欲不振、吐き気、嘔吐、発疹など

◆抗不安薬◆

主な効果	筋肉の緊張をやわらげる
対象	肩や腰部の緊張・張りなどによる慢性的な疼痛の鎮痛補助。疼痛などへの不安
副作用	眠気、ふらつき、めまい、脱力感、疲労感、倦怠感など

> 抗不安薬の効果や副作用は個々の感受性により異なります。十分に様子を観察し、薬の適正を判断することが大切です。

⇒脊柱管狭窄症 76ページ
⇒椎間板ヘルニア 70ページ
⇒間欠跛行 13、77ページ
⇒末梢神経障害 282ページ

＊ 関節内注射

関節液の主成分であるヒアルロン酸などを、関節包内へ直接注入することで、症状の軽減を図ります。変形性関節症や関節炎などで、関節包内に痛みの原因がある場合に用いられます。

また、ステロイド（副腎皮質ホルモン）の関節内注射は、症状の軽減に効果が期待できる一方で、ステロイド関節症（ステロイド製剤の頻回投与によって軟骨が破壊される）や化膿性関節炎などの合併症に注意が必要なため、現在ではあまり行われなくなっています。

ヒアルロン酸は関節液に含まれる物質で、関節軟骨同士が擦れ合うことですり減らないように働いています。

ヒアルロン酸の歴史は古く、1934年に米国コロンビア大学の教授らによって分離されました。現在では、整形外科の他、眼科、外科などでも使われています。

特に夏場は、汗による肌の汚れや菌の繁殖が起こりやすいため、患部を清潔に保つよう指導しましょう。

⇒化膿性関節炎
　236ページ
⇒感染
　230ページ

【関節内注射の手順】

❶ 注射部位をアルコール綿などで拭いて、汚れを落とす
❷ ポビドンヨードなどで、皮膚のしわを伸ばすように中心から外側に向かって広く擦るように十分消毒する
❸ 消毒薬を塗布後、1分以上時間を置く。消毒後、注射部位には手を触れないようにする
❹ 注射針を刺入する
❺ 注射後はハイポエタノールなどを用いて、再度消毒を行う。刺入部位は、滅菌された絆創膏や滅菌ガーゼなどで保護する

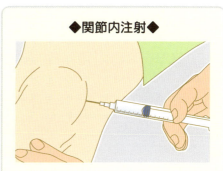
◆関節内注射◆

【関節内注射後の注意点】

- 注射部位を清潔に保つ
- 刺入部位からの感染を避けるため、注射後当日の入浴やシャワーは控える

ここポイント！

整形外科で用いられる**薬の種類、特徴、使用方法、副作用**などについて、十分な知識を身につけましょう。特に薬の使用に伴う**副作用**や**合併症**の出現には、注意が必要です。

運動器の痛みには、**本人の性格、精神的ストレス、社会的要因**なども影響している場合があります。そのため、原因となった病態が取り除かれても、痛みや不安が続くことも少なくありません。痛みに対する訴えは様々で、個人差があることを十分に考慮した対応が大切です。

神経ブロック

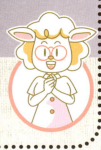

神経ブロックは、急性・慢性の痛みに対して、非ステロイド性消炎鎮痛薬の投与など他の保存療法で症状の改善がみられない場合に行われる治療法のひとつです。個人差はありますが、症状の軽減に高い効果が期待できます。

✳ 整形外科で行われる主な神経ブロック

神経ブロックは、痛みの原因となっている神経周囲や神経に直接、神経の興奮を鎮める局所麻酔薬と炎症を抑えるステロイドを注入し、強い痛みを抑える治療法です。痛みを起こす神経の周囲の筋肉や関節などの炎症や神経の興奮を鎮める、血流を改善するなどの作用によって、痛みの軽減を図ります。神経ブロックの種類や施行する回数は、痛みの原因や痛みが生じる部位などによって異なります。

【星状神経節ブロック】
頚部の交感神経節（星状神経節）やその周辺に治療薬を注入し、交感神経の働きを抑えることで、痛みを抑制することを目的とした神経ブロックです。
頭部、顔面、頚部、上肢、肩の痛みによく用いられます。

【腕神経叢ブロック】
頚椎症性神経根症や頚肩腕症候群、胸郭出口症候群などで生じる肩や上肢の放散痛をやわらげるために行われます。

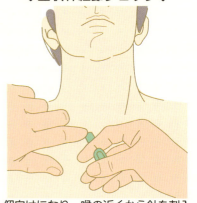

◆星状神経節ブロック◆

仰向けになり、喉の近くから針を刺入する

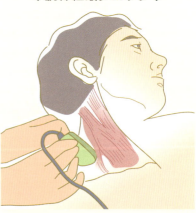

◆腕神経叢ブロック◆

頚部の横から針を刺入し、電気の神経刺激を用いて神経の走行を探し、腕神経叢に薬を注入する

> 神経ブロック自体は数分で終わり、ブロック後に1時間ほどベッドで安静にし、様子をみます。基本的には通院で行いますが、治療内容によっては入院が必要な場合もあります。

> 血栓予防薬を服用している人、血液検査の結果で血が固まりにくい人、易感染性宿主（糖尿病などで免疫機能が低下している人）などは、神経ブロックを行えない場合があります。

硬膜外ブロックは週1回を5〜10回を目安に行います。入院が必要な場合もありますが、通常、通院で行われます。

硬膜外ブロックは、閉塞性動脈硬化症などの下肢の血行障害で、血流改善を目的として用いられることもあります。

【硬膜外ブロック】

脊柱管内の硬膜外腔に薬を注入することによって、脊髄付近の炎症を鎮め、痛みをやわらげます。硬膜外腔に薬が広がるため神経の通り道に沿った広い範囲に有効で、腰椎椎間板ヘルニアや腰部脊柱管狭窄症などに用いられます。

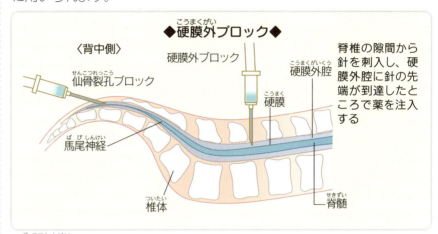

◆硬膜外ブロック◆

【坐骨神経ブロック】

坐骨神経痛を生じる椎間板ヘルニアや梨状筋症候群などで行います。横向きやうつぶせで、殿部の深いところを走行している坐骨神経のすぐ近くに薬を注入。神経の走行は、電気による神経刺激を用いて探します。

【神経根ブロック】

腰部脊柱管狭窄症や腰椎椎間板ヘルニアなど、原因となる神経が限定されている腰椎疾患や硬膜外ブロックの効果が現れない場合に用いられます。神経根に直接、薬を注入するため、その神経根が支配する範囲に高い効果が期待できます。

また、痛みに関与する神経を同定するための検査法としても用いられます。X線透視下で造影剤を注入し、神経の部位を確認した後、薬を注入します。

⇒胸郭出口症候群 196ページ
⇒腰椎椎間板ヘルニア 70ページ
⇒腰部脊柱管狭窄症 76ページ
⇒梨状筋症候群 194ページ
⇒感染 229ページ

ここポイント！

神経ブロックの効果の現れ方は、**痛みの原因**や**痛みが生じる部位**、**症状の程度**によって異なります。1回で痛みが激減する場合もあれば、徐々に効果が現れる場合もあり、様々です。

神経ブロックは、症状の軽減に高い効果が期待できる治療法ですが、針の刺入による感染や神経の**損傷**、また**血腫による神経圧迫**などの重篤な合併症が起こることがあります。感染予防のため、**衛生管理を徹底**するとともに、**ブロック後には十分な経過観察**を行うことが大切です。

日常生活をサポートする 自助具（じじょぐ）

　自助具は、機能障害により困難が生じている日常生活動作を補い、自立を促すための道具です。歩行、食事、入浴、洗面、更衣など様々な動作を補う自助具が開発されています。障害の状態に応じて選択し、ADLの改善に役立てましょう。

◆ **シルバーカー**

重心が前方にくるタイプ、後方にくるタイプ、座れるもの、折りたためるものなど、様々な種類があります。生活スタイルに合わせて選びます。

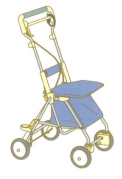
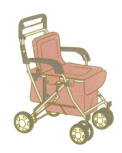
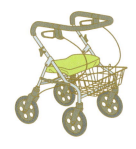

◆ **様々な自助具**

ホルダータイプのスプーン

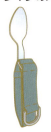

握力の低下などで使用するスプーン。把持用（はじ）の自助具

ボタンエイド

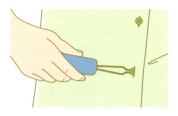

ボタンを留める動作が困難なときに使用

簡易ソックスエイド

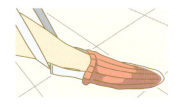

かがまずに足を伸ばした状態で靴下が覆ける

長柄の入浴ブラシ

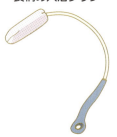

腕に負担をかけずに背中や足先を洗える

回転式爪切り

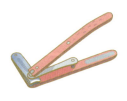

刃先のヘッドが回転するため楽な動作で爪を切れる

マジックハンド

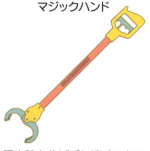

腰や膝を曲げずに遠くのものを取ることができる

資料　主な関節可動域（ROM）

（日本整形外科学会および日本リハビリテーション医学会「関節可動域表示ならびに測定法」より）

部位名	屈曲・伸展　側屈	外転・内転　回旋
頚（けい）	屈曲 60°／0°／伸展 50°　　左側屈 50°／0°／右側屈 50°	左回旋 60°／0°／右回旋 60°
胸腰部（きょうようぶ）	伸展 30°／0°／屈曲 45°　　左側屈 50°／0°／右側屈 50°	右回旋 40°／0°／左回旋 40°　　坐位で骨盤を固定して行う
肩甲帯（けんこうたい）	屈曲 20°／0°／伸展 20°	挙上 20°／0°／引き下げ 10°　　背面から測定する
肩（けん・かた）	屈曲 180°／0°／伸展 50°　　水平伸展 30°／0°／水平屈曲 135°	外転 180°／0°／内転　　外旋 60°／0°／内旋 80°

317

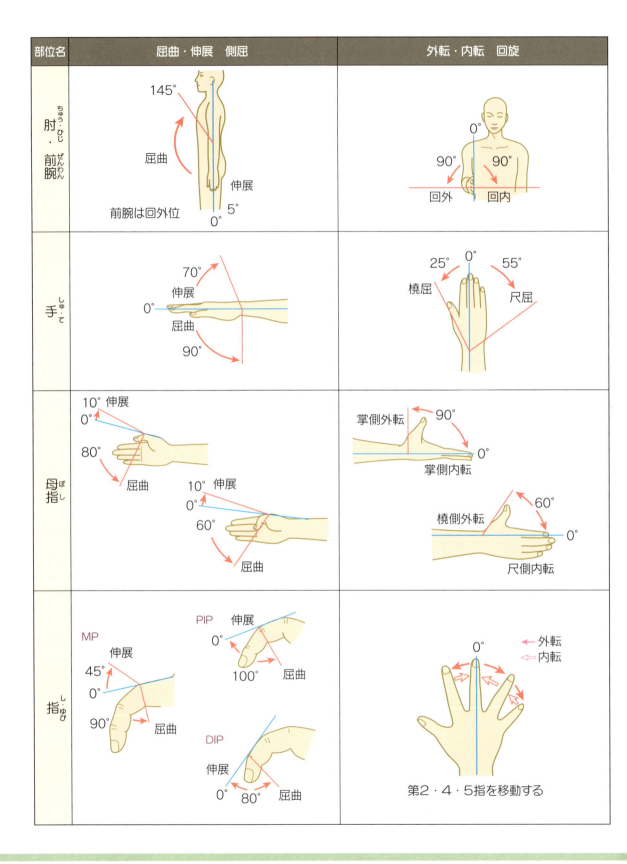

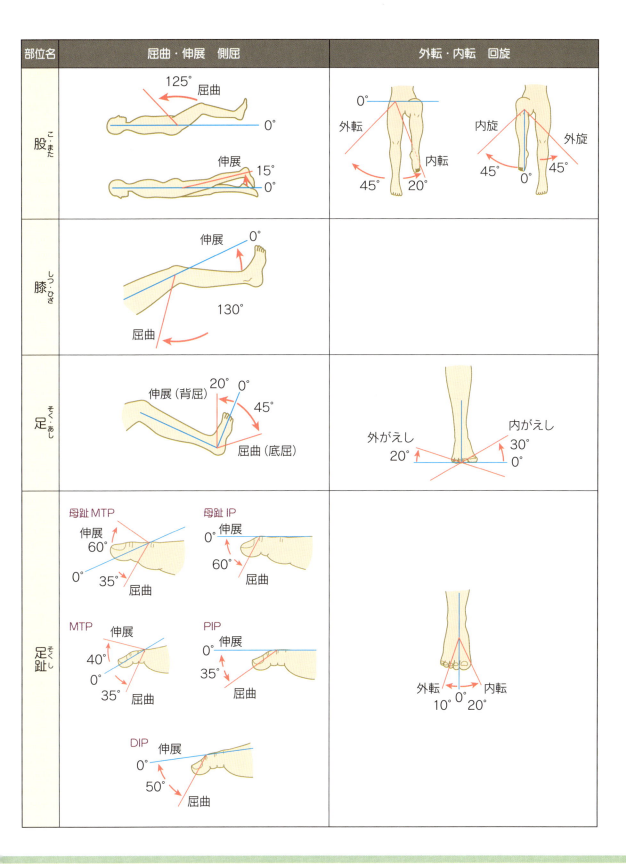

索引

B
BMD 212

C
CHS基準 200
COX-2 309
CPPD 221
CT（コンピュータ断層撮影） 24

D
DIP（遠位指節間）関節 ... XII, 114, 126
Dupuytren拘縮 124
DXA法（二重エネルギーX線吸収測定法）
.... 212

I
IP（指節間）関節 .... XII, 114

M
MADS 226
MP（中手指節間）関節 .... XII, 114
MRI（核磁気共鳴断層画像検査） ... 25

N
NSAIDs 287, 308

O
O脚 12, 150, 219
OPLL 82

P
PCA 286
PIP（近位指節間）関節
.... XII, 114, 126
Ponseti法 173
pQCT法 212

Q
QUS法（定量的超音波法） 212

R
ROM 18, 133, 280, 317

S
SLRテスト 67
SNRI 310
SOAP方式 8

T
T字杖 307

V
Virchowの3主徴 206

X
X脚 12, 150, 219

Y
YAM 212

Z
zone分類ゾーン 118

あ
アーチ構造
　足のアーチ構造 164, 174
　手のアーチ 115
アームスリング 300
アキレス腱 .... VII, XV, 164, 170, 178
　――断裂 167, 178
　――反射 67, 175
　――皮下切腱術 173
　――縫合術 179
悪性骨腫瘍 256, 262
悪性腫瘍 86, 206
悪性軟部腫瘍 260
アセトアミノフェン 287, 310
アセトアミノフェン合剤 310
圧潰 268
圧痛 14
圧迫骨折 46, 215, 217
軋轢音 95
アミロイド 224
　――沈着 184
アライメント 15
アリス（Allis）法 43, 51
アレイテスト 133
鞍関節 V
アンダーアーム装具 69

い
異常歩行 12
異所性骨化 45
イプリフラボン製剤 216
インピンジメントサイン 93

インフォームド・コンセント 238

う
うおのめ 174
烏口突起 XII
羽状筋 VII
運動器症候群 226
運動器不安定症 200, 226
運動（遠心性）線維 VIII

え
エコー（超音波検査） 27
エコノミークラス症候群 206
壊死性筋膜炎 230, 232
エスフルルビプロフェン 311
壊疽 204
遠位橈尺関節 XII
円背 12

お
黄色靱帯 .... X, 76
凹足 172
横断（水平断、軸位） 24, 26
オーバーテスト 133
オズボーン靭帯 188
オズボーン法 191
オピオイド鎮痛薬 259, 310
折り返し巻き 293
温度覚検査 20

か
外傷 40
　――性骨折 42
　――性ショック 47
　――性脱臼 42
　――に伴う合併症 44
介達牽引 61, 303
介達痛 14
外転枕付き装具 97
外反膝（X脚） 148
外反ストレステスト 107, 149
外反肘 188
外反母趾 176, 180, 243
　――用装具 177
海綿骨 II

320

鉤爪変形	189
下肢伸展挙上テスト	67
下肢伸展挙上運動	280
下伸筋支帯	XV
下垂手	116
下垂足	195, 199
ガス壊疽	230, 232
画像検査	8, 22
下腿三頭筋	178
肩関節	XII, 90, 94, 98, 100, 104
——周囲炎	94
——脱臼	44
滑液	IV, 254
滑液包炎	176
活性型ビタミンD₃製剤	216
滑膜	150, 242
——炎	110, 188
——切除	237, 245
——肉腫	260
カテーテル血栓溶解療法	207
カナディアンクラッチ	307
化膿性関節炎	98, 150, 168, 236, 313
化膿性股関節炎	142, 230
化膿性骨髄炎	234
化膿性脊椎炎	80
カーフパンピング運動	279
カルシウム製剤	216
カルシトニン製剤	216
感覚障害	20
ガングリオン	184, 188, 192, 198, 254
間欠空気圧迫法	207
間欠跛行	13, 77, 204
環行巻き	292
寛骨	130
寛骨臼	XIV, 130, 138
——骨折	60
環軸関節	272
——脱臼	46
冠状断	24, 26
管状包帯（ネット包帯）	292
関節	IV, 15
——炎	236
——円板	122
——可動域	8, 18, 133, 317
——可動域訓練	280
——形成術	99, 127, 245
——固定術	127, 237, 245
——術後感染症	230
——造影	28
——内注射	313
関節液	151, 254
——検査	37
関節鏡検査	36
関節内遊離体	109, 110
関節軟骨	II, IV, XVI
——移植術	127
関節ねずみ	109, 110
関節包	IV, 254
関節リウマチ	98, 150, 168, 184, 240, 242, 248, 276
感染	44, 282, 304
感染症	174, 230
感染性脊椎炎	80
乾癬性関節炎	240, 246
環椎	X
——骨折	46
ガンマネイル固定	54

キーンベック病	119
基節骨	XII, 114, 164
偽痛風	222
拮抗性鎮痛薬	287
亀背	12, 81
ギプス固定	49, 294, 296
脚長差	135, 274
キャスト症候群	297
臼蓋	134, 266
——形成不全	134, 138, 266
球関節	V, 130
弓状靱帯	188
胸郭出口	196
——症候群	196, 314
胸鎖関節	XII, 90
胸鎖乳突筋	VII, 272
強直性脊椎炎	240, 246
胸椎	X, 64, 80
——硬性コルセット	49
——後弯	12
虚血肢	204
距骨	III, 172
距骨滑車	164
距腿関節	XIV, 164
キング法	191
筋原線維	VI
筋弛緩薬	308, 312
筋線維	VI
筋電図検査	34
筋肉	VI, 15
筋力テスト	8, 19

靴型装具	175
屈筋腱膜切除術	187
グラインドテスト	117
クリティカルパス	278
くる病	218
クローン病	246

鶏眼	174
頚肩腕症候群	314
脛骨	III, IV, XIV, 157, 164
痙性対麻痺歩行	13
痙性片麻痺歩行	13
痙性歩行	74, 82
頚椎	III, X, 64, 74, 80
——カラー	299
頚椎症性神経根症	314
頚椎症性脊髄症	74
経皮的血管形成術	205
経皮的髄核摘出術	73
経皮的ピンニング	57, 59, 61
頚肋	196
血液検査	37
結核性関節炎	236
結核性股関節炎	142
結核性脊椎炎	80
血管拡張薬	308, 312
血管腫	260
血管造影	31
血管損傷	44
血行再建術	205

月状骨(周囲)脱臼 … 43	後方押し込みテスト … 149	――前傾 … 12
血清反応陰性脊椎関節症 … 240, 246	後方固定術 … 49	骨盤輪骨折 … 60
血栓性静脈炎 … 206	後方ヘルニア摘出術 … 73	骨密度 … 212, 214
ケトプロフェン … 311	硬膜外腔 … XI	骨量 … 212
解熱鎮痛薬 … 308	硬膜外腫瘍 … 86	コブ角 … 68
腱 … 15	硬膜外ブロック … 72, 315	コルセット … 49, 298
――移行術 … 120, 245	硬膜内髄外腫瘍 … 86	コルヒチン … 221
――移植術 … 120, 245	絞扼性神経障害 … 35, 182, 184	コレス骨折 … 58
――損傷 … 118, 128	188, 192, 194, 196, 198	コンテインメント療法 … 269
――反射 … 21	抗リウマチ薬 … 244, 308	コンパートメント(区画) … 114
――縫合術 … 121	誤嚥性肺炎 … 284	――症候群 … 44, 272
牽引療法 … 302	股関節 … XIV, 130, 134, 138	**さ**
肩甲胸郭関節 … 90	140, 142, 144, 266	細菌検査 … 37
肩甲骨 … XII	――外転筋増強運動 … 280	サインバルタ … 310
肩甲上腕関節 … XII, 90, 98	――外転装具 … 269	鎖骨 … III, XII
肩甲上腕反射 … 67	――外転免荷装具 … 269	坐骨 … III
肩甲帯 … XII, 90, 104	――脱臼 … 43, 50	――神経 … IX
肩鎖関節 … XII, 90	五十肩(肩関節周囲炎) … 94	――神経痛 … 71, 77, 194, 315
腱鞘 … XIII, 114, 224, 254	骨壊死 … 45	――ブロック … 315
――炎 … 167, 184	骨開窓術 … 235	坐骨神経麻痺 … 50, 195
腱板 … 90, 93, 94, 98, 102	骨格筋 … VII	挫滅症候群 … 45
――修復術 … 97, 103	骨芽細胞 … II	サルカスサイン … 93
――断裂 … 94, 102, 243	骨棘 … 74, 102, 108, 119	猿手 … 185
ケンプサイン … 67	134, 137, 188	三角巾 … 293
肩峰 … XII, 94	骨形成 … 214	三角筋 … VII, XIII, 8
肩峰下関節 … 90	骨腫瘍 … 250	三角靱帯 … 164
肩峰下除圧術 … 97	骨腫瘍類似疾患 … 254	三角線維軟骨複合体 … 122
腱膜切除術 … 125	骨髄炎 … 44, 230, 234	――損傷 … 122
腱膜切離術 … 125	骨折 … 42, 302	3点固定 … 298
こ	骨粗鬆症 … 52, 58, 60, 210	3点歩行 … 306
高位脛骨骨切り術 … 153	212, 214	**し**
抗凝固薬 … 308	――薬 … 308	自家骨移植 … 49
抗凝固療法 … 207	骨端軟骨 … XVI	自家骨軟骨移植術 … 111
抗菌薬 … 308	骨釘移植固定法 … 161	軸椎 … X
鉤趾変形 … 166	骨軟化症 … 218	――骨折 … 46
後十字靱帯 … IV, 146	骨軟骨腫 … 252	自己血輸血 … 290
後縦靱帯 … X, 82	骨肉腫 … 256	四肢周径 … 16
後縦靱帯骨化症 … 82	骨嚢腫 … 254	四肢長 … 16
硬性コルセット … 298	骨嚢胞 … 134, 225	自助具 … 245, 316
硬性墜下性跛行 … 13	骨破壊 … 214	視診 … 8
叩打痛 … 14	骨パジェット病 … 256	趾節間関節 … XIV, 164
巧緻運動障害 … 74, 82, 86, 189	骨盤 … X, XIV, 130	指節骨 … III
広汎切除術 … 257, 261	――牽引装置 … 303	趾節骨 … III, XIV
抗不安薬 … 308, 312	――骨折 … 60	膝蓋腱 … 146

──反射	67
膝蓋骨	III, XIV, 146, 158, 160
──制動術	159
──脱臼	158
膝蓋靱帯	IV
膝蓋大腿関節	XIV, 146
膝蓋跳動テスト	151
膝関節	IV, XIV, 146
膝関節側副靱帯	IV, 146
膝靱帯再建術	157
膝靱帯損傷	156
失調性歩行	13
自動的運動範囲	18
しびれ	10
脂肪腫	260
斜角筋症候群	196
尺骨	III, XII, 106, 108, 114
──神経	IX, 188
──神経麻痺	304
ジャクソンテスト	67
斜頚	272
車軸関節	V
シャルコー関節	174
舟状骨	III
──骨折	119
──シフトテスト	117
手関節	XII, 114, 116, 184
手関節固定装具	186
手根管	184
──開放術	187
──症候群	128, 182, 184, 224
手根骨	III, XII, 114
手根中央関節	XII, 114
手根中手関節	XII, 114
種子骨	III
手掌腱膜	124
腫脹	14
術後ケア	282
術後リハビリテーション	280
術前オリエンテーション	278
術前リハビリテーション	279
腫瘍類似疾患	250, 254
腫瘍	14, 184, 188, 192

	198, 252, 254, 272
循環障害	202
小胸筋症候群	196
踵骨	III, 164, 172
小指外転筋	117
小指球筋	114
硝子軟骨	XVI
踵舟靱帯	164
小殿筋	XV
上橈尺関節	XII, 106
上腓骨筋支帯	164
静脈フットポンプ	207
静脈瘤	206
上腕滑車	106
上腕骨	III, XII, 56, 106, 108, 110
──外顆骨折	188
──顆上骨折	56
──近位骨端離開	102
──近位端骨折	215
──小頭部	110
上腕骨頭壊死	98
ショーファー骨折（運転手骨折）	58
触覚検査	20
触診	8
褥瘡	284, 304
蹠行足	173
女性ホルモン製剤	216
ショパール関節	XIV, 164
シルバーカー	316
伸筋支帯	XIII, 114
針筋電図検査	34, 189, 197
神経	VIII
神経学的テスト	8, 20
神経膠腫	86
神経根	70
──症状	67
──造影	29
──ブロック	72, 315
神経鞘腫	86, 260
神経障害性疼痛	72, 75, 310
神経線維	VIII
神経線維腫	260
神経伝導速度検査	35, 185

	189, 197
神経ブロック	314
人工肩関節置換術	99
人工関節置換術	245
人工股関節全置換術	137, 141, 142, 143, 247, 276
人工骨頭置換術	55, 99, 141
人工膝関節置換術	153, 247
人工手関節置換術	127
人工足関節置換術	171
人工肘関節置換術	109
靱帯	IV, XI
──再建術	36
──損傷	128, 156
身体所見	12
身体の計測	8, 16
身体の計測部位	17
振動覚検査	20
深部静脈血栓症	45, 202, 206, 278, 282, 284

す

髄核	XVI, 70
髄内腫瘍	86
髄膜腫	86
睡眠薬	308
スーチャーアンカー	97, 101
頭蓋直達牽引	48, 303
スクリュー固定	54, 271
スクワット	228
スティムソン法	43
ステロイド（副腎皮質ホルモン）	308
ストレス撮影	22
スパーリングテスト	67
スピードテスト	93
スポーツ外傷（障害）	95, 102, 110, 122, 156, 158, 160, 178
スミス骨折	58
スワンネック変形	116, 243

せ

生検検査	37, 256
脆弱性骨折	42
星状神経節ブロック	314
正中神経	IX, 184

──麻痺		304
成長軟骨板		II, XVI, 270
生物学的製剤		248, 308
脊索腫		256
脊髄		IX, 64
──腫瘍		86
──造影		28
脊柱		III
──後弯		219
──側弯症		68
脊柱管		XI, 64, 76
──拡大術（椎弓形成術）		75
脊椎		46, 64
──骨折		46, 217
──固定術		49, 79, 85
──脱臼		46
ゼロポジション法		43
線維性骨異形成		254
線維軟骨		XVI
線維輪		XVI, 70
前屈テスト		69
仙骨		III, X, XIV, 130
浅指屈筋腱		XIII
前十字靱帯		IV, 146, 156
──損傷		154
前縦靱帯		X
尖足		172
仙腸関節		246
先天性股関節脱臼		134, 266
先天性内反足		172
──遺残変形		168
前方引き出しテスト		149, 167
そ		
創		14
造影検査		28
創外固定法		59, 61
装具		298
総指伸筋		117
総腓骨神経		IX
──麻痺		198
創部ドレーン		288
足壊疽		174
足潰瘍		174
足関節		164, 168

──固定術		171
──背屈制限装具		179
足根管		192
足根管症候群		192
足趾の変形		174
足底筋		178
足底腱鞘炎		180
足底挿板		152, 170, 175, 301
側弯		66
側弯症		12
ソフトカラー		299
た		
体位変換		284
体幹ギプス		296
退行性疾患		210
代謝性疾患		210
大腿脛骨関節		XIV, 146
大腿骨		III, XIV, 52, 154
		158, 160, 268, 270
──化膿性骨髄炎		142
──近位部骨折		52, 215
──頚部骨折		53, 55, 140
──転子下骨折		53, 54
──転子部骨折		53, 55
大腿骨頭		130, 134, 138, 140
──壊死		50, 140, 268, 271, 276
──骨折		50, 53, 54
──すべり症		270
大腿四頭筋		VII, XV, 146
		158, 162, 279
──訓練		155, 162
──セッティング		279, 280
楕円関節		V
タオルつかみ訓練		170
打腱器		21
脱臼		42, 100, 282, 302
脱臼骨折		46, 49, 276
多点杖		307
多頭筋		VII
他動の運動範囲		18
多発性関節痛		225
多発性線維腫		260
短下肢装具		199, 301

短骨		III
単純X線		22
弾性ストッキング		207, 208
弾性軟骨		XVI
弾発指		224
ち		
知覚（救心性）線維		VIII
知覚神経障害		174
チャンス骨折		46, 49
肘関節		XII, 56, 106, 108, 112
──伸展装具		190, 300
中手骨		III, XII, 114
中枢神経		VIII
中節骨		XII, 114, 164
中足骨		III, XIV, 164
中足趾節間関節		164
肘部管		188
肘部管症候群		108, 188
腸炎性関節炎		246
長管骨		III
蝶番関節		V
腸腰筋膿瘍		230
直達牽引		61, 302
つ		
椎間関節		XI, 64, 76
椎間板		XI, XVI, 64, 70, 76
──造影		30
椎弓形成術		83
椎弓切除術		79
槌趾変形		166, 243
椎体圧潰		49
痛覚検査		20
痛風		150, 220
──結節		220
槌指骨折		119, 120
て		
手の腱損傷		118
ディスコグラフィー		30
ティネル徴候		193
定量的超音波法		212
テニス肘テスト		107
デニス・ブラウン装具		173
デブリドマン・ドリリング		111
デュロキセチン		310

デジェリーヌ徴候 — 71	軟骨 — XVI	反復性肩関節脱臼 — 100
転移性骨腫瘍 — 32, 251, 258	軟骨肉腫 — 256	反復性膝蓋骨脱臼 — 158
電気生理学的検査 — 189	軟性コルセット — 298	**ひ**
殿周囲筋運動 — 280	軟性墜下性跛行 — 13	ヒアルロン酸 — 37
と	軟部腫瘍 — 250	ヒアルロン酸製剤の関節内注射
投球障害肩 — 102	軟部組織解離術 — 173	— 109, 153, 155, 170, 308
橈骨 — III, XII, 58, 108, 114	軟部組織感染症 — 230, 232	腓骨 — III, IV, XIV, 164
──遠位端骨折 — 58, 215	**に**	──神経 — 198
──神経 — IX	ニーブレース — 301	──神経麻痺 — 282, 304
──神経麻痺 — 304	2点識別検査 — 20	腓骨筋腱 — 170
──手根関節 — XII, 114	尿検査 — 37	──脱臼 — 167
等尺性運動 — 279	尿酸生成抑制薬 — 221	腓骨頭骨折 — 198
透析関節症 — 224	尿酸排泄促進薬 — 221	皮質骨(緻密骨) — II
等張性運動 — 279	**ね**	非ステロイド性消炎鎮痛薬
疼痛アセスメント — 286	粘液性脂肪肉腫 — 260	— 287, 308, 311
疼痛回避歩行 — 148	**の**	ビスホスホネート製剤 — 216
疼痛コントロール — 286	ノイロトロピン — 311	ビタミンB_{12}製剤 — 312
疼痛性側弯 — 71	ノリトレン — 311	ビタミンE製剤 — 312
糖尿病 — 174	**は**	ビタミンK_2製剤 — 216
糖尿病性壊疽 — 230	バートン骨折 — 58	ビタミン薬 — 308
糖尿病足病変 — 174	肺塞栓症 — 45, 206, 278, 282	皮膚温 — 15
逃避性跛行 — 13, 132	バイタルサイン — 282, 296	表在反射 — 21
動脈瘤様骨嚢腫 — 254	破壊性脊椎関節症 — 225	表情評価スケール — 286
トーマステスト — 133	麦穂巻き — 293	病巣搔爬術 — 235, 237
徒手整復 — 43	跛行 — 13, 135, 140, 237	病的骨折 — 42
徒手テスト — 67, 117, 133,	破骨細胞 — II	病的脱臼 — 42
149, 167	発育性股関節脱臼 — 134, 266	疲労骨折 — 42
トラマドール — 310	バトリックテスト — 133	ピロリン酸カルシウム — 222
トランスファー練習 — 281	バニオン — 176	──結晶沈着症 — 222
トリプタノール — 311	ばね指 — 224	**ふ**
ドリリング — 161	馬尾腫瘍 — 86	フィラデルフィアカラー — 299
ドレーマン徴候 — 270	バルーン拡張術 — 205	フィンガーエクステンションテスト
ドレーン — 282	バルーン椎体形成術 — 217	— 117
トレンデレンブルグ徴候 — 132	破裂骨折 — 46, 49	フェンタニル — 287, 311
ドロップアームサイン — 93	ハローベスト — 48	フォーク状変形 — 58
トンプソンテスト — 167	ハローリング牽引 — 303	フォルクマン拘縮 — 56, 295
トンプソン・エプスタイン分類 — 51	バンカート病変 — 100	フォンテイン分類 — 204
な	半月板 — IV, XVI, 146	副甲状腺ホルモン製剤 — 216
内外反ストレステスト — 167	150, 154, 160	副子固定 — 294
内転足 — 172	──切除術 — 36	ブシャール結節 — 126
内軟骨腫 — 252	──損傷 — 149, 154, 156	ブプレノルフィン — 287, 311
内反膝(O脚) — 148	──縫合術 — 36, 155	不良姿勢 — 12
内反ストレステスト — 107, 149	瘢痕 — 14	プレート固定法 — 59, 61
内反足 — 12, 172	反応性関節炎 — 240, 246	フレイル — 200

プレガバリン 310
分子標的薬 262

へ
閉鎖性持続洗浄法 237
閉塞性動脈硬化症 204
平面関節 V
ベネット骨折 119
ヘバーデン結節 116, 126
ペルテス病 268
変形性関節症
　――肩関節症 98
　――股関節症 134, 138, 140, 268, 276
　――膝関節症 150, 154
　――手関節症 119, 126
　――脊椎症 76
　――足関節症 168
　――肘関節症 108, 188
変性脊椎すべり症 76
胼胝（たこ） 174, 176, 243
扁平骨 III
扁平足 166, 176, 180

ほ
蜂窩織炎 232
膀胱直腸障害 66, 71, 74, 77, 82, 86
紡錘状筋（並行筋） VII
包帯固定 292
ボクサー骨折 119
歩行の安定性 13
　――協調性 13
歩行補助具 306
母指球筋 114
　――萎縮 185
母指CM関節症 126
母指対立運動 185
ボタン穴変形 243
骨 II, 15
　――のリモデリング II
骨シンチグラフィー 32

ま
マクマレーテスト 149
末梢循環（血管）障害 174, 282
末梢神経 VIII

――障害 35, 174, 304
――損傷 44
末節骨 114, 164
末梢骨定量的CT法 212
松葉杖 306
麻痺 10
麻痺性イレウス 47
麻薬性鎮痛薬 287
マルチプルスクリュー固定 54
マレット変形 166

み
ミエログラフィー 28
脈管疾患 202
ミルウォーキー装具 69

も
モザイク形成術 161
モノフィラメント検査 175
問診 8, 10

や
野球肘 110
矢状断 24, 26
やぶにらみ徴候 158

ゆ
ユーイング肉腫 256
誘発テスト 93, 107
指伸展テスト 107

よ
腰椎 X, 64, 80, 84
　――前弯 12
　――椎間板ヘルニア 70, 315
　――分離症 84
　――分離すべり症 84
　――変性側弯症 76
腰部脊柱管狭窄症 76, 315

ら
ライター症候群 246
ラジオ波焼灼術 253
螺旋巻き 292
ラックマンテスト 149

り
リーメンビューゲル装具 267
リウマチ性疾患 240
リウマチ類縁疾患 240
梨状筋 194

――症候群 194
――切離術 195
――テスト 133
リストサポート 300
リスフラン関節 XIV, 164
離断性骨軟骨炎 110, 160, 188
リトルリーガーズショルダー 102
リフトオフテスト 93
良肢位 18, 284, 302, 304
良性骨腫瘍 252
良性腫瘍 86
良性軟部腫瘍 260
リリカ 310
リンパ管造影 31

る
類骨骨腫 252
涙滴骨折 46
ルースニング 283
レイノー現象 197

ろ
瘻孔造影 31
ロードアンドシフトテスト 93
肋鎖症候群 196
ロコ・チェック 226, 227
ロコ・トレ 226, 228
ロコモティブシンドローム 226
ロッキング 108, 110, 160

わ
腕尺関節 XII, 106
腕神経叢 IX, 196
　――ブロック 314
腕橈関節 XII, 106

参考文献

『整形外科専門医テキスト』（長野昭、松下隆、戸山芳昭、安田和則、石黒直樹編集／南江堂）
『腰部脊柱管狭窄症診療ガイドライン 2011』（日本整形外科学会・日本脊椎脊髄病学会監修／南江堂）
『頚椎後縦靭帯骨化症診療ガイドライン 2011』（日本整形外科学会・日本脊椎脊髄病学会監修／南江堂）
『高尿酸血症・痛風の治療ガイドライン 第2版』（日本痛風・核酸代謝学会ガイドライン改訂委員会編集／メディカルレビュー社）
『上腕骨外側上顆炎診療ガイドライン』（日本整形外科学会診療ガイドライン委員会編集／南江堂）
『変形性股関節症診療ガイドライン』（日本整形外科学会診療ガイドライン委員会編集／南江堂）
『大腿骨頚部／転子部骨折診療ガイドライン』（日本整形外科学会・日本骨折治療学会監修／南江堂）
『アキレス腱断裂診療ガイドライン』（日本整形外科学会診療ガイドライン委員会編集／南江堂）
『骨粗鬆症の予防と治療ガイドライン 2015年版』（骨粗鬆症の予防と治療ガイドライン作成委員会編集／ライフサイエンス出版）
『ロコモティブシンドローム診療ガイド 2010』（日本整形外科学会編集／文光堂）
『実践ロコモティブシンドローム（第2版）』（中村耕三編／三輪書店）
『運動器リハビリテーションシラバス』（日本運動器リハビリテーション学会・日本臨床整形外科学会監修／南江堂）
『整形外科運動療法ナビゲーション上肢、下肢・体幹』（整形外科リハビリテーション学会編集／メジカルビュー社）
『整形外科徒手検査法』（高岡邦夫編集／メジカルビュー社）
『糖尿病治療ガイド 2018-2019』（日本糖尿病学会編集／文光堂）
『関節リウマチの診療マニュアル(改訂版)診断のマニュアルとEBMに基づく治療ガイドライン』
（越智隆弘、山本一彦、龍順之助編集／財団法人日本リウマチ財団）
『別冊整形外科 53 変形性関節症』（「整形外科」編集委員監修、中村孝志編集／南江堂）
『別冊整形外科 54 上肢の外科』（「整形外科」編集委員監修、長野昭編集／南江堂）
『運動器の機能解剖』（Rene Cailliet 著、荻島秀男訳著／医歯薬出版）
『整形外科臨床パサージュ2 膝の痛みクリニカルプラクティス』（中村耕三総編集／中山書店）
『整形外科臨床パサージュ9 足の痛みクリニカルプラクティス』（中村耕三総編集／中山書店）
『コアテキスト1 人体の構造と機能』（下正宗、前田環、村田哲也、森谷拓也編集／医学書院）
『整形外科疾患ビジュアルブック』（落合慈之監修、下出真法編集／Gakken）
『イラストでわかる整形外科診療』（久保俊一、内尾祐司編集／文光堂）
『人体の不思議第1巻 骨・筋肉系』（佐藤達夫監修／メディシュ）
『ヒューマン・ボディ』（小橋隆一郎監訳／主婦の友社）
『筋肉のしくみ・はたらき事典』（石井直方監修／西東社）
『周手術期看護5 運動器疾患で手術を受ける患者の看護』（竹内登美子編著／医歯薬出版）
『腰痛診療ガイドライン 2012』（日本整形外科学会・日本腰痛学会監修／南江堂）
『運動器慢性痛の手引き』（日本整形外科学会監修／南江堂）
『外反母趾診療ガイドライン 2014 改定第2版』（日本整形外科学会診療ガイドライン委員会／南江堂）
『変形性股関節症診療ガイドライン 2016 改訂第2版』（日本整形外科学会診療ガイドライン委員会／南江堂）
『骨・関節術後感染予防ガイドライン 2015 改訂第2版』（日本整形外科学会診療ガイドライン委員会／南江堂）
『頚椎症性脊髄症診療ガイドライン 2015 改訂第2版』（日本整形外科学会診療ガイドライン委員会／南江堂）
『骨・悪性骨腫瘍取扱い規約第4版』（日本整形外科学会、日本病理学会／金原出版）

● **総監修**

松本守雄（まつもと・もりお）

慶應義塾大学医学部整形外科　教授　医学博士

1986年慶應義塾大学医学部卒業。1999年U.S.A.オルバニー医科大学留学。専門は脊椎・脊髄外科、生体材化学、変形脊椎再建、低侵襲脊椎手術。日本整形外科学会の整形外科専門医、脊椎内視鏡下手術技術認定医、日本脊椎脊髄病学会の脊椎脊髄外科指導医として、脊柱変形、腰椎内視鏡下手術、脊椎悪性腫瘍、再手術例など難易度の高い手術も手がける。また、側弯症の原因遺伝子同定、椎間板の加齢変化に関するMRIや軟骨代謝マーカーを用いた研究、新しい医療用デバイスの開発など、さまざまな基礎的および臨床的研究を行っている。

● **監修**

瀬戸美奈子（せと・みなこ）

慶應義塾大学病院整形外科病棟　看護師長

慶應義塾看護短期大学卒業　NICU、小児病棟勤務、現任教育担当主任、外来担当師長を経て2017年より整形外科病棟看護師長

● **監修協力**

慶應義塾大学病院 整形外科病棟 看護師	櫻木麻理子（看護師長）、新宅直子（主任）、武野宏子（主任）、高溝祥子、白石聡美、鈴木梨世、笹沢愛理、垂澤耕史、串崎崇、難波英里、田中翔太、小田菜保子、濱名知里、山下優花、中川亜喜子
慶應義塾大学病院 整形外科外来 看護師	遊佐由美（主任）、上原まさみ
慶應義塾大学病院 小児病棟 看護師	高木志保
慶應義塾大学病院 放射線科外来 看護師	仲亀聖子（主任）

（所属、肩書きは初版制作時のものです）

- 執筆協力　木村眞知子（株式会社おふぃす JAM）
- 編集協力　株式会社おふぃす JAM
- 本文DTP　齋藤香里（あすてる）
- イラスト　酒井圭子
- 編集担当　斉藤正幸（ナツメ出版企画株式会社）

本書に関するお問い合わせは、書名・発行日・該当ページを明記の上、下記のいずれかの方法にてお送りください。電話でのお問い合わせはお受けしておりません。

・ナツメ社webサイトの問い合わせフォーム
　https://www.natsume.co.jp/contact
・FAX（03-3291-1305）
・郵送（下記、ナツメ出版企画株式会社宛て）

なお、回答までに日にちをいただく場合があります。正誤のお問い合わせ以外の書籍内容に関する解説・個別の相談は行っておりません。あらかじめご了承ください。

これならわかる！整形外科の看護ケア

2019年4月1日　初版発行
2025年3月1日　第8刷発行

総監修者	松本守雄	Matsumoto Morio, 2019
監修者	瀬戸美奈子	Seto Minako, 2019
発行者	田村正隆	
発行所	株式会社ナツメ社	
	東京都千代田区神田神保町1-52　ナツメ社ビル1F（〒101-0051）	
	電話　03(3291)1257(代表)　FAX　03(3291)5761	
	振替　00130-1-58661	
制　作	ナツメ出版企画株式会社	
	東京都千代田区神田神保町1-52　ナツメ社ビル3F（〒101-0051）	
	電話　03(3295)3921(代表)	
印刷所	TOPPANクロレ株式会社	

ISBN978-4-8163-6617-8

Printed in Japan

〈定価はカバーに表示してあります〉
〈落丁・乱丁本はお取り替えします〉

※本書の一部または全部を著作権法で定められている範囲を超え、ナツメ出版企画株式会社に無断で複写、複製、転載、データファイル化することを禁じます。

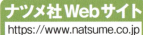

ナツメ社Webサイト
https://www.natsume.co.jp
書籍の最新情報（正誤情報を含む）はナツメ社Webサイトをご覧ください。